足底疗法治百病

赵 萌 编著

天津出版传媒集团

天津科学技术出版社

图书在版编目（CIP）数据

足底疗法治百病 / 赵萌编著 .—天津：天津
科学技术出版社，2018.1

ISBN 978 - 7 - 5576 - 3439 - 1

Ⅰ.①足…　Ⅱ.①赵…　Ⅲ.①常见病—足—按摩疗
法（中医）Ⅳ.① R244.1

中国版本图书馆 CIP 数据核字（2017）第 169167 号

责任编辑：孟祥刚

责任印制：王　莹

天 津 出 版 传 媒 集 团

天津科学技术出版社出版

出版人：蔡　颢

天津市西康路 35 号　邮编 300051

电话：（022）23332390（编辑室）

网址：www.tjkjcbs.com.cn

新华书店经销

三河市天润建兴印务有限公司

开本 640×920　1/16　印张 28　字数 400 000

2018 年 1 月第 1 版第 1 次印刷

定价：32.00 元

前 言

按摩是一种非常简便、易操作的中医疗法。操作正确的话，可以起到强身健体、延年益寿的功效。本书摒弃了那些晦涩难懂的医学专业术语，用通俗易懂的语言，并配有精准的穴位图片，深入浅出，让人一看就懂，一学就会。

人之有足，如树之有根。树枯根先竭，人老足先衰。可见，足部保健在养生健身中是极为重要的。那么，足部有哪些反射区和穴位？这些反射区对应哪些经络，这些穴位有什么作用？如何利用这些穴位进行保健？得了感冒，应该按摩哪些穴位？本书将为您一一"揭开"足部按摩的"面纱"。

本书针对人体常见疾病，包括呼吸系统、消化系统、神经系统、心血管系统、泌尿系统等诸多方面，以穴位图和拍摄图相结合，手法操作详尽，使读者在自我操作时可以更快、更好地达到按摩效果。最后，即使身体并无大的病症，只要坚持进行足部按摩，不仅可以预防疾病，还能改善睡眠、消除疲劳、增强人体免疫力，从而达到强身健体的效果。

本书简要介绍了家庭足部按摩的基本知识和足反射区的位置及功能，详细介绍了各科常见病足底相关反射区及基本按摩手法、注意事项等。其内容简明扼要，通俗易懂，图文并茂，使读者易于掌握和操作，特别适合家庭自我保健与治疗，也可供基层医生阅读参考。

目 录

第一篇 足部按摩的基础知识

第二篇　常用穴位、主治与手法

第三篇　足底疗法治百病（上）

第四篇 足底疗法治百病（中）

第五篇　足底疗法治百病（下）

第六篇　按摩与防病、祛病

第七篇　这样按摩最有效

第一篇　足部按摩的基础知识

足部按摩的渊源

足部按摩，又称足部推拿，古代又称为足部按跷、案杌、爪幕等，是我国劳动人民在长期与疾病斗争中逐渐认识和发展起来的。从商代殷墟出土的甲骨文卜辞中可以发现，早在公元前14世纪，就有"足部按摩"的文字记载。

在中国古代文献《史记·扁鹊仓公列传》中说："上古之时，医有俞跗，治病不以汤药，酒而以桥引、案杌、毒熨等法。"这些记载中的"案杌""桥引"都指的是按摩。

春秋战国及其以前时期，《庄子》《老子》《荀子》《墨子》等著作也提到了自我足部按摩的方法。《周礼疏》中记载的扁鹊治愈虢太子尸厥的医案，说明了足部按摩在临床应用中的重要作用。

秦汉三国时期《黄帝内经》不仅记载了足部按摩的起源，而且指出

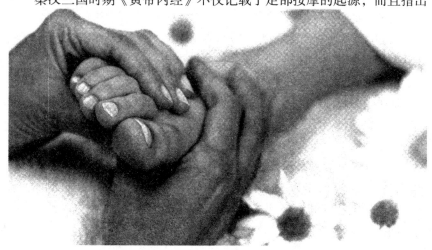

了足部按摩的作用和应用。《素问·血气形志篇》说："形数惊恐，经络不通，病生于不仁，治之以按摩醪酒。"它指出了经络不通，气血不通，人体中的某个部位就会出现疾患，可以用按摩的方法疏通经络气血，达到治疗的作用。在这个时期出现了我国第一部足部按摩专著——《皇帝岐伯按摩十卷》。

魏晋南北朝时期，受道家、佛家学术思想影响很大。按摩的手法，被推衍出搓、抖、缠、捻、滚、揉六法，足部按摩也出现了相应的发展。

隋唐时期是足部按摩的兴旺时期。隋《百官志》中记有"太医院有主药二人……按摩博士二人"，从行政上设置了按摩专科，并授以一定的职务。《唐·六典》说："太医署有按摩工56人，按摩生115人。"这不仅划分了按摩师的等级，而且也将按摩列入医学教育的范畴。天宝年间，按摩术传入日本、朝鲜、印度等家。

宋金元时期，足部按摩作为一门医术在广泛使用。该时期足部按摩发展的特点是注重按摩适应证手法应用方式的探讨。

明朝时期是按摩学术第二个兴盛时期。明朝不仅设置了足部按摩专科，而且按摩在小儿科疾病的应用中积累了丰富的经验，形成了小儿按摩独特的体系。

清代有许多关于按摩的著作，如《推拿易知》《推拿图解》《小儿推拿直录》《厘正按摩要求》等。这些著作不但积累了按摩临床经验，而且在理论上也有了很大提高，对推拿的治疗法则和适应证，也有了比较系统和全面的阐述。

新中国成立后，按摩治疗的病症扩大到内、外、妇、儿、伤、骨科、五官等科。常用的手法达到20余种。按摩专著有《中医推拿学》《胃病推拿法》《外伤中医按摩疗法》《伤科按摩术》《点穴疗法》等。

20世纪末，足疗在国内"重现江湖"，并以更高的水准流行起来，足部按摩健康法在国内终于得到了重视，各种学术团体的成立以及专门的足疗按摩院等逐渐兴起，这种不用吃药、打针的非药物保健法日益受到各阶层人士的喜爱。

目前，足疗已作为一种劳动技能而被国家劳动和社会保障部门承认，并可颁发相应的资格证书，并已成为医疗保健行业中的一个分支，被人们接受并继续发扬光大。

足部按摩的原理

1. 缸液循环原理

人体通过血液循环，将氧气和营养物质运输到全身的各组织器官，并且把各组织的代谢产物，如二氧化碳等废物排出体外。而心脏是血液循环的动力，血液通过心脏的搏动与压迫，从而流回身体的各个部位。但是，脚是人体离心脏最远的部位，即使血液本身的压力很大，让血液体内循环到脚，也是比较困难的。因此，距离心脏越远的组织，越会出现供血不足的症状，长此以往，不仅影响血液的正常流回，而且还会影响其他器官的功能，这时增加搏动、促进血液回流，在人体中完成第二次启动器官，非脚莫属。通过对足部的按摩刺激，可增加血液的回流速度，使血液循环畅通，相关脏器的功能得到改善，疾病得以痊愈。

2. 反射原理内分泌

足部反射区是足部神经的聚焦点。因此，器官或某部位发生病变时，其相应的反射区亦产生变化，同理，反射区发生病变时，亦会影响相关器官的功能。刺激按摩这些反射区时就非常明显地有压痛感，这种痛感沿传入神经向中枢神经进行传导，经中枢神经协调，发生新的神经冲动，沿传出神经传导到体内组织器官，引起一系列的神经体液的调节，激发人体的潜能，调节机体的免疫力和抗病功能，调节体内某种失衡状态；同时也可以阻断原有病理信息的反射。另外，对足部的良性刺激，通过神经反射活动，启动机体内部的调节机制可增进各器官的功能，从而起到防病治病的作用。

3. 经络原理

中医认为，在人体内存在着一个经络系统，由于此系统可将人体脏腑组织器官联系成为一个有机的整体，并借以行气血。从而使人体各部的功能活动得以协调和相对的平衡。人体中最重要的经络是十二正经和奇经八脉，其中足太阳脾经、足少阳肾经、足厥阳肝经、阴维脉、阳跷脉则终于足部。

经络循行线是由人体各位置的穴点连接起来的，我们的双足上有很多穴位，当我们按摩足部反射区时，就会刺激这些穴位，它同血液循环和反射原理一样，沿经络循行线进行传导。

4. 生物全息论原理

生物全息医学认为，任取某一局部，它都完整地排列着全身相关组织的反应点，是全身各个器官的缩影。足部也是如此，当双足并拢在一起时，人们脏器在足部的对应区，就像从后方向下看到的一个屈腿盘垄并向前俯伏披影的人形。两足的拇指相当于人体头颅部，其中有大脑、小脑、脑垂体、五官则分布在其余的足趾上，拇指根部相当于人体颈项部，双侧足弓在一起，相当于脊椎部分，从前向后依次为颈椎、胸椎、腰椎、骶骨、尾骨。足部（长趾）前部相当于胸腔，内有肺、心脏，足底中部相当于上腹部，内有肝、胆、脾、胃、胰、肾等脏器，足底后背相当于下腹部，内有大肠、小肠、膀胱、生殖器官等。双足的外侧、自前向后是肩、肘、膝的对应区。故对足部对应区的刺激，可以使相关脏腑得到调整，既可起到保健作用，又可达到治疗效果。

足部按摩法是以生物全息反射和中医经络为主的边缘科学，它与全身按摩的区别在于手法上、位置上、机理上有明显不同的特点而且安全可靠。

综上所述，当我们对足部反射区进行刺激按摩时，这些原理是同时统一地发挥作用的，而不是各自独立的发挥其效能，所以足部反射区按摩会显示出非常惊人的保健作用。

足部按摩的特点

足部按摩疗法，是一种非药物疗法。它主要是通过对人体功能的调节而达到防病治病的目的。尤其是有药物无法替代的优越性，日益被医学界和社会大众看好。

1. 经济实用

随着人们生活水平的提高，生命价值观念的增强，对医疗保健有了更高的要求。卫生资源的有限性和医疗保障制度的改革及医学的进步，要求医疗方法经济实惠、效果确凿，能预防疾病，无病时强身健体。足部按摩疗法完全符合这些要求。

足都按摩疗法，不需任何设备，不用任何药物，只需自己一双手，在家庭内就可以防病治病了。因此，学会足部按摩疗法，可以极大地节约医疗开支，节省许多宝贵时间，真是省时省钱又实用。

2. 安全有效

长期临床实践证明，安全有效是足部按摩疗法的最大优点。这一疗法不用打针吃药，无创伤性，无任何副作用，有病治病，无病可以强身，完全符合当今医学界推崇的"无创伤医学"和"自然疗法"的要求。

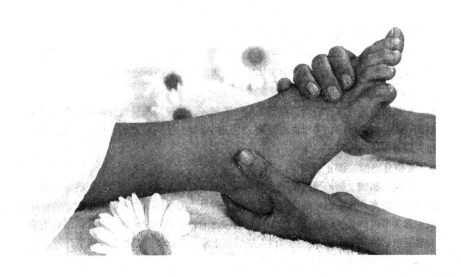

3. 简便易学

简便：足部按摩疗法不受时间、地点、环境、条件的影响，也不需器械和药物，身体某脏器或部位出现不适，随时可在田野、工场、房室内外进行按摩，甚至看书、看电视或做手工时脚踩鹅卵石按摩，十分简便，大众易于接受。

易学：足部按摩疗法男女老幼都可以学会，有文化，懂一些生理解剖知识的人学起来就更容易了，关键在于记住足部穴位或足部反射区，认真反复实践即能掌握，适应社会大众医疗保健需要。

4. 疗效奇特

足部按摩疗法不仅具有易学、易掌握、易操作、见效快的优点，并且不受时间、地点、环境、条件的限制。同时，足部按摩疗效奇特，是一种无针、无药、无创伤、无副作用的物理疗法，是一种标本兼治的全身治疗方法。尤其是对一些慢性病症和痛症的治疗，能显示出其独特的疗效，深受广大人民的喜爱。

当人们感觉机体稍有不适或精神不振时，足部反射区或穴位就会有反应。我们通过对足部进行观察、触摸、按压等诊断方法，就会发现很多疾病的早期症状，进而达到早期治疗的目的。

足部按摩的作用

足部按摩是中医一种外治法范畴的物理疗法，已被无数临床实践所证实是行之有效的方法之一。足部按摩主要是依靠手法的力度和力的方向实施的治疗。手法由于轻重不同，其渗透于内的力度也有所差别，基本上分为浅（皮毛）、略浅（经脉）、中（肌肉）、略深（经筋）、深（骨髓）几种。中医的按摩治疗是通过外力直接作用于损伤位置，通过手的力量和技巧以调节机体生理、病理变化而达到治疗目的。

1. 舒筋活络、消肿止痛

中医按摩则可以促进局部血液和淋巴的循环,加速局部瘀血的吸收,改善局部组织代谢,理顺筋络,并可以提高局部组织的痛阈,使气血通畅,从而起到舒筋活络,消肿止痛的作用。

2. 整复错位、调正骨缝

肌肉、肌腱、韧带受外界暴力的作用,可以造成纤维撕裂或引起肌腱的滑脱,使所伤之筋离开原来正常的位置,关节在外界暴力的作用下也可以产生微细的错缝或引起关节内软骨板的损伤。按摩可以使损伤的软组织纤维抚顺理直,错缝的关节和软骨板回纳到正常位置。关节的功能活动正常,疼痛就可以缓解或消失。

3. 解涂痉挛、放松肌肉

受伤后所产生的疼痛,可以反射性地引起局部软组织痉挛,这虽然是肢体对损伤的一种保护性反应,但如果不及时治疗,或治疗不妥当,痉挛的组织就有可能刺激神经,加重痉挛。痉挛日久形成不同程度的粘连、纤维化或瘢痕化而加重原有损伤,形成恶性循环。按摩之所以能解除痉挛,放松肌肉,主要是通过按摩的镇静作用,其次按摩又可以直接作用于痉挛的软组织,使之放松,打破恶性循环,帮助肢体恢复正常功能。

4. 松解粘连、滑利关节

急性损伤或慢性损伤的后期,损伤的软组织常形成不同程度的粘连、纤维化或疤痕化。关节位置的骨折后期也常见到这样的病理变化,使肢体关节功能活动有障碍。按摩治疗一是通过直接作用于损伤位置,加强损伤组织的血液循环,促进损伤组织的修复。二是通过被动运动手法,对关节因粘连而僵硬者,起到松解粘连,滑利关节的作用,对局部软组织变性者，改善局部营养供应，促进新陈代谢，从而使变性的组织逐渐地得到改善或恢复。

5. 散寒除痹、调和气血

《素问·痹论》中提到"风寒湿三气杂至，合而为痹也。其风气盛者为行痹，寒气盛者为痛痹，湿气盛者为著痹也……痹在于骨则重，在于脉则血凝而不流，在于筋则屈不伸，在于肉则不仁，在于皮则寒"。按摩具有舒筋通络，利关节和血脉而除痹痛的作用。临床上对风寒湿所致的腰痛及关节痛，按摩结合其他治疗方法往往能很快获效。

足部骨骼的基本结构

1. 足部骨骼

人有双足，每足有骨骼 26 块，包括跗骨、跖骨和趾骨三部分。

1）跗骨

跗骨位于足的后半位置，近侧列跗骨包括跟骨（常见创伤性骨折）、距骨和足舟骨。远侧列跗骨由内侧向外依次为内侧楔骨（第一楔骨）、中间楔骨（第二楔骨）、外侧楔骨（第三楔骨）和骰骨共 7 块。

（1）跟骨位于足部的后方下部，是足骨中最大的一块骨，后端向下突出称为跟骨结节。

（2）距骨位于跟骨上方，高出其他的跗骨。

（3）足舟骨位于距骨和 3 块楔骨之间，内侧有一向下方的圆形突起，称为舟骨粗隆或结节。

（4）楔骨有 3 块。第一楔骨位于内侧，第二楔骨位于中间，第三楔骨位于外侧，分别位于足舟骨与第一、第五跖骨之间。

（5）骰骨位于跟骨之前，足外侧缘，其后方突起为骰骨。

2）跖骨

位于足的中部，每足有跖骨 5 块，由内侧向外侧依次为第一跖骨、第二跖骨、第三跖骨、第四跖骨、第五跖骨，构成足掌跖部的前半部。每块跖骨又分为底（近足跟的一端）、体及头（近足趾的一端）三部分。第一跖骨底下方有一跖骨粗隆，第五跖骨底外侧有一乳状突起，称为第五跖骨粗隆（位于足外侧中部）。

3）趾骨

趾骨位于足外侧中部，每足有趾骨 14 块。

（1）拇趾 2 块（近节趾骨、远节趾骨）。

（2）第二至第五趾各 3 节（分别称为近节趾骨、中节趾骨、远节趾骨）。每块趾骨仍可分为底、体、头三部分。

2. 足部关节

距骨与下肢小腿部的胫骨、腓骨下端构成踝关节，胫骨侧（内侧）为内踝，腓骨侧（外侧）为外踝。跖骨与趾内间构成跖趾关节，趾骨与趾骨之间又形成趾间关节。第一跖骨与第一趾骨近节趾骨的近端构成第一跖趾关节。第二趾第一节趾骨和第二节趾骨间构成第一趾间关节，第二和第三节趾骨间构成第二趾间关节（或称远侧趾间关节）。

无论关节大小、活动幅度及方向如何，其基本结构均应包括关节面、关节囊及关节腔三部分，均有韧带加强其稳定性。

3. 足的各局部名称

足部是人体最下部的运动器官，针对足部反射区的定位及按摩方向的要求，须明确足部各局部的名称和方位。

根据正常人体解剖学的规定：足趾为前方，足跟为后方；足踇指一侧为内侧，小趾一侧为外侧；足底面为下，足背面为上；足背的后面与小腿相连接，足和小腿之间构成踝关节。

4. 足部可触及的骨性标志识别

（1）足内侧可触及内踝、舟骨粗隆（约内踝前方 2.5 厘米处）、第一跖骨底部粗隆和第一跖骨小头。

（2）足外侧可触及外踝、第五跖骨底部粗隆和第五跖骨小头。

（3）足底部可触及足跟下方的跟骨结节、第一至第五趾骨小头及第一至第五跖骨基底膨大部等。

（4）足背部可触及第二至第四跖骨基底部。

（5）足弓由跗骨和跖骨被韧带、肌肉、筋膜牵拉形成一个凸向背面的弓，称为足弓。

主要的弓是内侧的纵弓，由跟骨、距骨、足舟骨、第一楔骨和第一跖骨组成。人站时，足部仅以跟骨结节及第一、第五跖骨头三处着地，共同承受全身重量。

足部按摩的手法

1. 常用的按摩手法

1）捻法

用拇指、示指螺纹面夹持住一定部位，一般是手指、足趾，两指相对做搓揉动作。操作时动作要灵活，节奏陕而均匀，用力不可忽大忽小，要有一定的持续时间。

捻法主要用于指和足趾部及其小关节。慢性病症、局部不适及保健等均可应用，常与掐推法合作运用。

2）捏法

拇、示二指分别捏压在两个对应的穴位和反射区上压揉，或者拇指在一个反射区和穴位上点压而示指在另一面起固定作用。

3）指揉法

用拇指、中指面或示、中、无名指面轻按在某一反射区位置做轻柔的、小幅度的环旋揉动为指揉法。

4）按法

自己或他人用拇指指端或指腹垂体平压体表，称为按法。操作时着力部位要紧贴体表，不可移动，以避免持续操作时，被按部位擦伤，用力要由轻而重，不可用突发暴力。

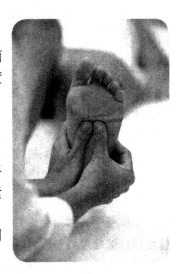

5）勒法

用屈曲的示中两指夹住病人足趾根部迅速滑出；趾端，反复数次，称为勒法。本法仅适用于足趾部。

6）擦法

用单指或手掌大小鱼际及掌根部附着于足部，紧贴皮肤进行往复、快速直线运动。

腕关节应自然伸直，前臂与手近似水平，指擦的指端可微微下按，以肩关节为支点，上臂主动带动指掌作往返直线移动；亦可视位置不同分别以出现温热感为佳。一般常用于开始治疗时，或足底操作。

7）叩法

常用示指叩法和撮指叩法。示指叩法是拇、示两指指腹相对；中指指腹放在示指指甲上，三指合并捏紧，示指端略突出，用腕力上下动作行点叩法。撮指叩法是手指微屈，五指端捏在一起，形如梅花状，用腕部弹力上下动作行点叩法。

应以腕部为支点，用力要均匀。示指叩法适用于足部各个穴位和反射区；撮指叩法适用于足部肌肉少的穴位和反射区。足跟痛用叩法疗效较好。

8）掐法

用手指顶端甲缘重刺激穴位和反射区，一般多用拇指顶端及桡侧甲缘施力，也有以拇指与其余各指顶端甲缘相对夹持穴位和反射区施力的。有时变形为双手拇指顶端对应夹持穴位和反射区施用。

掐时要逐渐加力，至引起强反应停止，一般为半分钟。注意不要掐破皮肤，并且切忌划动。本法多用于足趾、足趾结合部等狭小位置的穴位和反射区。

9）摇法

使脚趾及踝关节作被动均匀的环转运动。

动作要和缓，用力稳健，摇动范围在正常生理活动范围之内，由小到大，频率由快而慢，然后再由大至小，频率则转快。操作时不僵不滞，灵活圆转。切忌突然单向加力，以防止损伤关节。为保护关节，需在施术前先行放松调节。

10）踩法

用足踩压作用于患者的足底部。施术者利用自己的足跟、足底前部跖趾对患者足底施以节律性压踩。

要注意节律性，不可将施术者全身体重一下全部作用于患者，而应该视情况加力。其主要用于足底部的广泛区域，特别是前足底与足趾。

11）一指禅推法

手握空拳，拇指自然伸直盖住拳眼（使拇指位于示指第二节处），用大拇指指端螺纹面或偏峰着力于反射区位置，沉肩垂肘，手腕悬屈，运用腕部摆动带动拇指关节的屈伸活动，使所产生的功力轻重交替，持续不断地作用于足部反射区位置。

2. 特殊的按摩手法

1）单示指扣拳法、示指单勾法

操作者的中指、无名指、小指第一、二指关节各屈曲 90°紧扣掌心；示指第 1、2 指关节屈曲 90°平行放在其他弯曲的 3 指之上，并使屈曲的示指与第二掌指关节保持呈直线状态。拇指指关节屈曲后放于示指末节指骨的下方。

2）扣指法

操作者的示指、中指、无名指、小指的第 1 指关节屈曲 45°左右，拇指指腹与屈曲 4 指相对，虎口略大。

3）双指钳法

操作者的无名指、小指第一、二指关节各屈曲 90°紧扣于掌心，中指微屈后插入到被按摩足趾与另一足趾之间作为衬托，示指第 1 指关节屈曲 90°，第 2 指关节的尺侧面（靠小指侧）放在要准备按摩的反射区上，拇指指腹紧按在示指第 2 指关节的桡侧面上，借拇指指关节的屈伸动作按压示指第二指关节刺激反射区。

4）单示指钩掌法

操作者的中指、无名指、小指的第一、二指关节屈曲 90°紧扣于掌心，示指第 1 指关节屈曲 90°，第 2 指关节屈曲 45°，示指末节指腹指向掌心，拇指指关节微屈，虎口开大，形成与示指对持的架势，形似一镰刀状。

5）拇指推掌法、拇指平推法

操作者的示指、中指、无名指、小指的

13

第一、二指关节微屈，拇指指腹与其他 4 指对掌，虎口开大。

6）捏指法

操作者的示指、中指、无名指、小指的第一、二指关节微屈，拇指指腹与其他 4 指指膛相对，虎口略开。

7）双指上推法

操作者双手的示指、中指、无名指、小指的指关节微屈，拇指指腹朝向前方，虎口略开大。

8）扭单拇指法、屈指推法

操作者的示指、中指、无名指、小指的第一指关节屈曲 45° 左右，放在按摩足的适宜位置，拇指指关节屈曲 90°，虎口开大。

9）拇示指扣拳法

操作者为双手，其中指、无名指、小指的第一、二指关节各屈曲 90° 紧扣于掌心，示指第一指关节屈曲 90°，第二指关节屈曲 15° 左右，各呈一镰刀状，拇指指关节微屈，拇指指腹朝前。

足部按摩的操作

1. 足部按摩的辅助工具

1）按摩棒

按摩棒一般为骨质、塑胶质或金属质地，前端呈弯曲状，是一种小巧玲珑、便于携带的棒状按摩器械。使用按摩棒可增强按摩力度，减少人手的劳动强度，凡是手法按摩所能涉及的足部穴位、经络和反射区，均可用按摩棒配合实施。按摩棒在进行足部经络按摩时，应注意防止力度过大。

2）按摩板

足部按摩踏板是专门用来做足部按摩的器具。它设计了适合刺激足底及足部内、外侧部分反射区的一些大小不同、形状各异的突起。按摩时，将足部反射区尽量与突起位置贴合。坐着时借助下肢蹬踩的力量，站着时借助身体的重量，对足底进行刺激以达到保健治疗的功效。电动足部按摩踏板可以加大足部的按摩力度，非常适合脑血管患者自我按摩保健。由于足部按摩踏板保健效果较好，且操作简便，可以随时随地进行按摩，所以很多人将它当作家庭保健按摩的必备器具。

3）牙签或发夹

可用 10 根牙签捆成一束，或用发夹的钝头代替拇指按压穴区，按压几次后应暂停一会儿再压。急性疼痛者用尖头刺激，慢性疼痛者用钝头刺激，每次刺激 3 秒钟，可反复进行。

4）烟或艾条

用点燃的香烟或艾条，熏灼足部穴位或反射区，可代替手进行按摩。需要注意的是，烟头与皮肤的距离最好在 1 ~ 1.5 厘米，当皮肤有灼热感时，应立即将香烟或艾条移开，可重复 6 ~ 7 次。此法简单方便，可常用。

5）电吹风

电吹风对准足部穴位或反射区，用热风吹，直至足部产生灼烫感时方可移开。待灼热感渐渐消失后，再接着吹第二次，如此反复进行。

6）按摩工具的选择要点

外形、大小要合手，使用方便。力度、方向、轻重调节自如，而且适合按摩脚的每个位置及骨缝等反射区。

以材质细密、自然为宜，以免刮伤皮肤，但也不能太光滑而无法用力。

选用一些简单的、日常生活中常见的用品来刺激按摩。

2. 足部按摩的时间与次数

对于按摩的时间，可根据病情和具体情况选择。其目的在于能使患者达到最佳的治疗效果。下面是一些具体要求。

（1）每次按摩的总时间，一般选择半小时左右。如病情复杂或病症较重，可适度延长至 40 分钟。如果每次按摩时间太短，则达不到治疗效果。但如时间过长，则易引起疲劳，可见适宜的按摩时间十分重要。

（2）对于具体每个反射区的按摩时间，主要根据病症反射区的变化而调整。主要病症反射区，手力按摩 5 ~ 15 分钟，对于踏板按摩，一般为 5 分钟。

（3）每日按摩的次数，如条件允许，2 次或 3 次为佳。

（4）最佳治疗时间，应选择睡前半小时内。

（5）按摩疗程，一般 7 ~ 10 天为 1 疗程，1 ~ 3 个疗程见效，如慢性疾病，则需延长疗程。

3. 足部按摩的顺序

初学者，简单易记，依序操作可以避免遗漏，从上而下、由内而外顺序导引，既可促进血液循环，又能达到"舒筋理气"的额外效果。

首先采取全足按摩。一般先从左脚开始，按摩三遍肾—输尿管—膀胱三个反射区，按脚底—脚内侧—脚外侧—脚背的顺序进行，结束时再将肾、输尿管、膀胱三个反射区按摩三遍，然后再按上述顺序按摩右脚。按摩时，大的顺序不能乱，小的变化是允许的，最后是对症按摩。

1）左足顺序

（1）用拇指指腹或单示指叩拳以轻、中、重三种不同力度在心脏反射区处定点向足趾方向推按，定点按压 3 ~ 5 次，用于检查心脏功能。

（2）用拇指指尖或单示指叩拳在肾上腺反射区处定点向足趾方向

按压 5 ~ 7 次。

（3）用单示指叩拳在肾反射区处定点按压并由前向后推按 5 ~ 7 次。

（4）用单示指叩拳在输尿管反射区处开始端深压并从肾脏反射区推按至膀胱反射区 5 ~ 7 次。

（5）用单示指叩拳在膀胱反射区处定点按压并由

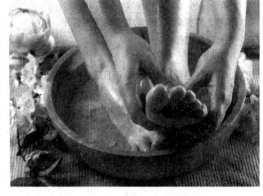

前向后推按 5 ~ 7 次。实际操作中，肾上腺、肾脏、输尿管、膀胱 4 个反射区可作为一组反射区一次操作完成。

（6）用拇指指腹或拇指指间关节背侧屈曲在三叉神经反射区处，由趾端向趾根部方向推按 5 ~ 7 次。

（7）用单示指叩拳在拇趾额窦反射区由内向外推压 5 ~ 7 次，其余的趾额窦反射区由前向后推压 5 ~ 7 次。

（8）用拇指或单示指叩拳在鼻反射区推压 5 ~ 7 次。

（9）用拇指指腹或单示指叩拳在大脑反射区由前向后推压 5 ~ 7 次。

（10）用拇指指端或单示指叩拳在小脑反射区定点按压，再由前向后推压 5 ~ 7 次。

（11）用双指钳法在颈椎反射区由后向前推压 5 ~ 7 次。

（12）用拇指指端在颈项反射区由外向内推压 5 ~ 7 次。

（13）用单示指叩拳在眼、耳反射区定点按压 5 ~ 7 次，或由趾端向趾跟方向推压 5 ~ 7 次。

（14）用单示指叩拳在斜方肌反射区由内向外压刮 5 ~ 7 次。

（15）用单示指叩拳在肺反射区由外向内压刮 5 ~ 7 次。

（16）用拇指桡侧在甲状腺反射区由后向前推按 5 ~ 7 次。

（17）用单示指叩拳在食道反射区由前向后推压 5 ~ 7 次。

（18）用单示指叩拳在肾脏、胰脏、十二指肠反射区定点按压或由前向后推按 5 ~ 7 次。实际操作中，胃、胰脏、十二指肠反射区可作为一组反射区一次操作完成。

（19）用单示指叩拳或拇指指腹在横结肠、降结肠、乙状结肠及直肠反射区压刮5～7次。

（20）用单示指叩拳在肛门反射区定点按压5～7次。实际操作中，横结肠、降结肠、乙状结肠及直肠、肛门反射区可作为一组反射区一次操作完成。

（21）用双示指叩拳在小肠反射区定点按压并由前向后刮压5～7次。

（22）用单示指叩拳在生殖腺反射区定点按压5～7次。

（23）用单示指桡侧在前列腺或子宫反射区由后上向前下方刮推或用单拇指指腹推压5～7次。

（24）用拇指指腹或拇指指端在胸椎、腰椎、骶椎反射区由前向后推压5～7次。实际操作中，胸椎、腰椎、骶椎反射区可作为一组反射区一次操作完成。

（25）用双示指桡侧在横膈反射区由反射区中点向两侧同时刮推5～7次。

（26）用单示指叩拳在上身淋巴腺反射区定点按压5～7次。

（27）用双示指桡侧在生殖腺（输卵管）反射区由反射区中点向两侧同时刮推5～7次。

（28）用单示指叩拳在下身淋巴腺反射区定点按压5～7次。实际操作中，上身淋巴腺、下身淋巴腺反射区可作为一组反射区双手同时操作完成。

（29）用示指桡侧在尾骨（外侧）反射区由上而下再向前的刮、点、推压，5～7次。

（30）用单示指叩拳在膝关节反射区定点按压并环绕反射区半月形周边压刮5～7次。

（31）用单示指叩拳或双示指叩拳在肘关节反射区第五跖骨基底部从前、后各向中部按压5～7次。

（32）用单示指叩拳在肩关节反射区分侧、背、底三个部位由前向后各压刮5～7次或双指钳夹肩关节反射区的背部和底部5～7次。

（33）用拇指指端在躯体淋巴腺反射区背面点状反射区定点按压和用单示指叩拳在底面点大反射区定点按压各5～7次。

（34）用双拇指指端或双示指指端在扁桃体反射区同时定点向中点

挤按 5 ~ 7 次。

（35）用拇指指端或示指指端在喉和气管反射区定点按压或按揉 5 ~ 7 次。

（36）用双拇指指腹在胸部反射区由前向后推按，双拇指平推 1 次，单拇指补推 1 次，各做 5 ~ 7 次。

（37）用单示指桡侧在内耳迷路反射区由后向前刮压 5 ~ 7 次。

（38）用拇指指腹在坐骨神经反射区（内、外侧）由下向上推按 5 ~ 7 次。

（39）重复肾脏、输尿管、膀胱三个反射区手法操作 5 ~ 7 次。

2）右足顺序

右足与左足有相同的反射区，也有不同的反射区。相同反射区的按摩方法同左足，不同反射区的按摩方法如下。

（1）用单示指叩拳在肝脏反射区由后向前压刮 5 ~ 7 次。

（2）用单示指叩拳在胆囊反射区定点深压 5 ~ 7 次。

（3）用单示指叩拳在盲肠及阑尾、回盲瓣反射区定点按压 5 ~ 7 次。

（4）用单示指叩拳或拇指指腹在升结肠反射区由后向前推按 5 ~ 7次。

4. 足部按摩的力度

按摩力度的大小和疗效有密切的关系，力度太小，达不到有痛感的最小刺激量，则无法达到预期的效果，不能引起适当的反应；力度过大，会造成强烈的疼痛和肌肉的损伤、神经的紧张，也可能引起自抑作用或神经麻木，使得按摩所产生的神经传输信号，无法改变病理反应所发出的紊乱传输信号。

一般指压按摩的平均力度是 3 ~ 5 千克，我们务必根据个人的忍耐度，在他最大的限度内，取得最好的效果，由轻到重，慢而有规律地尝试，给人又安全、又舒适的感觉。

所用的力度一定要在病人所能容忍的范围之内，千万不能只用重手法，绝对不能公式化。

5. 足部按摩的方向

1）按摩方向

一般认为应从远心端向近心端按摩，以促使静脉血液和淋巴液的向心回流，有利于代谢产物及其有害物质及时排出体外；消化道的按摩应按照其生理运行方向进行，有利于食物的消化和吸收，也利有废物的排出。定点按压，到位后可向上、向下滑动或向左右旋转，有利于寻找敏感点。重点固定按摩一个主要反射区时间不宜过长，一般不超过 5 分钟，但应间歇性地进行按压。

另外，按摩时应尽可能采取"向心方向"，即静脉血向心脏回流的方向，以便促进血液和淋巴液的回流。

2）关于补泻

根据中医学"虚则补之，实则泻之；不虚不实，平补平泻"的原则，选用不同的手法。在足部同一个反射区或穴位实施不同的手法，产生的效果大不一样。

具体补泻手法的选择可以从以下几个方面做起。

（1）按手法方向：顺时针为补，逆时针为泻。

（2）按节奏快慢：缓慢为补，急速为泻。

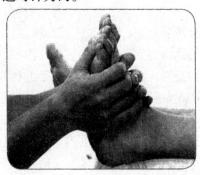

（3）按手法轻重：轻者为补，重者为泻。

（4）按经络走行：顺经络为补，逆经络为泻。

（5）按血流方向：向心为补，离心为泻。

6. 其他的准备工作

1）环境的布置

优雅的环境使人心旷神怡，因此，我们的工作环境不一定要很豪华，然而光线、空气、卫生等基本条件的要求，千万不可忽视。

2）卫生的要求

请被服务者洗脚，夏天可除脚臭，冬天则有温脚、润脚的目的，更重要的是，表示对工作人员的尊重。脚部生疮癣者应委婉地拒绝，以免传染别人，工作人员要养成经常洗手、经常修剪指甲的习惯，以免藏污纳垢。

3）剪指甲

请被服务者先修剪脚趾甲，以免刮伤对方。工作人员留长手指甲会刮伤别人，不适宜从事脚底按摩工作。

4）掌握病情

脸色苍白、体形瘦弱者，通常血压过低；脸色绛红、肥胖者，通常血压过高；脸白、两颊晕红者，属虚症心脏病或有严重心脏病者，不可施予强刺激。过度疲劳、饥饿、发怒、狂喜、严重出血、极度紧张、身体极虚弱或严重贫血者不宜按摩。脚部有严重静脉瘤者小心按摩，以防血管破裂严重失血，来不及救治而发生医疗纠纷。千万要记住，超出自己能力范围的情况，最好建议到医院就诊，以免耽误病情。

足部按摩的宜忌

1. 足部按摩的适宜

（1）适用于一切筋伤及慢性劳损性筋伤而无皮肤破损及筋断裂的

患者。

（2）适用于骨关节有错落不合缝的患者。

（3）适用于急性筋伤后或因治疗不当而引起关节僵直的患者。

（4）适用于骨折、脱位后期关节僵直及筋脉肌肉萎缩的患者。

（5）适用于因骨性关节病及痹而引起的肢体疼痛，关节活动不利的患者。

2. 足部按摩的禁忌

（1）诊断上不明确的急性脊柱损伤伴有脊髓症状的病人。

（2）急性软组织损伤局部肿胀严重的患者。

（3）可疑或已经明确诊断有骨关节或软组织肿瘤的患者。

（4）骨关节结核、骨髓炎、老年性骨质疏松症等骨病患者。

（5）有严重心、脑、肺疾患的患者。

（6）有出血倾向的血液病患者。

（7）按摩位置有严重皮肤损伤或皮肤病的患者。

（8）妊娠3个月左右的孕妇。

（9）有传染病的患者。

（10）精神病疾患，又不能和医者合作的患者。

足部按摩的注意事项

1）按摩时间的长短

应以被按摩者的体质、双脚所反映的病理反应现象，来决定时间的长短。时间的增减，有时会影响按摩的效果。

2）油膏的使用

使用油膏，一方面是避免手足之间的摩擦，造成皮肤的损伤；另一方面，油膏的香味使人放松，也可以减轻病人排毒时脚部所释出的臭味，这是对双方都有益的一项保护措施。

3）工具的使用

使用工具是为了省力方便，避免用力不当伤害了指关节，甚至手指变形。一般的做法，对老弱妇孺不使用工具，而用手做，小孩子的脚很嫩、很小，所以用手的指腹做较适宜；一只手协助固定，另一只手做按摩，固定手做支点要随着孩子的脚摆动。为了不引起孩子的情绪紧张和挣扎，不要将他的脚固定在某个姿势，一定要顺着他的动作，不能跟他对抗或想把他紧紧地抓牢，免得关节扭伤或脱位而没能察觉，造成日后腿部关节发育上的伤害。

4）力度与反廄

随时注意被按摩者的表情、气色的改变、忍受程度，脚有没有逐渐温热红润的"得气"现象，来调整力度的大小，不要只是忙碌地盯着脚用力，应随时观察对方的反应。

第二篇　常用穴位、主治与手法

足部经穴

1. 足内侧面

（1）三阴交

定位：在小腿内侧，于足内踝尖上3寸，胫骨内侧缘后方。.

主治：腹胀、肠鸣、消化不良。水肿、黄疸、痢疾、月经不调、痛经、经闭、阳痿、疝气、水便不利、遗尿、头痛、失眠、神经性皮炎、脚气等。

手法：按揉10～50次。

（2）商丘

定位：在内踝前下方凹陷中，于舟骨结节与内踝尖连线的中点处。

主治：腹胀、腹泻、便秘、黄疸、足踝痛等。

手法：按揉10～30次。

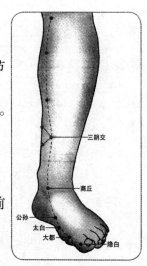

（3）公孙

定位：在足内侧缘，于第一跖骨基底部前下方凹陷中。

主治：胃痛、呕吐、腹痛、腹泻、痢疾等。

手法：按揉 10 ~ 30 次

（4）太白

定位：在足内侧缘，于第一跖趾关节后下方赤白肉际凹陷处。
主治：胃痛、腹胀、腹痛、嗝气、消化不良等。
手法：点揉 10 ~ 30 次

（5）大都

定位：在足内侧缘，于第一跖趾关节前下方赤白肉际凹陷处。
主治：腹胀、胃痛、呕吐、腹泻、便秘、热病等。
手法：按揉 10 ~ 30 次。

（6）隐白

定位：在足大趾末关节内侧，距趾甲角 0.1 寸处。
主治：月经过多、崩漏、腹胀、便血、尿血、癫狂、多梦、惊风等。
手法：掐按 10 ~ 30 次。

（7）交信

定位：在小腿内侧，于太溪穴直上 2 寸，复溜前 0.5 寸，胫骨内侧缘的后方。
主治：月经过多、崩漏、子宫下垂、疝气、腹泻、便秘等。
手法：按揉 10 ~ 30 次。

（8）复溜

定位：在小腿内侧，于太溪穴直上 2 寸，跟腱的前方。
主治：水肿、腹胀、腹泻、盗汗、

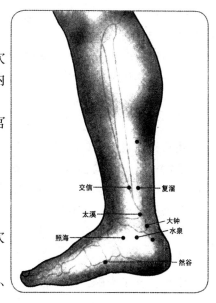

热病汗不出、下肢痿痹等。

手法：按揉 10 ~ 30 次。

（9）照海

定位：在足内侧，内踝尖下方凹陷中。

主治：月经不调、带下、子宫下垂、小便频数、小便不通、便秘、咽喉干痛、癫痫、失眠等。

手法：按揉 10 ~ 30 次。

（10）水泉

定位：在足内侧，内踝后下方，于太溪穴直下 1 寸，跟骨结节的内侧凹陷处。

主治：月经不调、痛经、闭经、子宫下垂、小便不利等。

手法：按揉 10 ~ 30 次。

（11）大钟

定位：在足内侧，内踝后下方，于太溪穴直下 0.5 寸，跟腱附着的内侧前方凹陷处。

主治：咳嗽、咳血、上气、气喘、月经不调、二便不利等。

手法：按揉 10 ~ 30 次。

（12）太溪

定位：在足内侧，内踝后下方，于内踝尖与跟腱之间的凹陷中。

主治：月经不调、遗精、阳痿、小便频数、便秘、糖尿病、咯血、气喘、头痛、眩晕、耳鸣、咽喉肿痛等。

手法：捏揉 10 ~ 30 次。

（13）然谷

定位：在足内侧，足舟骨粗隆下方，赤白肉际处。

主治：月经不调、带下、遗精、糖尿病、腹泻、咯血、咽喉肿痛、小便不利等。

手法：按揉 10 ~ 30 次。

2. 足外侧面

（1）跗阳

定位：在小腿后面，外踝后，昆仑穴直上 3 寸。

主治：头重、头痛、腰腿痛、下肢瘫痪、外踝红肿疼痛。

手法：按揉 10 ~ 30 次。

（2）昆仑

定位：在足部外踝后方，于外踝尖与跟腱之间的凹陷处。

主治：头痛、项强、目眩、鼻衄、疟疾、肩背拘急、腰痛、脚跟痛、小儿痫证、滞产。

手法：拿捏 30 ~ 50 次。

（3）仆参

定位：在足外侧部，外踝后下方，昆仑直下，跟骨外侧，赤白肉际处。

主治：下肢痿弱、乱筋、霍乱、膝肿、足跟痛、癫痫。

手法：按压 30 ~ 50 次。

（4）申脉

定位：在足外侧部，外踝直下方凹陷中。

主治：癫狂、痫症、头痛、眩晕、失眠、嗜睡、腰痛、足外翻、足内翻、不能久立坐、目赤肿痛、项强。

手法：按压 30 ~ 50 次。

（5）金门

定位：在足外侧，于外踝前缘直下，骰骨下缘处。
主治：癫痫、小儿惊风、腰痛、外踝痛、下肢痹痛。
手法：按压 30 ~ 50 次。

（6）京骨

定位：在足外侧，第五跖骨粗隆下方，赤白肉际处。
主治：头痛、项强、目翳、目赤肿痛、小便不利、癫狂、痫证、腰腿痛、脚挛痛、毒蛇咬伤、足麻木发冷。
手法：按揉 10 ~ 30 次。

（7）束骨

定位：在足外侧，第五跖趾关节的后方，赤白肉际处。
主治：癫狂、痫证、头痛、项强、目眩、腰背痛、下肢后侧痛、足背肿痛、毒蛇咬伤。
手法：按揉 10 ~ 30 次。

（8）足通谷

定位：在足外侧，第五跖趾关节的前方，赤白肉际处。
主治：头痛、落枕、鼻塞、鼻衄、目眩、癫狂、足背肿痛、麻木。
手法：按揉 10 ~ 30 次。

（9）至阴

定位：在足小趾末节外侧，距趾甲角 0.1 寸处。
主治：头痛、目眩、目赤肿痛、鼻塞、鼻衄、足下热、胞衣不下、胎位不正、难产。
手法：按揉 5 ~ 10 次。

3.足背部

（1）中封

定位：在足背侧，于足内踝前，商丘与解溪连线之间，胫骨前肌腱的内侧凹陷处。

主治：疝气、遗精、阴茎痛、小便不利、黄疸、胸腹胀满、腰痛、足冷、内踝肿痛。

手法：按揉 10 ~ 30 次。

（2）太冲

定位：在足背侧，第一、二跖骨结合部之前凹陷中。

主治：头痛、眩晕、中风昏迷、小儿惊风、癫狂、痫证；胆囊炎、胆石症、胆绞痛、口苦、黄疸、呕逆；疝气、阳痿、阳强不倒、遗精、排尿困难、月经不调、赤白带下、恶露不止；目赤肿痛、目翳、老年性白内障、近视、青光眼；咽痛咽干、腰痛、膝股内侧痛、足背肿、下肢痿痹。

手法：按揉 10 ~ 30 次。

（3）行间

定位：在足背侧，于第 1、2 趾间，趾蹼缘的后方赤白肉际处。

主治：头痛、眩晕、中风、目赤肿痛、青光眼、目翳、口眼歪斜、癫痫；月经过多、闭经、痛经、阴中痛、赤白带下、疝气、遗精、淋证；胸胁胀痛、呃逆；膝肿、下肢内侧痛、足背肿痛。

手法：点按 10 ~ 30 次。

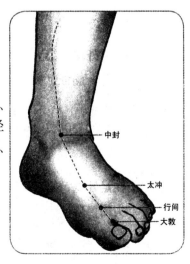

中封
太冲
行间
大敦

（4）大敦

定位：在足大趾末节外侧，距趾甲角 0.1 寸。

主治：疝气、阴中痛、缩阴症、月经不调、血崩、尿血、遗尿、排尿困难、淋症、癫狂、痫证、足背肿痛、足趾麻木、毒蛇咬伤。

手法：掐按 10 ~ 30 次。

（5）解溪

定位：在足背与小腿交界处的横纹中央凹陷中，于拇长伸肌腱与趾长伸肌腱之间。

主治：头痛、眩晕、头面浮肿、面赤、目赤肿痛、腹胀便秘、胃热谵语、眉棱骨痛、下肢痿痹、足踝肿痛、癫疾。

手法：点按 30 ~ 50 次。

（6）冲阳

定位：在足背最高处，于拇长伸肌腱与趾长伸肌腱之间，足背动脉搏动处。

主治：胃痛、腹胀、消化不良、口眼歪斜、面肿、齿痛、足痿无力、脚背红肿、易惊恐昏迷。

手法：点按 10 ~ 30 次。按揉时应避开动脉。

（7）陷谷

定位：在足背，于第二、三跖骨结合部前方凹陷处。

主治：腹胀、腹痛、肠鸣、水肿、足背肿痛。

手法：按揉 10 ~ 30 次。

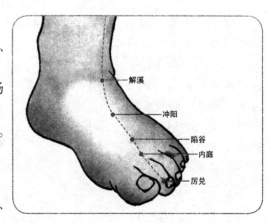

（8）内庭

定位：在足背，于第二、

三趾间，趾蹼缘后方赤白肉际处。

主治：头痛、眩晕、齿痛、口眼歪斜、鼻衄、咽喉肿痛、腹痛、腹胀、泄泻、痢疾、足背肿痛、热病。

手法：按揉 10 ~ 30 次。

（9）厉兑

定位：在足第二趾末节外侧，距趾甲角 0.1 寸处。

主治：热病昏迷、中风闭症、面肿、口眼歪斜、齿痛、鼻衄、鼻流黄涕、胸腹胀满、下肢麻木、厥冷、足背肿痛。

手法：用拇指指甲掐按 5 ~ 10 次。

（10）悬钟

定位：在小腿外侧，于外踝尖上 3 寸，腓骨前缘。

主治：颈项强痛、半身不遂、胁肋胀痛、腰腿痛、踝关节扭伤、脚气。

手法：按揉 30 ~ 50 次。

（11）丘墟

定位：在足外踝前下方，于趾长伸肌腱的外侧凹陷处。

主治：偏头痛、目赤、目翳、颈项痛、腋下肿痛、胸胁痛、中风偏瘫、下肢痿痹、外踝肿痛、疟疾、疝气。

手法：点按 30 ~ 50 次。

（12）足临泣

定位：在足背外侧，第四、五跖骨基底部结合处前缘，小趾伸肌腱外侧凹陷中。

主治：头痛目、外眦痛、目眩、迎风流泪、胁肋痛、急性扁桃体炎、乳痛、疟疾、赤白带下、少腹痛、中风偏瘫、麻木不仁、足背肿痛。

手法：点按 10 ~ 30 次。

（13）地五会

定位：足背外侧，第四跖趾关节的后方，第四、五跖骨之间，小趾伸肌腱的内侧缘。

主治：头痛、目赤肿痛、耳鸣、耳聋、胁肋痛、腋肿、乳痈、足背肿痛。

手法：点按 10 ～ 30 次。

（14）侠溪

定位：在足背外侧，于第四、五趾间，趾蹼缘后方赤白肉际处。

主治：头痛、眩晕、目外眦痛、耳鸣、耳聋、胸胁痛、膝股痛、足背肿痛、毒蛇咬伤、下肢麻木。

手法：点按 10 ～ 30 次。

（15）足窍阴

定位：在足第四趾末节外侧，距趾甲角 0.1 寸处。

主治：热病昏迷、中风闭症、偏头痛、目赤肿痛、目眩、耳鸣、耳聋、咽喉肿痛、胸胁痛、足背肿痛。

手法：用拇指指甲掐按 5 ～ 10 次。

4. 足底部

涌泉

定位：在足底部，足趾跖屈时，足前部凹陷处，约在足底第二、三趾趾缝纹端与足跟连线的前 1 ／ 3 与后 2 ／ 3 交点处。

主治：头顶痛、头晕、眼花、咽喉肿痛、昏厥、小儿惊风、癫疾、霍乱转筋、舌干、失音、足心热、小便不利、大便难。

手法：按揉 50 ～ 100 次，或擦热为止。

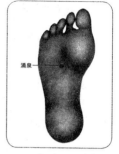

足部奇穴

　　足部和手部一样，除分布有许多重要的经穴外，还分布有许多常用的奇穴，常用的有足内侧 13 穴，足外侧 8 穴，足背 17 穴和足底 7 穴。

1. 足内侧面

（1）承命

　　定位：位于太溪穴直上 3 寸，跟腱前缘处。

　　主治：癫狂、痫证、下肢浮肿。

　　手法：按揉 30 ～ 50 次。

（2）内踝上

　　定位：位于三阴交穴下 2 寸，胫骨内侧面后缘处。

　　主治：踝关节肿痛、漏疮、滞产。

　　手法：按揉 30 ～ 50 次。

（3）少阳维

　　定位：位于太溪穴直上 1 寸，太溪与复溜穴连线中点处。

　　主治：脚气、下肢慢性湿疹、下肢麻痹。

　　手法：按揉 30 ～ 50 次。

（4）脾脉

定位：位于足内踝上缘，直对内踝高点之凹陷处。

主治：腰痛、恶疮、溃烂、小腿肚痉挛、踝关节肿痛。

手法：按揉 30 ~ 50 次。

（5）内踝尖

定位：位于足内踝之高点上。

主治：小儿不语、霍乱转筋、牙痛、咽喉肿痛、扭伤、赤白带下。

手法：按揉 30 ~ 50 次。

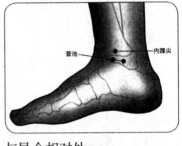

（6）内昆仑

定位：位于内踝与跟腱之间凹陷中，与昆仑相对处。

主治：小腿肚痉挛、四肢厥冷、呕吐、生殖器官疾病、小儿阴肿。

手法：按揉 30~50 次。

（7）足太阴

定位：位于内踝下缘后约 1 寸凹陷处，太溪穴下方稍前。

主治：难产、胞衣不下、淋病、子宫痉挛、子宫内膜炎。

手法：按揉 30 ~ 50 次。

（8）营池

定位：位于足内踝下缘前后之凹陷中。

主治：崩漏、月经过多、赤白带下、子宫内膜炎、便血、踝关节扭伤、肿痛。

手法：按揉 30 ~ 50 次。

（9）漏阴

定位：位于足内踝下缘下 0.5 寸处。

主治: 赤白带下、产后恶露不尽。

手法: 按揉 30 ~ 50 次。

（10）踝下

定位: 位于足内侧，内踝尖直下赤白肉际处。

主治: 水肿、足肿痛。

手法: 按揉 30 ~ 50 次。

（11）阴阳

定位: 位于足踇趾内侧，趾关节横纹头处赤白肉际处。

主治: 赤白带下、泄泻、肠疝痛、子宫内膜炎。

手法: 按揉 30 ~ 50 次。

（12）然后

定位: 位于足内侧，舟骨粗隆后下方凹陷中。

主治: 腹胀、腹痛、呕吐、消化不良、足肿痛。

手法: 按揉 30 ~ 50 次。

（13）华佗

定位: 位于足踇趾内侧趾甲角旁开 0.5 寸，即隐白穴旁开 0.4 寸处。

主治: 神经痛、副睾丸炎、男子疝气、阴囊肿大。

手法: 按揉 30 ~ 50 次。

2.足外侧面

（1）外踝上

定位: 位于外踝高点直上 3 寸处。

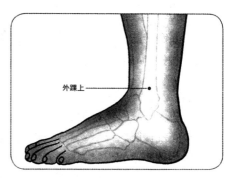

外踝上

主治：脚气、偏瘫、下肢痹痛。

手法：按揉 30 ~ 50 次。

（2）瘰疬灸

定位：位于小腿外侧，外踝高点直上 2.5 寸、3 寸、3.5 寸处。

主治：瘰疬（颈、腋处淋巴结硬肿）。

手法：按揉 30 ~ 50 次。

（3）足太阳

定位：位于足外踝下缘后约 1 寸凹陷中。

主治：头痛、眩晕、脚气、踝关节肿痛、消渴、淋病、疝气、胞衣不下。

手法：按揉 30 ~ 50 次。

（4）下昆仑

定位：位于足外踝高点下 1 寸，跟腱前缘凹陷中。

主治：各种风证、痹证、半身不遂、脚肿痛。

手法：按揉 30 ~ 50 次。

（5）外踝尖

定位：位于足外踝高点处。

主治：牙痛、牙痛、小儿重舌、咽喉肿痛、淋证、脚气，痹症、脚趾拘挛。

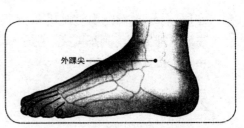

手法：按揉 30 ~ 50 次。

（6）泉生足

定位：位于足跟正中线跟腱上，跟骨上缘上横纹中点处。

主治：呕吐、吞酸、腰痛、难产、脑疾、瘰疬（颈、腋处淋巴结硬肿）、足跟肿痛。

手法：按揉 30 ~ 50 次。

（7）女膝

定位：位于足跟正中线上赤白肉际处。

主治：霍乱转筋、牙痛、牙龈炎、牙周炎、癫狂、痫证。

手法：按揉 30 ~ 50 次。

（8）足踵

定位：位于女膝穴直下，足跟下缘处。

主治：霍乱转筋。

手法：按揉 30 ~ 50 次。

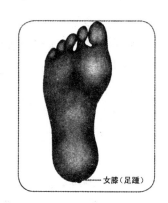

—— 女膝（足踵）

3. 足背部

（1）曲尺

定位：位于足背横纹上，胫骨前肌腱与拇长伸肌腱之间凹陷中。

主治：腹胀、绕脐痛、小腹痛、腰痛、遗精。

手法：按揉 30 ~ 50 次。

（2）鞋带

定位：位于足背解溪穴下 3 分处。

主治：小儿惊风、角弓反张。

手法：按揉 30 ~ 50 次。

（3）内太冲

定位：位于足背踇长伸肌腱内侧，与太冲穴相平处凹陷中。

主治：疝气上冲、呼吸困难、心慌不安、失眠。

手法：按揉 30 ~ 50 次。

（4）足阳明

定位：位于足背，踇趾尖端直上 3 寸处。
主治：狂走、惊、恍惚、半身不遂。
手法：按揉 30 ~ 50 次。

（5）足厥阴

定位：位于足背，第一、二趾关节中点处。
主治：消渴、心脑血管疾病。
手法：按揉 30 ~ 50 次。

（6）拇趾表横纹

定位：位于足拇趾背侧，趾关节横纹中点处。
主治：淋病、睾丸炎、肠疝痛、腰痛。
手法：按揉 30 ~ 50 次。

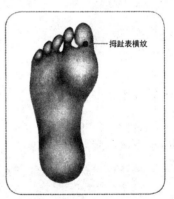

（7）甲根

定位：位于足大拇趾背侧，趾甲根中点处。
主治：中风、脐疝、胸痛。
手法：按揉 30 ~ 50 次。

（8）足少阳

定位：位于足背，第二趾正中线上，跖趾关节后方 1 寸处。
主治：胆病、腹中不适、癫狂、痫证。
手法：按揉 30 ~ 50 次。

（9）遗尿灸

定位：位于足大趾外侧，第二趾内侧与足大趾第一节趾骨中点相平处。

主治：遗尿。

手法：按揉 30 ～ 50 次。

（10）八风

定位：位于足背各趾缝缝纹端处。

主治：头痛、牙痛、疟疾、足背肿痛、脚气、毒蛇咬伤、月经不调。

手法：按揉 30 ～ 50 次。

（11）二趾上

定位：位于足背，内庭与陷谷的连线上，内庭穴上 1 寸处。

主治：水肿、牙龈炎、衄血、肠疝痛、足背红肿。

手法：按揉 30 ～ 50 次。

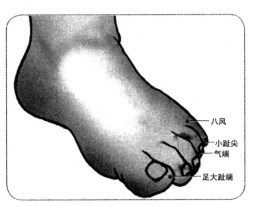

（12）通理

定位：位于足背，小趾正上方，第五跖趾关节上 2 寸处。

主治：崩漏、月经过多。

手法：按揉 30 ～ 50 次。

（13）阴独

定位：位于第四、五趾间，侠溪穴微前处。

主治：月经不调、足背肿痛。

手法：按揉 30 ～ 50 次。

（14）足大趾端

定位：位于足大趾尖端。

主治：湿热郁滞引起的便血；足踝脓肿。

手法：按揉 30 ~ 50 次。

（15）小趾尖

定位：位于足小趾尖端。

主治：头痛、眩晕、难产、消渴。

手法：按揉 30 ~ 50 次。

（16）气端

定位：位于足十趾之尖端，包括足大趾端，小趾尖。

主治：脚气、足趾麻木、疼痛、热病、昏厥、脑中风。

手法：按揉 30 ~ 50 次。

（17）内至阴

定位：位于足小趾内侧趾甲角 0.1 寸处，与至阴穴相对。

主治：小儿惊风、脏腑燥热。

手法：按揉 30 ~ 50 次。

4. 足底部

（1）安眠

定位：位于足底后跟部中央。

主治：脚底痛、失眠。

手法：按揉 30 ~ 50 次。

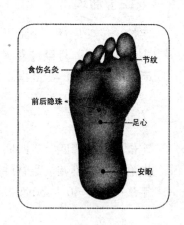

（2）足心

定位：位于足底，第二趾尖端至足跟后缘连线之中点处。

主治：小腹痛、崩漏、头昏、头痛、昏厥、小儿搐搦、下肢痉挛、足底疼痛。

手法：按揉 30 ～ 50 次。

（3）前后隐珠

定位：位于足底部，涌泉穴前后各 0.5 寸处。

主治：头痛、眩晕、心悸、怔忡、小儿惊风、足底肿痛、麻木、下肢痉挛、脚部疔疮。

手法：按揉 30 ～ 50 次。

（4）节纹

定位：位于足底，足大趾根部与脚掌相交接之横纹的中点处。

主治：癫痫。

手法：按揉 30 ～ 50 次。

（5）食伤名灸

定位：位于足底，第二跖趾关节处。

主治：伤食、呕吐、腹痛。

手法：按揉 30 ～ 50 次。

（6）里内庭

定位：位于足底，第二、三跖趾关节前方，与内庭穴相对处。

主治：急性胃痛、癫痫、小儿惊风、五趾尽痛。

手法：按揉 30 ～ 50 次。

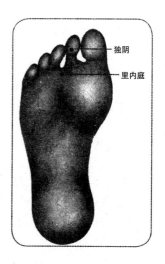
独阴
里内庭

（7）独阴

定位：位于第二趾跖侧面，远端趾关节横纹中点处。

主治：突发心痛、胸胁痛、呕吐、吐血、死胎、胞衣不下、月经不调、疝气。

手法：按揉30～50次。

足部新穴

（1）1号穴

定位：位于足底后缘中点直上1寸。

主治：感冒、头痛、上颌窦炎、鼻炎。

手法：按揉30～50次。

（2）2号穴

定位：足底后缘中点直上3寸，内旁开1寸。

主治：三叉神经痛。

手法：按揉30～50次。

（3）3号穴

定位：足底后缘中点直上3寸，即外踝与内踝连线足底之中点。

主治：神经衰弱、癔病、失眠、低血压、昏迷。

手法：按揉30～50次。

（4）4号穴

定位：足底后缘中点直上3寸，外旁开1寸。

主治：肋间神经痛、胸闷、胸痛。

手法：按揉30～50次。

（5）5号穴

定位： 足底后缘中点直上 4 寸，外旁开 1.5 寸。

主治： 坐骨神经痛、阑尾炎、胸痛。

手法： 按揉 30 ～ 50 次。

（6）6号穴

定位： 足底后缘中点直上 5 寸，内旁开 1 寸。

主治： 痢疾、腹泻、十二指肠溃疡。

手法： 按揉 30 ～ 50 次。

（7）7号穴

定位： 足底后缘中点直上约 5 寸处。

主治： 哮喘、脑发育不全。

手法： 按揉 30 ～ 50 次。

（8）号穴

定位： 7 号穴外旁开 1 寸。

主治： 神经衰弱、癫痫、神经官能症。

手法： 按揉 30 ～ 50 次。

（9）9号穴

定位： 拇趾与第二趾间后 4 寸。

主治： 痢疾、腹泻、子宫炎。

手法： 按揉 30 ～ 50 次。

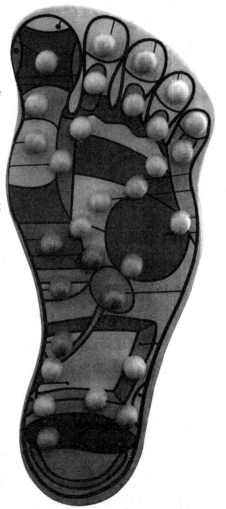

（10）10号穴

定位：涌泉穴内旁开 1 寸。

主治：胃肠炎、胃痉挛。

手法：按揉 30 ~ 50 次。

（11）11号穴

定位：涌泉穴外旁开 2 寸。

主治：肩痛、荨麻疹。

手法：按揉 30 ~ 50 次。

（12）12号穴

定位：拇趾与第二趾间后 1 寸。

主治：牙痛。

手法：按揉 30 ~ 50 次。

（13）13号穴

定位：足底小趾跖关节横纹中点后 1 寸。

主治：牙痛。

手法：按揉 30 ~ 50 次。

（14）14号穴

定位：小趾跖关节横纹中点处。

主治：遗尿、尿频。

手法：按揉 30 ~ 50 次。

（15）15号穴

定位：踝关节横纹中点下 5 分两旁的凹陷中。

主治：腰腿痛、腓肠肌（小腿肚）痉挛。

手法：按揉 30 ～ 50 次。

（16）16 号穴

定位：足内侧舟骨突起上凹陷中。
主治：高血压病、腮腺炎、急性扁桃体炎。
手法：按揉 30 ～ 50 次。

（17）17 号穴

定位：踝关节横纹中点下 2.5 寸。
主治：心绞痛、哮喘、感冒。
手法：按揉 30 ～ 50 次。

（18）18 号穴

定位：足背第一跖骨头内前凹陷中。
主治：胸闷、胸痛、急性腰扭伤。
手法：按揉 30 ～ 50 次。

（19）19 号穴

定位：足背第二、三趾间后 3 寸。
主治：头痛、中耳炎、急慢性胃肠炎、胃及十二指肠溃疡。
手法：按揉 30 ～ 50 次。

（20）20 号穴

定位：足背第三、四趾
间后 2 寸。
主治：落枕。
手法：按揉 30 ～ 50 次。

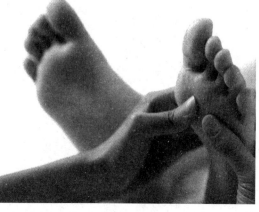

（21）21 号穴

定位：足背第四、五趾后 0.5 寸。

主治：坐骨神经痛、腮腺炎、扁桃体炎。

手法：按揉 30 ~ 50 次。

（22）22 号穴

定位：足背第一、二趾间后 1 寸。

主治：急性扁桃体炎、流行性腮腺炎、高血压病。

手法：按揉 30 ~ 50 次。

（23）23 号穴

定位：拇长伸肌腱内侧跖趾关节处。

主治：急性扁桃体炎、流行陛腮腺炎、高血压病、结节性痒症、湿疹、荨麻疹。

手法：按揉 30 ~ 50 次。

（24）24 号穴

定位：第二趾远端趾关节内侧赤白肉际处。

主治：头痛、中耳炎。

手法：按揉 30 ~ 50 次。

（25）25 号穴

定位：第三趾远端趾关节内侧赤白肉际处。

主治：头痛。

手法：按揉 30 ~ 50 次。

（26）26 号穴

定位：第四趾的远端趾关节内侧赤白肉际处。

主治：头痛、低血压病。

手法：按揉 30 ~ 50 次。

（27）27 号穴

定位：太白穴与公孙穴连线的中点。

主治：癫痫、癔病、腹痛。

手法：按揉 30 ~ 50 次。

（28）28 号穴

定位：足内侧舟状骨突起下后陷中。

主治：痛经、功能性子宫出血、附件炎等。

手法：按揉 30 ~ 50 次。

（29）29 号穴

定位：内踝正中直下 2 寸处。

主治：功能性子宫出血、气管炎、哮喘。

手法：按揉 30 ~ 50 次

（30）30 号穴

定位：足外踝上方1.5寸处。

主治：坐骨神经痛、腰痛、头痛。

手法：按揉 30 ~ 50 次

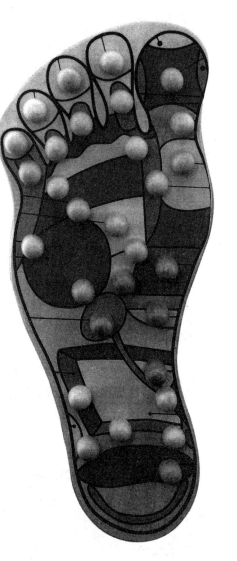

足部反射区

　　足部反射区排列是有规律的，基本是与人体解剖部位相一致，是按人体实际位置的上下、左右、前后顺序精确排列的，所以，不同反射区的配应就能对身体起到相应的调理与治疗作用。

（1）大脑

　　定位：位于双足大拇趾第一节底部肉球处。左半大脑反射区在右足上，右半大脑反射区在左足上。

　　主治：头痛、头晕、头昏、失眠、高血压、脑血管病变、脑性偏瘫、视觉受损、神经衰弱、帕金森病等。

　　手法：单示指叩拳法，由足大趾顶端向足跟压刮 3 ～ 5 次。

（2）额窦

　　定位：位于双足的五趾靠尖端约 1 厘米的范围内。左额窦反射区在右足上，右额窦反射区在左足上。

　　主治：前头痛、头顶痛，眼、耳、鼻和鼻窦的疾患。

　　手法：单示指叩拳法，用一手固定足趾，从足大趾的额窦外缘向内按摩 3 ～ 5 次。其余足趾的额窦由足尖向足跟按摩 3 ～ 5 次。

（3）小脑、脑干

　　定位：位于双足足大趾趾腹根部，靠近第二趾骨处。左小脑、脑干反射区在右足上，右小脑、脑干反射区在右足上。

　　主治：头痛、头晕、失眠、记忆力减退及小脑萎缩引起的共济失调、帕金森病。

　　手法：用扣指法，直接由足尖向足跟按压 5 ～ 10 次。

（4）垂体

　　定位：位于足底双拇趾趾腹的中间偏内侧一点（在脑反射区深处）。

主治：内分泌失调的疾患、甲状腺、甲状旁腺、肾上腺、性腺、脾、胰腺、功能失调等，小儿生长发育不良、遗尿、更年期综合征等疾病。

手法：握足扣指法，吸定按揉 5 ~ 10 次，稍用力，有酸痛感为宜。

（5）三叉神经

定位：位于双足拇趾第一节的外侧约 45°，在小脑反射区前方。左侧三叉神经反射区在右足上，右侧三叉神经反射区在左足上。

主治：偏头痛、眼眶痛、牙痛、面神经麻痹及面颊、唇鼻之诱发的神经痛等。

手法：用中指或拇指指端按揉 30 ~ 50 次。

（6）鼻

定位：位于双足拇趾腹内侧延伸到趾甲的根部，第一趾间关节前。左鼻的反射区在右足上，右鼻的反射区在左足上。

主治：急、慢性鼻炎、过敏性鼻炎、鼻衄、鼻窦炎、鼻息肉、上呼吸道疾患等。

手法：用扣指法或捏指法，足内侧的鼻反射区由足跟向足尖方向刺激 3 ~ 5 次；足大趾背的鼻反射区由内向外刺激 3 ~ 5 次。

（7）颈项

定位：位于双足底大拇趾根部。左侧颈项反射区在右足上，右侧颈项反射区在左足上。

主治：颈部酸痛、颈部僵硬、颈部软组织损伤、高血压、落枕、颈椎病及消化道疾病。

手法：扣指法自上而下压刮 3 ~ 5 次。

（8）眼

定位：位于双足第二趾与第三趾中部与根部（包括足底和足背两个位置）。左眼反射区在右足上，右眼反射区在左足上。

主治：结膜炎、角膜炎、近视、老花眼、青光眼、白内障等眼疾和眼底的病变。

手法：由足底第二、三足趾掌面推按 3 ~ 5 次。

左脚反射区

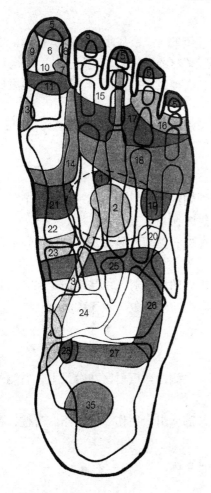

1. 肾上腺
2. 肾
3. 输尿管
4. 膀胱
5. 额窦（右侧）
6. 垂体
7. 小脑及脑干（右侧）
8. 三叉神经（右侧）
9. 鼻（右侧）
10. 头部（右半部）
11. 颈项（右侧）
13. 甲状旁腺
14. 甲状腺
15. 眼（右侧）
16. 耳（右侧）
17. 斜方肌
18. 肺及支气管
19. 心
20. 脾
21. 胃
22. 胰
23. 十二指肠
24. 小肠
25. 横结肠
26. 降结肠
27. 乙状结肠及直肠
28. 肛门
34. 腹腔神经丛
35. 生殖腺

（9）耳

定位：位于双足第四趾与第五趾的中部和根部（包括足底和足背两个位置）。左耳反射区在右足上，右耳反射区在左足上。

主治：各种耳疾（中耳炎、耳鸣、耳聋等）及鼻咽癌、眩晕、晕车、晕船等。

手法：由足底第四、五趾掌面推按 3 ～ 5 次。

（10）肩

定位：位于双足足底外侧，小趾骨与跖骨关节处，及足背的小趾骨外缘与凸起趾骨与跖骨关节处。左肩反射区在右足，右肩反射区在左足。

主治：肩周炎、肩颈综合征、手臂麻木，习惯肩关节脱臼、髋关节疾患。

手法：用单示指扣拳法，可在关节突起的足背缘、正中、足底、前缘由足趾向足跟方向各压刮 3 ～ 5 次。

（11）斜方肌

定位：位于双足底眼、耳反射区下方宽约一指的横带状区域。

主治：颈、肩、背疼痛、手无力、酸麻、落枕等疾患。

手法：用中指或拇指指端按揉 30 ～ 50 次。

（12）甲状腺

定位：位于双足底第一跖骨与第二跖骨之间以及第一跖骨远侧部连成带状。

主治：甲状腺本身的疾患（如甲状腺功能亢进、甲状腺功能减退、甲状腺炎、甲状腺肿大等），能促进小孩长高，治疗心脏病、肥胖症等。

手法：由足跟向趾端方向弧形压刮 4 ～ 5 次。

（13）甲状旁腺

定位：位于双足内侧缘第一跖趾关节前方的凹陷处。

主治：甲状旁腺功能亢进或低下、佝偻病、低钙性肌肉痉挛、白内障、心悸、失眠、癫痫等疾患。

手法：用中指或拇指指端按揉 30 ～ 50 次。

（14）肺、支气管

定位： 位于斜方肌反射区后方，自甲状腺反射区向外到肩反射区处约一横指宽的带状区域。支气管敏感带位于肺反射区中部向第三趾延伸之区带。

主治： 肺与支气管的病变（如肺炎、支气管炎、肺结核、哮喘等）、鼻病、皮肤病、心脏病、便秘、腹泻等。

手法： 用中指或拇指指端按揉 30 ~ 50 次。

（15）胃

定位： 位于双足底第一跖趾关节后方约一横指幅宽。

主治： 胃部疾患（如胃炎、胃溃疡、胃胀气、胃肿瘤、胃下垂等）、消化不良、胰腺炎、糖尿病、胆囊疾患等。

手法： 用单指扣拳法或捏指法，由足大趾向足跟方向，由轻渐重推压 3 ~ 5 次。

（16）十二指肠

定位： 位于双足底第一跖骨近端，胃反射区之下方。

主治： 十二指肠疾病（十二指肠炎、十二指肠溃疡、十二指肠憩室等）、腹部饱胀、消化不良等。

手法： 单指叩拳法，由脚趾向脚跟方向推压 3 ~ 5 次。

（17）胰

定位： 位于双足底第一跖骨体中下段胃反射区与十二指肠反射区交汇处。

主治： 胰腺本身的疾病（如胰腺炎、胰腺肿瘤等）、消化不良和糖尿病。

手法： 用捏指法，由足大趾向足跟方向推压 3 ~ 5 次。

（18）肝

定位： 位于右足底第四、五跖骨间肺反射区的下方及足背上与该区域相对应的位置。

　　主治：肝脏本身的疾患（如肝炎、肝硬化、中毒性肝炎、肝功能不全等）、血液方面的疾病、高血脂、扭伤、眼疾、眩晕、指甲方面的疾病、肾脏疾患等。

　　手法：用双指扣拳法，自足跟向趾端压刮 3 ~ 5 次。

（19）胆囊

　　定位：右足底第三、四趾间划一竖线，肩关节反射区划一横线，两线的交界处即为胆囊反射区。

　　主治：胆囊本身的疾病（如胆囊炎、胆石症）、肝脏疾患、失眠、惊恐不宁、肝胆湿热引起的皮肤病、痤疮等。

　　手法：用单指扣拳法，吸定按揉 5 ~ 10 次。

（20）腹腔神经丛

　　定位：位于双足底第二、三跖骨之间，肾与胃反射区的周围。

　　主治：胃肠神经官能症、肠功能紊乱、生殖系统疾患、更年期综合征等。

　　手法：用双指扣拳，由上向下压刮。力度均匀，稍慢。

（21）肾上腺

　　定位：位于双足底第三跖骨与趾骨关节所形成的"人"字形交叉的稍外侧。

　　主治：肾上腺本身的疾病（肾上腺功能亢进或低下）、各种感染、炎症、各种过敏性疾病、哮喘、风湿病、心律不齐、昏厥、糖尿病、生殖系统疾病等。

　　手法：用单指扣拳法，吸定按摩 5 ~ 10 次，按压时节奏稍慢，渗透力强，以出现酸、胀、痛为宜。

（22）肾

　　定位：位于双足底第二、三跖骨近端的 1 / 2，即足底的前中央凹陷处。

主治：肾脏疾病（如肾炎、肾结石、肾肿瘤、肾功能不全等）、高血压、贫血、慢性支气管炎、内折、斑秃、耳鸣、眩晕、水肿等。

手法：用单示指扣拳法或握足扣指法，由足趾向足跟方向按摩 3～5 次，长约 1 寸。要求按摩节奏稍慢，渗透力要强。

（23）输尿管

定位：位于双足底自肾脏反射区至膀胱反射区之间，约 1 寸长呈弧线状的一个区域。

主治：输尿管结石、尿道炎症、输尿管积水狭窄、排尿困难、泌尿系统感染等。

手法：用单示指扣拳法，由足趾端向足跟刮压至膀胱区。力度均匀，不可滑脱。

（24）膀胱

定位：位于内踝前下方，双足内侧舟骨下方，拇展肌侧旁。

主治：肾、输尿管、膀胱结石、膀胱炎及其他泌尿系统的疾患。

手法：用单示指扣拳法加适当压力，向内或外旋转 60°，或定点按压，力度适中。

（25）小肠

定位：位于双足底楔内到跟骨的凹陷处。被升结肠、横结肠、降结肠、乙状结肠、直肠反射区所包围区域。

主治：小肠炎症、腹泻、肠功能紊乱、消化不良、心律失常、失眠等疾患。

手法：多指扣拳法，四指弯曲，同时由足趾端向足跟端压刮 3～5 次。

（26）盲肠、阑尾

定位：位于右足底跟骨前缘靠近外侧，与小肠及开结肠的反射区连接。

主治：阑尾炎、下腹胀气等。

手法：单指扣拳法，点按压 3～5 次。

右脚反射区

1. 肾上腺
2. 肾
3. 输尿管
4. 膀胱
5. 额窦（左侧）
6. 垂体
7. 小脑及脑干（左侧）
8. 三叉神经（左侧）
9. 鼻（左侧）
10. 头部（左半部）
11. 颈项（左侧）
13. 甲状旁腺
14. 甲状腺
15. 眼（左侧）
16. 耳（左侧）
17. 斜方肌
18. 肺及支气管
21. 胃
22. 胰
23. 十二指肠
24. 小肠
25. 横结肠
29. 肝
30. 胆囊
31. 盲肠（及阑尾）
32. 回盲瓣
33. 升结肠
34. 腹腔神经丛
35. 生殖腺

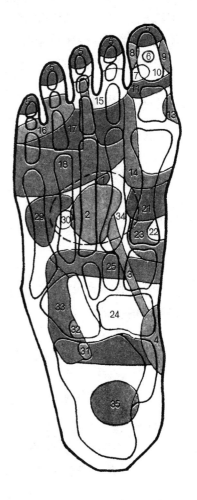

（27）回盲瓣

定位：位于于右足足底跟骨前缘靠近外侧，在盲肠反射区的上方。

主治：下腹胀气、回盲瓣功能失常。

手法：单指点压 3 ~ 5 次。

（28）升结肠

定位：位于右足足底小肠反射区的外侧与足外侧缘平行，从足跟前缘至第五跖骨底的带状区域。

主治：结肠炎、便秘、腹泻、便血、腹痛、结肠肿瘤等。

手法：用单指扣拳，由足跟向足趾方向用力压刮 3 ~ 5 次。

（29）横结肠

定位：位于双足底中间第一至第五跖骨底部与第 1 ~ 3 次楔骨（即内、中、外侧楔骨）、骰骨交界处，横越足底的带状区域。

主治：便秘、腹泻、腹痛、结肠炎等。

手法：用单示指扣拳法，按顺时针方向压刮，左足由内向外，右足由外向内，各 3 ~ 5 次。

（30）降结肠

定位：位于左足足底第五跖骨底沿骰骨外缘至跟骨前缘外侧，与足外侧平行的竖带状区域。

主治：便秘、腹泻、腹痛、结肠炎。

手法：用中指或拇指指端按揉 30 ~ 50 次。

（31）乙状结肠

定位：位于左足底跟骨前缘的带状区域。

主治：直肠炎、直肠癌、便秘、乙状结肠炎、结肠炎等。

手法：用中指或拇指指端按揉 30 ~ 50 次。

（32）直肠及肛门

定位：位于左足底跟骨前缘直肠反射区的末端，约近于足底内侧拇展肌外侧缘。

主治：直肠癌、肛周围炎、痔疮、肛裂、便血、便秘、肛门脱垂。

手法：用中指或拇指指端按揉 30 ~ 50 次。

（33）心脏

定位：位于左足底肺反射区下方，第四、第五跖骨头之间与肩关节反射区平行。

主治：心脏疾病（如心绞痛、心律失常、急性心肌梗死和心衰恢复期的康复治疗）及高血压、失眠、盗汗、舌炎、肺部疾患等。

手法：对虚弱的人用单指扣拳法，由足跟端向足趾端方向压刮（补法）。对外表强壮的人，则由足趾端向足跟端方向压刮（泻法）。

（34）脾

定位：位于左足底第四、五跖骨之间，距心脏反射区正下方一横指。

主治：发热、炎症、贫血、高血压、肌肉酸痛、舌炎、唇炎、食欲不振、消化不良、皮肤病、增强免疫力及抗癌能力等。

手法：用单指扣拳法，按揉 5 ~ 10 次，力度适中。

（35）膝关节

定位：位于双足外侧第五跖骨与跟骨之间凹陷处，为足后跟骨之三角凹陷区域。

主治：膝关节受伤、膝关节炎、膝关节痛、半月板损伤、肘关节病变等。

手法：单指扣拳按揉 5 ~ 10 次。

（36）生殖腺（性腺）

定位：位置之一位于双足底跟骨的中央；另一位置在跟骨外侧踝骨后下方的直角三角形区域。女性此三角形的直角边为卵巢敏感区，此三角形的斜边为附件（输卵管）敏感区。

主治：男女性功能低下、男女不孕症、月经不调（月经量少、量多、经期紊乱、闭经、痛经等）、前列腺肥大、子宫肌瘤、卵巢囊肿，并具有抗衰老的作用。

手法：用单示指扣拳点压 3 ~ 5 次，或用按摩棒刺激该部位。

（37）下腹部

定位：位于双足腓骨外侧后方，自足外侧踝后起向上延伸四拇指的带状凹陷区域。

主治：痛经、月经期紧张、月经周期不规则、男女腹部冷痛、性冷淡以及其他生殖系统的疾病。

手法：用拇指指腹，由足跟处向上推按 10 ~ 15 次。

（38）髋关节（外髋）、股关节（内髋）

定位：位于双足踝下之弧形区域。外踝下为髋关节，内踝下为股关节。

主治：髋关节疼痛、股关节疼痛、坐骨神经痛、肩关节疼痛、腰背痛等。

手法：以拇指的指腹或指端，沿内踝、外踝下缘向后推按 10 ~ 15 下，或 3 分钟。力度轻重可视病情而定。

（39）躯体淋巴腺

定位：位于双足背拇指根部中央及其他四趾趾间凹陷处。
主治：各种炎症、发热、囊肿、肌瘤、免疫力低下、癌症等。
手法：用中指或拇指指端按揉 30 ~ 50 次。

（40）盆腔淋巴结

定位：位于双足内侧踝关节前，由距骨、舟间骨构成之凹陷位置。
主治：各种炎症、下肢浮肿、踝部肿胀、囊肿、肌瘤、免疫力低下、癌症等。
手法：用中指或拇指指端按揉 30 ~ 50 次。

脚外侧反射区

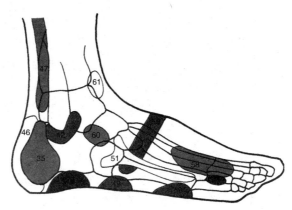

35. 髋关节
46. 尾骨外侧
47. 下腹部
48. 膝
49. 肘
50. 肩
51. 肩胛骨
57. 内耳迷路
58. 胸
59. 膈（横膈膜）
60. 肋骨
61. 上身淋巴腺

（41）胸部淋巴结

定位：位于双足背第一跖骨及第二跖骨间缝处。

主治：各种炎症，发热、囊肿、癌症、肿瘤、乳腺炎、乳房或胸部肿块、胎痛、免疫力低下等疾患。

手法：用中指或拇指指端按揉30～50次。

（42）平衡器宙（内耳迷路）

定位：位于双足足背第四、五跖骨间缝的远端1／2区域。

主治：头晕、晕车、晕船、美尼埃病、耳鸣、内耳功能减退、高血压、低血压、平衡障碍等。

手法：用中指或拇指指端按揉30～50次。

（43）胸（乳房）

定位：位于双足背第二、第三、第四跖骨形成的区域。

主治：胸部疾患、肺部疾患、食道疾患、心脏病、乳癌、乳腺炎、乳腺小叶增生、囊肿、胸闷、乳汁分泌不足、胸部受伤、重症肌无力等。

手法：捏指法，双手拇指腹压住反射区，由足趾向踝关节方向推压3～5次。

（44）膈、横膈膜

定位： 位于双足背跖骨、楔骨、骰骨关节形成的带状区域，横跨足背左右的位置。

主治： 打呃、膈肌痉挛引起的腹部胀痛、恶心、呕吐等。

手法： 用中指或拇指指端按揉 30 ~ 50 次。

（45）扁桃体

定位： 位于双足足背拇趾第二节，肌腱的左右两旁。

主治： 上呼吸道感染、扁桃体本身的疾病（扁桃体肥大、化脓等），可有消炎、增加防御能力和抗癌之功能。

手法： 双手扣指，定点按揉 3 ~ 5 次，力度适中。

（46）下颌

定位： 位于双足拇趾第一趾骨关节横纹下方的带状区域。

主治： 龋齿、牙周炎、牙龈炎、牙痛、下颌发炎、下颌关节炎、打鼾等。

手法： 用扣指法，由内向外推压 3 ~ 5 次。

（47）上颌

定位： 位于双足拇趾第一趾骨关节横纹上方的带状区域。

主治： 龋齿、牙周病、牙龈炎、牙痛、上腭感染、上颌关节炎、打鼾等。

手法： 用扣指法，由内向外推压 3 ~ 5 次。

（48）喉、支气管

定位： 位于双足背第一跖骨与第二跖骨关节靠拇趾下方区域。

主治： 气管炎、咽喉炎、咳嗽、气喘、感冒等。

手法： 用扣指法，用拇指指端向足大趾侧用力分别按揉突起处及前、后方的小凹陷 3 ~ 5 次；再用捏指法沿骨骼边缘由足大趾端向脚跟推压带状区域 3 ~ 5 次。

（49）腹股沟

定位：位于双足背盆腔淋巴腺反射区上方约一指宽距离之处。

主治：生殖系统方面的病变、性功能低下、前列腺肥大、抗衰老等。

手法：用中指或拇指指端按揉 30 ~ 50 次。

（50）前列腺、子宫

定位：位于双足跟骨内侧踝骨之下方的三角形区域，前列腺或子宫的敏感点在三角形直角顶点附近。

主治：前列腺肥大、前列腺癌、尿频、排尿困难、尿道疼痛、子宫内膜炎、子宫肌瘤、子宫内膜异位症、子宫发育异常、痛经、子宫癌、子宫下垂、白带过多、高血压等疾患。

手法：用单示指刮压法，拇指固定于足底，用屈曲的示指桡侧缘自足跟向足尖刮压 3 ~ 5 次；前列腺或子宫的敏感点；用单示扣拳法，定点按揉 3 ~ 5 次。

（51）尿道、阴道、阴茎

定位：位于双足跟内侧，自膀胱反射区向上延伸至距骨与跟骨之间隙。

主治：尿道炎、白带增多、生殖器官系统疾病。

手法：用拇指的指腹或示指的指关节侧缘向足心刮按 10 ~ 30 次。

（52）直肠、肛门（痔疮）

定位：位于双足胫骨内侧后方与肌腱间的凹陷中，踝骨后方起约四指幅宽之长度带状区域。

主治：痔疮、直肠癌、便秘、直肠炎、静脉曲张等。

手法：用中指或拇指指端按揉 30 ~ 50 次。

（53）颈椎

定位：位于双足弓内侧，拇趾第二趾骨远端内侧 1 / 2 处。

主治：颈椎病、颈项僵硬或酸痛、落枕等疾患。

手法：扣指法自上而下压刮 3 ～ 5 次。

（54）胸椎

定位：位于双足弓内侧，沿第一跖骨下方至与楔骨的交界处。

主治：背痛及背部各种病症，胸椎间盘突出及胸椎各种病变。

手法：捏指法，由足大趾端向足跟方向推压 3 ～ 5 次。

（55）腰椎

定位：位于双足弓内侧，第一楔骨至舟骨之下方，上接胸椎反射区，下接骶骨反射区。

主治：腰背酸痛、腰肌劳损、腰椎间盘突出、腰椎骨质增生、坐骨神经痛以及腰椎之各种病变。

手法：捏指法，由足大趾端向足跟方向推压 3 ～ 5 次。

脚内侧反射区

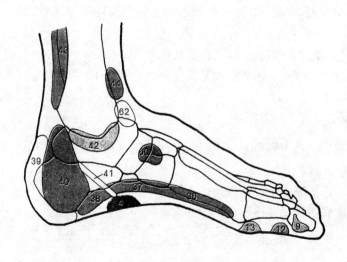

4. 膀胱
9. 鼻
12. 颈椎
13. 副甲状腺
36. 背椎
37. 腰椎
38. 内尾骨
40. 前列腺
42. 髋关节
43. 肛门
44. 淋巴腺
60. 肋骨
62. 腹股沟

（56）骶骨

定位：位于双足弓内侧，从距骨下方到跟骨止，前接腰椎反射区，后连内尾骨反射区。

主治：坐骨神经痛、骶骨损伤（挫伤、摔伤、跌打伤等）、便秘。

手法：扣指法，自上而下压刮 3 ～ 5 次。

（57）内尾骨

定位：位于双足跟骨内侧，沿跟骨结节向后方内侧的一带状区域。

主治：坐骨神经痛、尾骨受伤后遗症和生殖系统疾患等。

手法：用中指或拇指指端按揉 30 ～ 50 次。

（58）外尾骨

定位：位于双足跟骨外侧，沿跟骨结节向后方外侧的一带状区域。

主治：坐骨神经痛，尾骨受伤后遗症和生殖系统疾患等。

手法：用中指或拇指指端按揉 30 ～ 50 次。

（59）肩胛骨

定位：位于双足背第四、五跖骨的近端 1 / 2 位置，与骰骨关节连成一叉状。

主治：肩周炎、颈肩综合征、肩胛酸痛、肩关节活动障碍（抬举与转动困难）。

手法：用中指或拇指指端按揉 30 ～ 50 次。

（60）肘关节

定位：位于双足外侧第五跖骨和楔骨之关节凸起范围。

主治：肘关节外伤、脱臼、网球肘、肘关节酸痛、膝关节痛等。

手法：双指扣拳在第五趾骨基底的两侧及正中突起处各按压 5 ～ 10 次。

（61）肋骨（内肋骨、外肋骨）

定位：位于双足背第一楔骨与舟骨之间的区域为内侧肋骨反射区；在第三楔骨与骰骨之间凹陷区域为外侧肋骨反射区。

主治：肋软骨炎、肋膜炎、肋骨之各种病变（如胸闷、胸痛、肋骨受伤等疾病）及肩痛等。

手法：双拇指捏指法，在两个小凹陷定点按揉 3 ~ 5 次。

（62）坐骨神经

定位：位于双足内、外踝关节沿胫骨和腓骨后侧延伸近膝、腘窝位置。

主治：坐骨神经痛、坐骨神经炎、膝和小腿部疼痛、糖尿病等。

手法：用中指或拇指指端按揉 30 ~ 50 次。

（63）臀部

定位：位于双足底跟骨结节外缘区域，连接股部反射区。

主治：臀部疾患（外伤、疖肿等）风湿病、坐骨神经痛、偏瘫等。

手法：用中指或拇指指端按揉 30 ~ 50 次。

（64）闪腰点

定位：位于双足背第二跖骨与第二楔骨关节的两侧凹陷中，即肋骨反射区后方。

主治：腰肌劳损、急性腰扭伤等。

手法：用中指或拇指指端按揉 30 ~ 50 次。

（65）食道、气管

定位：位于双足底第一跖内与趾骨关节上下方，下接胃反射区。

主治：食道肿瘤、食道炎症、"梅核气"、气管的疾患等。

手法：用中指或拇指指端按揉 30 ~ 50 次。

（66）声带

定位：位于双足背第一跖骨与第二跖骨间缝，第一跖骨近端处。
主治：声带息肉、失音、声音嘶哑、气管炎等。
手法：用中指或拇指指端按揉 30 ～ 50 次。

（67）子宫

定位：位于双足足跟内侧踝骨之后方，尿道、阴道、阴茎反射区之延伸位置。
主治：子宫颈炎、宫颈糜烂、子宫脱垂、白带过多等。
手法：用中指或拇指指端按揉 30 ～ 50 次。

（68）失眠点

定位：位于双足底跟骨中央，在生殖腺反射区上方。
主治：失眠。
手法：用中指或拇指指端按揉 30 ～ 50 次。

第三篇 足底疗法治百病(上)

头部病痛足疗法

近视

近视眼是目前全球发生率最高的眼病之一,在青少年中,近视更是占有相当大的比例,且近年来发病率急剧上升。医学上对于近视眼是这样定义的:当眼球处于调节静止状态下,5米或5米以外的平行光线进入眼内,聚焦成像于视网膜前面者称为近视眼。眼外观端好,看近处清晰,看远处则模糊,喜欢眯着眼睛看物体,喜欢近距离工作或常伴有眼部疲劳、头痛、眼痛、眼胀、恶心,甚至发生外斜视。有上述症状,经临床检查或验光后即可确诊为近视。

而足部按摩手法对于假性近视或预防近视眼度数的加深都有好处。

按摩部位

1.足底部反射区:大脑、脑垂体、小脑及脑干、三叉神经、眼、甲状旁腺、肝、脾、肾上腺、肾、输尿管、膀胱、胃、胰、十二指肠、盲肠、回盲瓣、升结肠、横结肠、降结肠、乙状结肠及直肠、小肠、肛门、生殖腺。

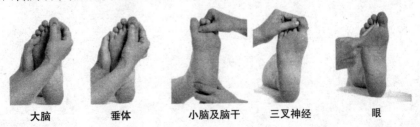

| 大脑 | 垂体 | 小脑及脑干 | 三叉神经 | 眼 |

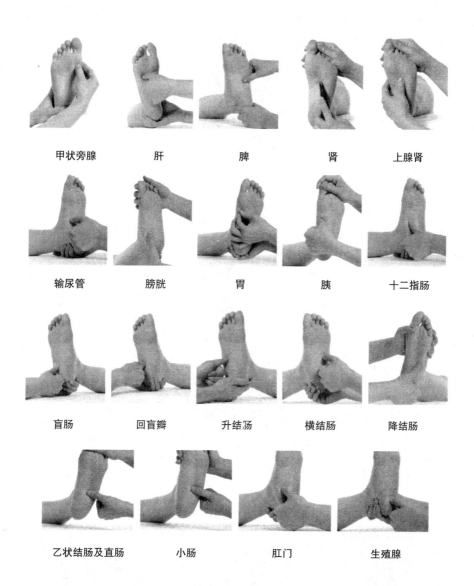

甲状旁腺　　肝　　脾　　肾　　上腺肾

输尿管　　膀胱　　胃　　胰　　十二指肠

盲肠　　回盲瓣　　升结肠　　横结肠　　降结肠

乙状结肠及直肠　　小肠　　肛门　　生殖腺

2.足内侧反射区：颈椎、腰椎、

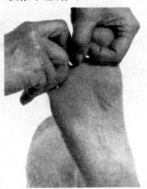

生殖腺

3.足外侧反射区：生殖腺。骶骨。

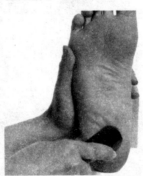

颈椎

常用手法

1.足底部反射区：拇指指端点法、示指指间关节点法、拇指关节刮法、按法、拇指推法、示指关节刮法、双指关节刮法、拳刮法、擦法等。

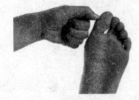
拇指指端点法

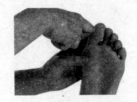
示指指间关节点法

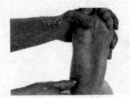
拇指关节刮法

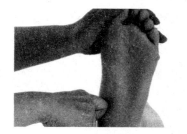

按法

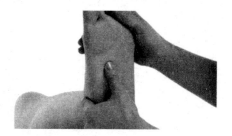

拇指推法

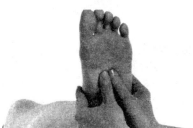

拇指推法

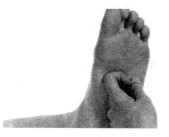

示指关节刮法

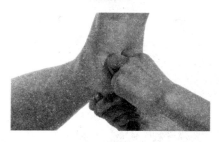

双指关节刮法

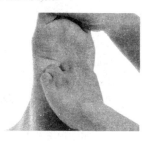

拳刮法

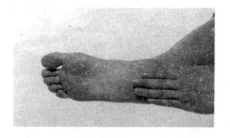

擦法

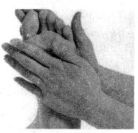

擦法

2. 足内侧反射区：按法、拇指推法、叩击法等。

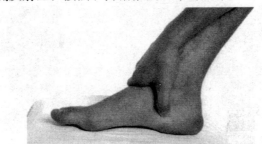

按法

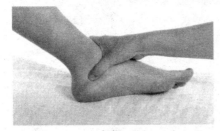

拇指

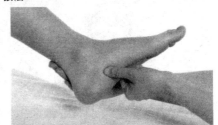

叩击法

3. 足外侧反射区：示指外侧缘刮法、按法、拇指推法、叩击法等。

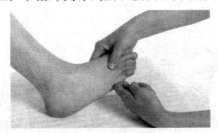

示指外侧缘刮法

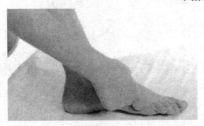

按法

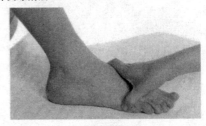

拇指推法

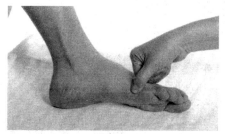

叩击法

远视

医学上对于远视眼是这样定义的：当眼球处于静止状态下，5 米或 5 米以外的平行光线进入眼内，聚焦成像于视网膜后面者，称为远视眼。临床表现为看远处时视力良好，但看近物时（如看书、缝纫等）经常出现头痛、视物不清、眼眶痛，甚至恶心。经散瞳验光（40 岁以上者可不散瞳）检查，即可确诊。足部按摩可以对远视眼有一定的防治作用，具体如下。

按摩部位

1. 足底部反射区：额窦、大脑、脑垂体、三叉神经、眼、肝、肾上腺、肾、输尿管、膀胱、生殖腺。

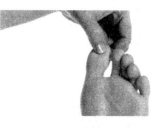

额窦

2. 足内侧反射区：颈椎、胸椎、尿道及阴道、前列腺或子宫。

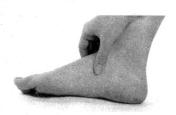

胸椎

71

3. 足外侧反射区：生殖腺。

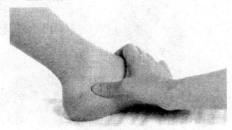

生殖腺

常用手法

1. 足底部反射区：拇指指端点法、示指指间关节点法、拇指关节刮法、按法、拇指推法、示指关节刮法、擦法、拳面叩击法等。

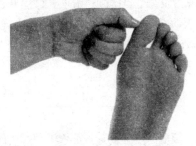

拇指指端点法

2. 足内侧反射区：示指外侧缘刮法、按法、拇指推法、叩击法等。

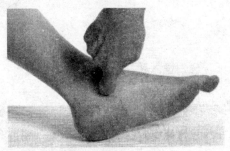

示指外侧缘刮法

3. 足外侧反射区：示指外侧缘刮法、按法、拇指推法、叩击法等。

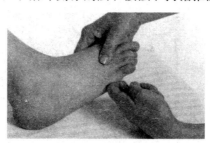

示指外侧缘刮法

弱视

眼球没有器质性病变而矫正视力不能达到正常者称为弱视。一般患有弱视的人的眼远视力在 0.3 以下；多伴有固视不良症状；部分患者伴有斜视或眼球震颤；多数患者有辨识困难现象，即对单个字体的识别能力比同样大小排列成行的字体的识别力要高得多。对于弱视，足部按摩也可起到一定的作用。

按摩部位

1. 足底部反射区：脑垂体、眼、肝、肾、输尿管、膀胱、生殖腺。

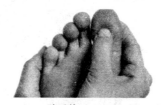

脑垂体

2. 足内侧反射区：颈椎、胸椎、尿道及阴道、前列腺或子宫。

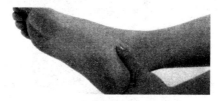

尿道及阴道

3. 足外侧反射区：生殖腺。

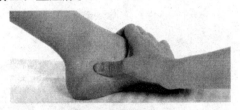

生殖腺

4. 足背部反射区：上身淋巴结、下身淋巴结、胸部淋巴腺。

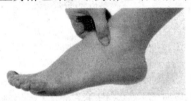

上身淋巴结

常用手法

1. 足底部反射区：拇指指端点法、示指指间关节点法、拇指关节刮法、按法、拇指推法、示指关节刮法、擦法、拳面叩击法等。

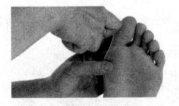

示指指间关节点法

2. 足内侧反射区：示指外侧缘刮法、按法、拇指推法、叩击法等。

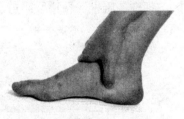

按法

3. 足外侧反射区：示指外侧缘刮法、按法、拇指推法、叩击法等。

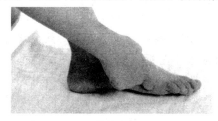

按法

4. 足背部反射区：拇指指端点法、示指指间关节点法、示指推法、拇指推法等。

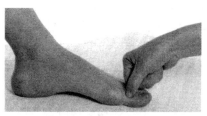

拇指指端点法

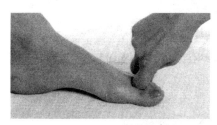

示指指间关节点法

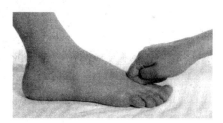

示指推法

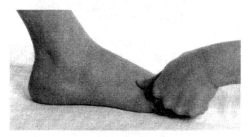

拇指推法

视神经萎缩

视神经萎缩是视神经病损的最终结果。其表现为视神经纤维的变性和消失，传导功能障碍，出现视野变化，视力减退并丧失。患病的眼睛虽然外观正常，但却有不同程度的中心视力减退或丧失及视野缺损。当视力很差或视力丧失时，瞳孔散大，对光反应微弱或消失。眼底可见视神经萎缩之改变。进行足部按摩对于该症状会有改善。

按摩部位

1.足底部反射区：额窦、大脑、眼、肝、胆囊、肾上腺、肾、输尿管、膀胱、生殖腺。

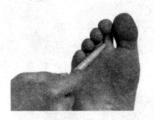

眼

2.足内侧反射区：颈椎、胸椎、尿道及阴道、前列腺或子宫。

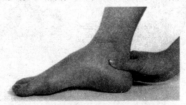

前列腺或子宫

3.足外侧反射区：生殖腺。

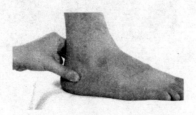

生殖腺

4.足背部反射区：上身淋巴结、下身淋巴结、胸部淋巴腺。

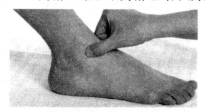

下身淋巴结

常用手法

1.足底部反射区：拇指指端点法、示指指间关节点法、拇指关节刮法、按法、拇指推法、示指关节刮法、擦法、拳面叩击法等。

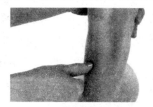

拇指关节刮法

2.足内侧反射区：示指外侧缘刮法、按法、拇指推法、叩击法等。

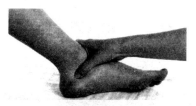

拇指推法

3.足外侧反射区：示指外侧缘刮法、按法、拇指推法、叩击法等。

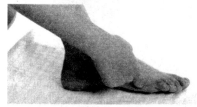

按法

4.足背部反射区：拇指指端点法、示指指间关节点法、示指推法、拇指推法等。

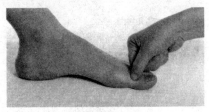

拇指指端点法

青光眼

青光眼发病大多比较隐匿，通常是双眼发病，病程进展比较缓慢，由于发病症状不典型，容易被忽视，导致失明的危险性较大。大多数患者早期无自觉症状，有些患者在眼压高时出现视物模糊，有轻微头痛、眼胀、眼眶发酸、视力疲劳等现象，直到晚期，双眼视野缩小，成为"管状视野"，出现行走不便现象。对于青光眼，可采取足部按摩的方法进行预防。

按摩部位

1.足底部反射区：额窦、大脑、脑垂体、小脑及脑干、眼、肝、脾、肾上腺、肾、输尿管、膀胱、胃、胰、十二指肠、生殖腺。

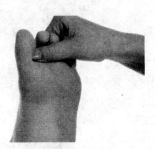

小脑及脑干

2. 足内侧反射区：颈椎、胸椎、尿道及阴道、前列腺或子宫。

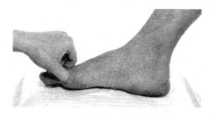

颈椎

3. 足外侧反射区：生殖腺。

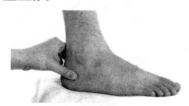

生殖腺

4. 足背部反射区：上身淋巴结、下身淋巴结、胸部淋巴腺。

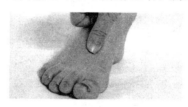

胸部淋巴腺

常用手法

1. 足底部反射区：拇指指端点法、示指指间关节点法、拇指关节刮法、按法、拇指推法、示指关节刮法、双指关节刮法、擦法、拳面叩击法等。

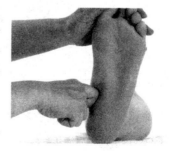

按法

2. 足内侧反射区：示指外侧缘刮法、按法、拇指推法、叩击法等。

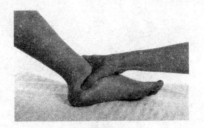

拇指推法

3. 足外侧反射区：示指外侧缘刮法、按法、拇指推法、叩击法等。

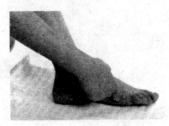

按法

4. 足背部反射区：拇指指端点法、示指指间关节点法、示指推法、拇指推法等。

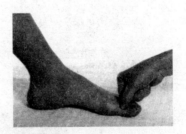

拇指指端点法

白内障

白内障是一种进行性的双眼眼病，多见于 40 岁以上人群，50 ~ 70 岁老人中的发病率是 60% ~ 70%，而 70 岁以上老人则可达到 80% 以上。

一开始的时候患者可无明显自觉症状，随着晶状体混浊的发展，患者自觉视物模糊，眼前有黑影随眼球转动，当眼球静止后黑影也即刻停止不动。随后视力缓慢下降，晶状体混浊，眼部无红肿痛等症状。对足部进行按摩可以起到预防和缓解白内障的功效。

按摩部位

1. 足底部反射区：额窦、大脑、脑垂体、小脑及脑干、三叉神经、颈项、甲状旁腺、眼、肝、心、脾、肾上腺、肾、输尿管、膀胱、胃、胰腺、十二指肠、生殖腺。

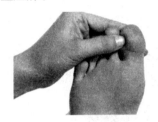

三叉神经

2. 足内侧反射区：颈椎、胸椎、尿道及阴道、前列腺或子宫。

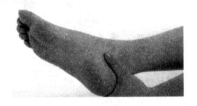

尿道及阴道

3. 足外侧反射区：生殖腺。

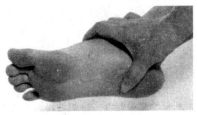

生殖腺

4. 足背部反射区：上身淋巴结、下身淋巴结、胸部淋巴腺。

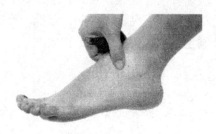

上身淋巴结

常用手法

1. 足底部反射区：拇指指端点法、示指指间关节点法、拇指关节刮法、钳法、按法、拇指推法、示指关节刮法、双指关节刮法、拳刮法、擦法、拳面叩击法等。

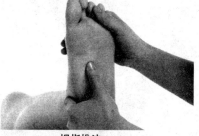

拇指推法

2. 足内侧反射区：示指外侧缘刮法、按法、拇指推法、叩击法等。

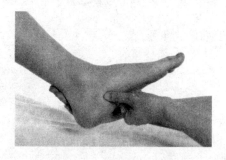

叩击法

3．足外侧反射区：示指外侧缘刮法、按法、拇指推法、叩击法等。

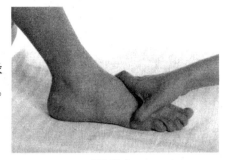

拇指推法

4．足背部反射区：拇指指端点法、示指指间关节点法、示指推法、拇指推法等。

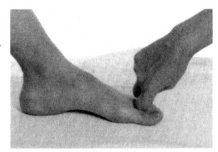

示指指间关节点法

干燥综合征

干燥综合征是一种自身免疫性疾病，主要侵犯唾液腺和泪腺。患者群主要为女性，大多发病于 40 岁以后。临床以眼干（干燥性角膜炎、结膜炎）、口腔干燥为主要表现。症状表现为眼睛干涩，少泪或无泪，口鼻干燥，甚至吞咽困难，腮腺反复肿胀，关节游走性疼痛，皮肤干燥，有鳞屑和痒感，伴有低热、声音嘶哑、大便燥结。

按摩部位

1．足底部反射区：脑垂体、眼、鼻、腹腔神经丛、甲状旁腺、肾上腺、肾、输尿管、膀胱、胃、胰、十二指肠、盲肠、回盲瓣、升结肠、横结肠、降结肠、乙状结肠及直肠、小肠、肛门。

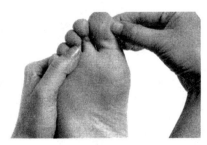

鼻

2.足内侧反射区：直肠及肛门、尿道及阴道。

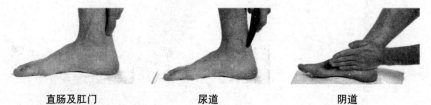

直肠及肛门　　　　　　　尿道　　　　　　　　阴道

3.足背部反射区：上颌、下颌、喉与气管、上身淋巴结、下身淋巴结。

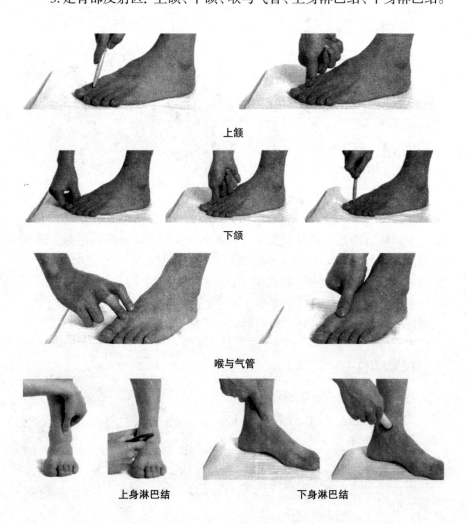

上颌

下颌

喉与气管

上身淋巴结　　　　　　下身淋巴结

常用手法

1.足底部反射区：拇指指端点法、示指指间关节点法、示指关节刮法、拳刮法、拇指推法、擦法、拍法等。

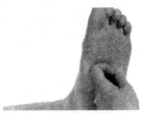

示指关节刮法

2.足外侧反射区：示指外侧缘刮法、拇指推法、叩击法等。

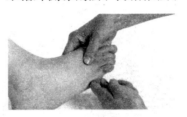

示指外侧缘刮法

3.足背部反射区：拇指指端点法、示指指间关节点法、示指推法、拇指推法、按法、分法等。

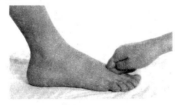

示指推法

慢性鼻炎

西医学认为慢性鼻炎属于鼻腔黏膜和黏膜下层的慢性炎症。比较早期的慢性鼻炎常表现为鼻黏膜的慢性充血肿胀。通常包括慢性单纯性鼻炎和慢性肥厚性鼻炎。

1.慢性单纯性鼻炎：临床表现为鼻塞，多为间歇性和交替性，活动时鼻塞减轻，夜间、静坐或寒冷时鼻塞加重；多涕，常为黏液性，较黏稠，脓性分泌物多于感染后出现。

2.慢性肥厚性鼻炎：临床表现为鼻塞较重，多呈持续性；鼻涕通常不多，呈黏液性或黏脓性，不易擤出；可出现耳鸣、听力减退；易产生慢性咽炎或咳嗽、头痛、头昏、失眠、精神萎靡等症状。

按摩部位

1.足底部反射区：额窦、大脑、脑垂体、小脑及脑干、鼻、肺及支气管、腹腔神经丛、甲状腺、甲状旁腺、肾上腺、肾、输尿管、膀胱、胃、胰、十二指肠。

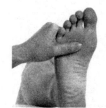 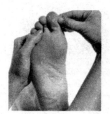 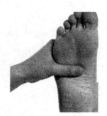 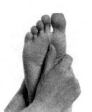

肺及支气管　　　　　鼻　　　　　　腹腔神经丛　　　　甲状腺

2.足背部反射区。

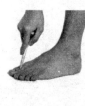 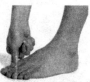 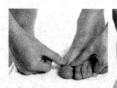 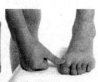

上颌　　　　　　　　　　　　　扁桃体

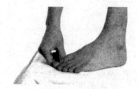 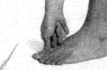 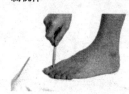

下颌

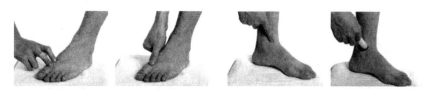

喉与气管　　　　　　　　　下身淋巴结

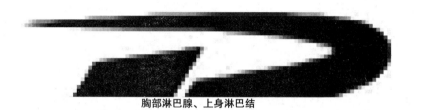

胸部淋巴腺、上身淋巴结

常用手法

1. 足底部反射区：拇指指端点法、示指指间关节点法、拇指关节刮法、按法、示指关节刮法、双指关节刮法、拳刮法、拇指推法、擦法等。

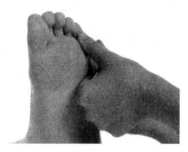

按法

2. 足背部反射区：拇指指端点法、示指指间关节点法、示指推法、拇指推法等。

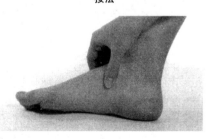

拇指推法

耳鸣、耳聋

耳鸣是指自觉耳内鸣响，如闻蝉声，或如潮水声，或大或小；耳聋是指不同程度听觉减退，轻者称为重听，重者甚至听觉完全消失而成全聋。耳鸣、耳聋主要由于肾精亏虚、脾气虚弱、情志失调、饮食所伤等因素所致。足部按摩对于耳鸣、耳聋都会起到一定的疗效，具体操作步骤如下

按摩部位

1. 足底部反射区：额窦、大脑、脑垂体、小脑及脑干、三叉神经、耳、肝、胆囊、脾、肾上腺、肾、输尿管、膀胱、胃、胰、十二指肠、盲肠、回盲瓣、升结肠、横结肠、降结肠、乙状结肠及直肠、小肠、肛门、生殖腺。

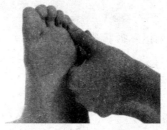

耳

2. 足内侧反射区：颈椎、胸椎、腰椎、骶骨、尿道及阴道、前列殖或子宫。

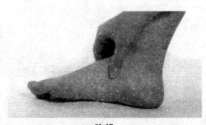

胸椎

3. 足外侧反射区：生殖腺。

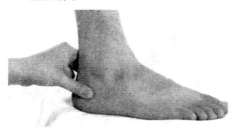

生殖腺

4. 足背部反射区：内耳迷路、胸部淋巴腺、上颌、下颌。

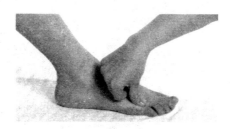

内耳迷路

常用手法

1. 足底部反射区：拇指指端点法、示指指间关节点法、拇指关节刮法、示指关节刮法、双指关节刮法、拳刮法、拇指推法、擦法、拍法、拳面叩击法等。

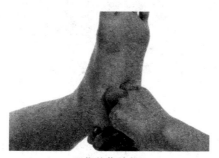

双指关节刮法

2. 足内侧反射区：拇指推法、示指外侧缘刮法、叩击法等。

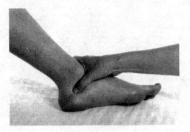

拇指推法

3. 足外侧反射区：示指外侧缘刮法、拇指推法、叩击法等。

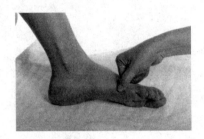

叩击法

4. 足背部反射区：拇指指端点法、示指指间关节点法、示指推法等。

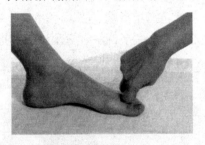

示指指间关节点法

慢性咽炎

慢性咽炎是咽黏膜的慢性炎症，以咽部不适、发干、有异物感或轻度疼痛、干咳、恶心，咽部充血呈暗红色，咽后壁可见淋巴滤泡等为主要临床表现。慢性咽炎患者，因咽部分泌物增多，故常有清嗓子、咯痰动作。

本病为常见病，多发于成年人。在城镇居民中，其发病率较高，占到咽喉科疾病的 10%～20%。

按摩部位

1. 足底部反射区：大脑、脑垂体、小脑及脑干、鼻、颈项、肺及支气管、甲状腺、甲状旁腺、肾上腺、肾、输尿管、膀胱、胃、胰、十二指肠、生殖腺。

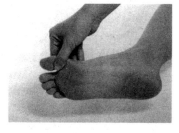

颈项

2. 足外侧反射区：生殖腺。

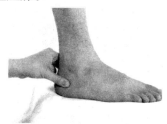

生殖腺

3. 足背部反射区：喉与气管、扁桃体、上身淋巴结、下身淋巴结、上颌、下颌。

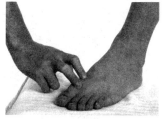

喉与气管

常用手法

1. 足底部反射区：拇指指端点法、示指指间关节点法、按法、示指关节刮法、拇指推法、擦法等。

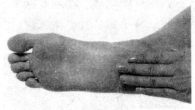

擦法

2. 足外侧反射区：示指外侧缘刮法、拇指推法、叩击法等。

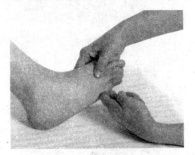

示指外侧缘刮法

3. 足背部反射区：拇指指端点法、示指指间关节点法、示指推法、拇指推法等。

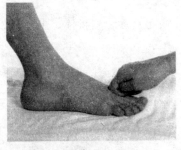

示指推法

呼吸系统疾病足疗法

咳嗽

咳嗽是人体的一种保护性反射动作，通过咳嗽可将呼吸道内的病理性分泌物和外界进入呼吸道的异物排出，但频繁地、剧烈地咳嗽则失去保护性意义，反而成为临床病症。

咳嗽是呼吸系统疾病的常见症状。有咳声而无痰咯出的称为咳；无咳声而喉中有痰，易咯出痰液的称为嗽；既有咳声又有痰液咯出的称咳嗽。咳与嗽一般难以区分，而并称为咳嗽。其主要由于外邪侵袭、脾失健运、肝火犯肺、肺脏虚弱等因素所致。

按摩部位

1. 足底部反射区：大脑、脑垂体、小脑及脑干、鼻、甲状腺、甲状旁腺、肺及支气管、肝、脾、肾上腺、肾、输尿管、膀胱、胃、胰、十二指肠、盲肠、回盲瓣、升结肠、横结肠、降结肠、乙状结肠及直肠、小肠、肛门。

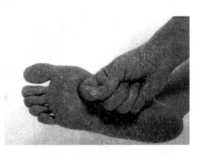

甲状腺

2. 足背部反射区：喉与气管、上身淋巴结、下身淋巴结、乳房、胸部淋巴腺、膈、扁桃体。

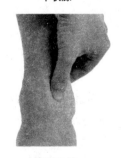

上身淋巴结

常用手法

1. 足底部反射区：拇指指端点法、示指指间关节点法、拇指关节刮法、按法、示指关节刮法、双指关节刮法、拳刮法、拇指推法、擦法、拍法等。

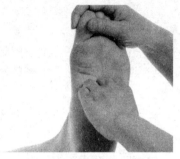

拳刮法

2. 足背部反射区：拇指指端点法、示指指间关节点法、拇指推法、分法、示指推法等。

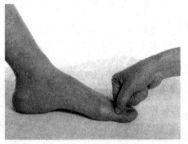

拇指指端点法

喘证

喘证以呼吸急促为临床主症，其发病与肺肾关系密切。喘证中有好多属于危急病情，须辨证精确，及时治疗。

导致喘证的原因甚多，包括外感六淫、内伤饮食、情志不畅，以及病后虚弱等因素。运用足部按摩的方法可对喘证起到一定的防治作用。

按摩部位

1. 足底部反射区：大脑、脑垂体、小脑及脑干、肺及支气管、肝、脾、肾上腺、肾、输尿管、膀胱、胃、胰、十二指肠、盲肠、回盲瓣、升结肠、横结肠、降结肠、乙状结肠及直肠、小肠、肛门。

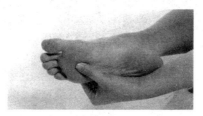

肺及支气管

2. 足背部反射区：扁桃体、喉与气管、膈、上身淋巴结、下身淋巴结、乳房、肋骨。

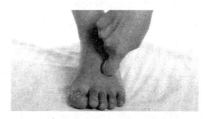

乳房

常用手法

1. 足底部反射区：拇指指端点法、示指指间关节点法、拇指关节刮法、按法、示指关节刮法、双指关节刮法、拳刮法、拇指推法、擦法、拍法等。

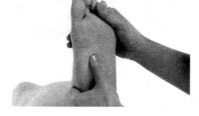

拇指推法

2. 足背部反射区：拇指指端点法、示指指间关节点法、拇指推法、分法、示指推法等。

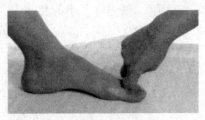

示指指间关节点法

肺痨（肺结核）

肺痨（肺结核）是一种具有传染性的慢性虚弱性疾患。临床上以咳嗽、咯血、潮热、盗汗、胸痛、形体逐渐消瘦等为特征。主要由于痨虫传染、气血虚弱等因素所致。

按摩部位

1. 足底部反射区：肺及支气管、肝、肾上腺、肾、输尿管、膀胱、胃、胰、十二指肠、盲肠、回盲瓣、升结肠、横结肠、降结肠、乙状结肠及直肠、小肠、肛门、生殖腺。

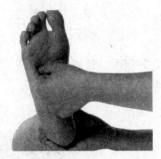

肝

2.足外侧反射区：生殖腺。

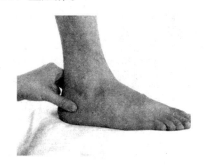

生殖腺

3.足背部反射区：扁桃体、喉与气管、乳房、上身淋巴结、下身淋巴结。

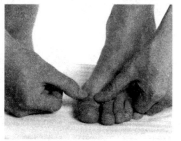

扁桃体

常用手法

1.足底部反射区：拇指指端点法、示指指间关节点法、拇指关节刮法、按法、示指关节刮法、双指关节刮法、拳刮法、拇指推法、擦法等。

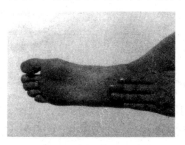

擦法

2. 足外侧反射区：示指外侧缘刮法、按法、拇指推法、叩击法等。

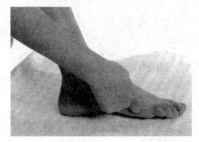

按法

3. 足背部反射区：拇指指端点法、示指指间关节点法、拇指推法、示指推法等。

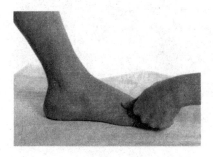

拇指推法

神经系统疾病足疗法

神经衰弱

神经衰弱是临床上常见的一种神经官能症，是指大脑由于长期精神压力和过度紧张，从而产生了精神活动能力的减弱。其主要临床特点是易于兴奋又易于疲劳，常伴有各种躯体不适感和睡眠障碍，也常表现为失眠、多梦，注意力不集中，记忆力减退，用脑稍久即觉头痛、眼花等症状。对此，足部按摩同样可以起到一定的防治作用。

按摩部位

1. 足底部反射区：额窦、大脑、脑垂体、小脑及脑干、三叉神经、腹腔神经丛、甲状腺、甲状旁腺、肝、胆囊、心、脾、肾上腺、肾、输尿管、膀胱、胃、胰、十二指肠、盲肠、回盲瓣、升结肠、横结肠、降结肠、乙状结肠及直肠、小肠、肛门、失眠点、生殖腺。

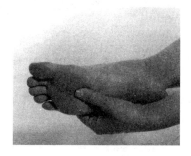

腹腔神经丛

2. 足内侧反射区：颈椎、胸椎、腰椎、骶骨、尿道及阴道。

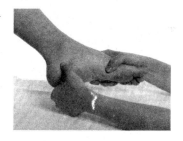

骶骨

3. 足外侧反射区：生殖腺。

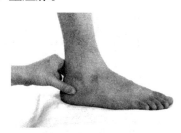

生殖腺

常用手法

1.足底部反射区：拇指指端点法、示指指间关节点法、拇指关节刮法、按法、示指关节刮法、拇指推法、拳刮法、擦法、拳面叩击法等。

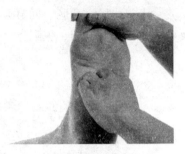

拳刮法

2.足内侧反射区：示指外侧缘刮法、按法、拇指指端点法、拇指推法等。

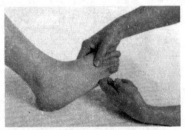

示指外侧缘刮法

3.足外侧反射区：示指外侧缘刮法、拇指推法、叩击法等。

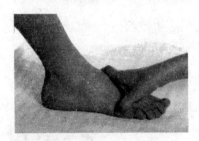

拇指推法

脑动脉硬化症

脑动脉硬化症常有如下症状：头晕、头痛、耳鸣、脑鸣、疲乏无力、嗜睡或失眠多梦、注意力不集中、记忆力减退、情绪不稳、急躁、多疑固执、喜怒无常，肢体麻木、语无伦次、反应迟钝、理解力或判断力差、计算困难、二便失禁，严重时产生动脉硬化性痴呆等，多见于 50 岁以上的人，男性多于女性，女性患者多发于绝经期之后。

按摩部位

1. 足底部反射区：额窦、大脑、脑垂体、小脑及脑干、三叉神经、颈项、耳、肺及支气管、甲状旁腺、肝、胆囊、心、脾、肾上腺、肾、输尿管、膀胱、生殖腺。

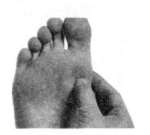

甲状旁腺

2. 足内侧反射区：颈椎、胸椎、腰椎、骶骨、尿道及阴道。

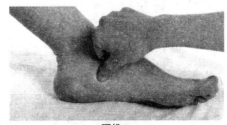

腰椎

3. 足外侧反射区：生殖腺。

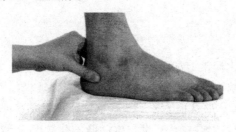

生殖腺

4. 足背部反射区：上身淋巴结、下身淋巴结、胸部淋巴腺、内耳迷路。

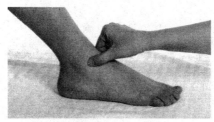

下身淋巴结

常用手法

1. 足底部反射区：拇指指端点法、示指指间关节点法、钳法、按法、示指关节刮法、拇指推法、擦法、拳面叩击法等。

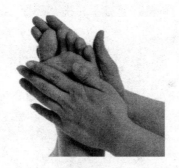

擦法

2. 足内侧反射区：示指外侧缘刮法、拇指推法。

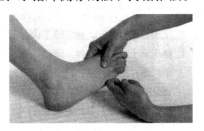

示指外侧缘刮法

3. 足外侧反射区：示指外侧缘刮法、拇指推法、叩击法等。

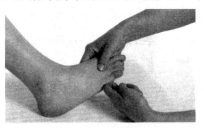

示指外侧缘刮法

4. 足背部反射区：拇指指端点法、示指指间关节点法、示指推法、拇指推法等。

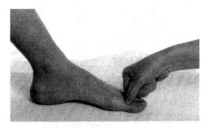

拇指指端点法

甲亢

甲亢，是甲状腺功能亢进症的简称，是由于多种病因引起的甲状腺激素分泌过多所致的一种常见的内分泌系统疾病。该病的症状可表现为神经过敏、急躁、精神紧张、思想不集中等，双手平举伸展时有手指细微震颤、腱反射亢进；食欲亢进、多食善饥、体重减轻、乏力；甲状腺肿大、突眼、目光有神；心悸、心动过速、收缩压增高、舒张压降低以及阳痿、闭经、肌肉无力或萎缩等。该病以女性患者多见，在年龄上以20～40岁最为多见。

按摩部位

1. 足底部反射区：大脑、脑垂体、小脑及脑干、三叉神经、颈项、眼、甲状腺、甲状旁腺、肝、心、脾、肾上腺、肾、输尿管、膀胱、胃、胰、十二指肠、盲肠、回盲瓣、升结肠、横结肠、降结肠、乙状结肠及直肠、小肠、肛门、生殖腺。

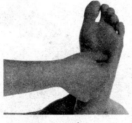

脾

2. 足内侧反射区：颈椎、尿道及阴道。

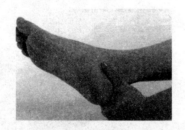

尿道及阴道

3. 足外侧反射区：生殖腺。

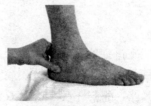

生殖腺

4. 足背部反射区：上身淋巴结、下身淋巴结、胸部淋巴腺、扁桃体。

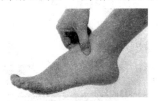

上身淋巴结

常用手法

1. 足底部反射区：拇指指端点法、示指指间关节点法、钳法、拇指关节刮法、示指关节刮法、双指关节刮法、拳刮法、拇指推法、擦法、拍法、拳面叩击法等。

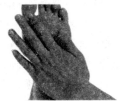

拍法

2. 足内侧反射区：拇指推法、示指外侧缘刮法。

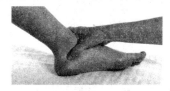

拇指推法

3. 足外侧反射区：示指外侧缘刮法、拇指推法、叩击法等。

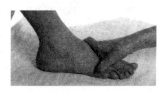

拇指推法

4.足背部反射区：拇指指端点法、示指指间关节点法、示指推法等。

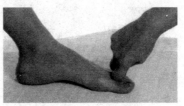

示指指间关节点法

老年痴呆

本病是一种慢性退化性疾病，以痴呆为主要表现，病理改变以大脑萎缩、变性为主。痴呆是由于大脑老化、萎缩、大脑皮质高级功能广泛损害所致的智能障碍。

早期症状为人格改变，患者变得主观、任性、顽固迁执、自私狭隘，不喜欢与人交往，情绪不稳，有时吵闹，对家人缺乏感情，甚至无故打骂家人。病情加重的时候，表现低级意向增强，当众裸体，性欲亢进。另一重要症状是记忆力障碍，以记忆力减退尤为显著，例如忘记刚刚做过的事，忘记吃过饭而又要求进餐，出门后认不得回家的路，认不出几天前见过的人等。对于该病，足部按摩可起到一定的辅助治疗作用。

按摩部位

1.足底部反射区：大脑、脑垂体、小脑及脑干、腹腔神经丛、甲状旁腺、胆囊、肾上腺、肾、输尿管、膀胱、生殖腺。

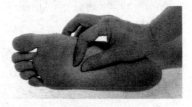

胆囊

2. 足外侧反射区：生殖腺。

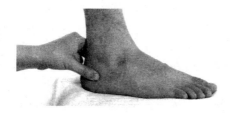

生殖腺

常用手法

1. 足底部反射区：拇指指端点法、示指指间关节点法、拇指关节刮法、示指关节刮法、拇指推法、擦法等。

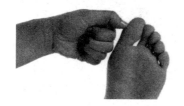

拇指指端点法

2. 足外侧反射区：示指外侧缘刮法、拇指推法、叩击法等。

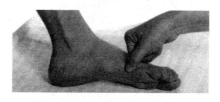

叩击法

眩晕

眩晕是目眩和头晕的总称，以眼花、视物不清和昏暗发黑为眩；以视物旋转，或如天旋地转不能站立为晕。因两者常同时并见，故称眩晕。

症状轻者闭目即止，重者如坐车船，不能站立，或伴有恶心、呕吐、汗出，甚至昏倒等症状。眩晕的发生，与脑的关系最为密切，或因各种致病因素侵犯于脑而引起，或因人体气血、精髓空虚，不能充养于脑而导致。

按摩部位

1. 足底部反射区：大脑、脑垂体、小脑及脑干、颈项、肝、胆囊、心、脾、肾、输尿管、膀胱、胃、胰、十二指肠、盲肠、回盲瓣、升结肠、横结肠、降结肠、乙状结肠及直肠、小肠、肛门、生殖腺。

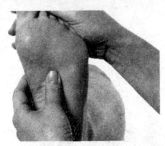

肾

2. 足外侧反射区：生殖腺。

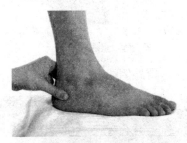

生殖腺

3. 足背部反射区：乳房、内耳迷路、肋骨。

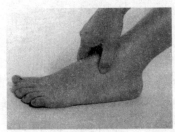

肋骨

常用手法

1. 足底部反射区：拇指指端点法、示指指间关节点法、拇指关节刮法、按法、示指关节刮法、双指关节刮法、拳刮法、拇指推法、擦法、拳面叩击法等。

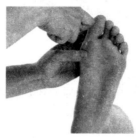

示指指间关节点法

2. 足外侧反射区：示指外侧缘刮法、按法、拇指推法、叩击法等。

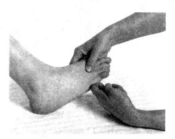

示指外侧缘刮法

3. 足背部反射区：拇指指端点法、示指指间关节点法、拇指推法、示指推法等。

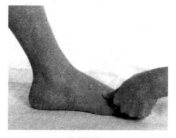

拇指推法

头痛

头痛通常是指局限于头颅上半部，包括眉弓、耳轮上缘和枕外隆突连线以上部位的疼痛。

头痛是临床上常见的自觉症状，可单独出现，亦可见于多种急慢性疾患。头痛的发病与外感风、寒、湿，内伤肝、脾、肾三脏有关。

按摩部位

1. 足底部反射区：额窦、大脑、脑垂体、小脑及脑干、三叉神经、颈项、眼、鼻、耳、甲状旁腺、甲状腺、肝、胆囊、心、肾、输尿管、膀胱、生殖。

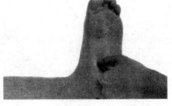

输尿管

2. 足内侧反射区：颈椎、胸椎、腰椎、骶骨、尿道及阴道。

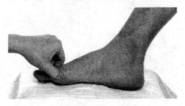

颈椎

3. 足外侧反射区：生殖腺。

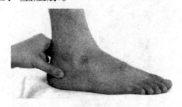

生殖腺

4. 足背部反射区：上身淋巴结、下身淋巴结、上颌、下颌。

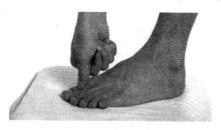

上颌

常用手法

1. 足底部反射区：拇指指端点法、示指指间关节点法、拇指关节刮法、钳法、示指关节刮法、拇指推法、擦法、拳面叩击法等。

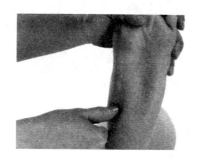

拇指关节刮法

2. 足内侧反射区：示指外侧缘刮法、拇指推法等。

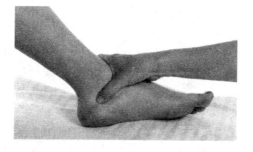

拇指推法

111

3. 足外侧反射区：示指外侧缘刮法、拇指推法、按法、叩击法等。

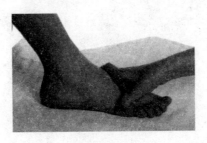

拇指推法

4. 足背部反射区：拇指指端点法、示指指间关节点法、示指关节刮法等。

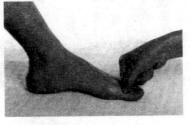

拇指指端点法

惊悸

惊悸是指病人自感心中急剧跳动、善惊易恐、坐卧不安，甚则不能自主的一种症候，常伴有失眠、健忘、眩晕、耳鸣等。其主要由于心虚胆怯、心血不足、阴虚火旺等因素所致。

按摩部位

1. 足底部反射区：大脑、小脑及脑干、脑垂体、耳、甲状旁腺、甲状腺、胆囊、心、肾上腺、肾、输尿管、膀胱、失眠点、生殖腺。

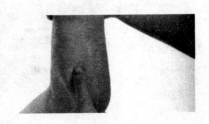

膀胱

2. 足外侧反射区：生殖腺。

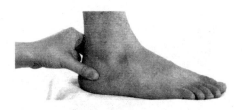

生殖腺

3. 足背部反射区：乳房、内耳迷路。

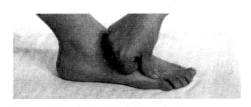

内耳迷路

常用手法

1. 足底部反射区：拇指指端点法、示指指间关节点法、拇指关节刮法、按法、示指关节刮法、拇指推法、擦法、拳面叩击法等。

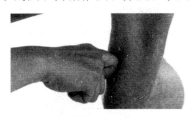

按法

2. 足外侧反射区：示指外侧缘刮法、按法、拇指推法、叩击法等。

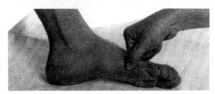

叩击法

3.足背部反射区：拇指推法、示指推法等。

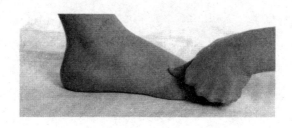

拇指推法

痫证

痫证俗称羊角风，是一种发作性神志异常的疾病。其特征为发作时精神恍惚，甚者突然昏倒，不省人事，口吐涎沫，两目上视，四肢抽搐或发出吼叫声，醒后一如常人。发作不定时，忽作忽止。其主要由于七情、饮食所伤而致。

按摩部位

1.足底部反射区：大脑、脑垂体、小脑及脑干、甲状腺、甲状旁腺、腹腔神经丛、肝、心、脾、肾、输尿管、膀胱、胃、胰、十二指肠、盲肠、回盲瓣、升结肠、横结肠、降结肠、乙状结肠及直肠、小肠、肛门、生殖腺。

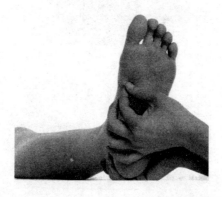

胃

2. 足外侧反射区：生殖腺。

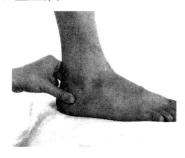

生殖腺

3. 足背部反射区：上身淋巴结、下身淋巴结。

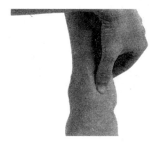

上身淋巴结

常用手法

1. 足底部反射区：拇指指端点法、示指指间关节点法、拇指关节刮法、按法、示指关节刮法、双指关节刮法、拳刮法、拇指推法、擦法、拳面叩击法等。

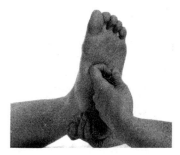

示指关节刮法

2. 足外侧反射区：示指外侧缘刮法、按法、拇指推法、叩击法等。

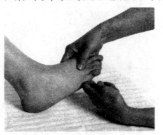

示指外侧缘刮法

3. 足背部反射区：拇指指端点法、示指指间关节点法、示指推法等。

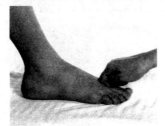

示指推法

嗜睡

嗜睡也称为"多寐"，其特征为不分昼夜时时欲睡，呼之能醒，醒后又睡的病症。其主要由于脾气不足、脾肾阳虚、痰湿阻滞、肝胆热盛、瘀血阻窍等因素所致。

按摩部位

1. 足底部反射区：大脑、脑垂体、甲状腺、甲状旁腺、腹腔神经丛、肝、胆囊、心、脾、肾、输尿管、膀胱、胃、胰、十二指肠、盲肠、回盲瓣、升结肠、横结肠、降结肠、乙状结肠及直肠、小肠、肛门、生殖腺。

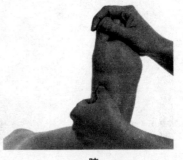

胰

2. 足外侧反射区：生殖腺。

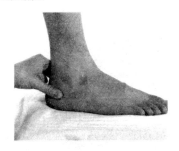

生殖腺

3. 足背部反射区：上身淋巴结、下身淋巴结、胸部淋巴腺。

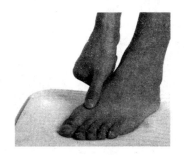

下身淋巴结

常用手法

1. 足底部反射区：拇指指端点法、示指指间关节点法、拇指关节刮法、按法、示指关节刮法、拇指推法、擦法、拳面叩击法等。

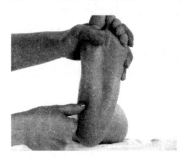

拇指关节刮法

2. 足外侧反射区：示指外侧缘刮法、按法、拇指推法、叩击法等。

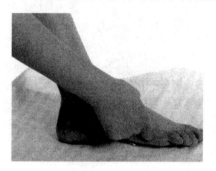

按法

3. 足背部反射区：拇指指端点法、示指指间关节点法、示指推法等。

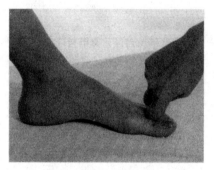

示指指间关节点法

失眠

失眠亦称不寐、不得卧、目不瞑，是指经常入睡困难或半夜醒后无法继续入睡。轻者入睡困难或在睡觉的过程中容易醒来，或者时睡时醒，重者则整夜无法入睡。形成失眠的原因很多，思虑劳倦、内伤心脾、心肾不交、阴虚火旺、肝阳扰动、胃中不和等因素均可影响心神而导致失眠。足部按摩的方法如下。

按摩部位

1. 足底部反射区：额窦、大脑、脑垂体、甲状腺、甲状旁腺、腹腔神经丛、肝、心、脾、肾、输尿管、膀胱、胃、胰、十二指肠、盲肠、回盲瓣、升结肠、横结肠、降结肠、乙状结肠及直肠、小肠、肛门、失眠点、生殖腺。

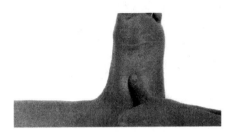

十二指肠

2. 足外侧反射区：生殖腺。

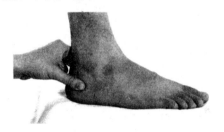

生殖腺

常用手法

1. 足底部反射区：拇指指端点法、示指指间关节点法、拇指关节刮法、按法、示指关节刮法、拇指推法、擦法、拳面叩击法等。

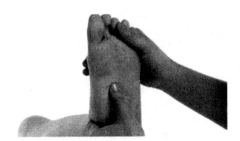

拇指推法

2. 足外侧反射区：示指外侧缘刮法、按法、拇指推法、叩击法等。

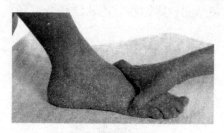

拇指推法

三叉神经痛

三叉神经痛是一种病因尚未明了的神经系统常见疾患，多发生于40岁以上的中老年人，大多数为单侧性，少数为双侧性。症状特点是三叉神经分布区出现撕裂样、通电样、切割样、针刺样或犹如拔牙样疼痛，疼痛发生急骤、剧烈，有无痛间歇期，间歇期长短不定，短者仅数秒、数分钟或数小时乃至数日，长者可达数年。本病突然发作，突然停止。每次发作持续十几秒至1~2分钟，发作时患者用手遮面、用力揣脸，呈极度痛苦的表情。常见于咀嚼运动、刷牙、洗脸、谈话时，有时简单的张嘴动作也可诱发。

按摩部位

1. 足底部反射区：额窦、大脑、脑垂体、小脑及脑干、三叉神经、颈项、眼、耳、腹腔神经丛、甲状旁腺、肾上腺、肾、输尿管、膀胱。

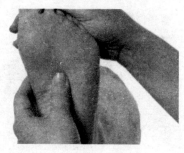

肾

2. 足内侧反射区：颈椎、胸椎、腰椎、骶骨。

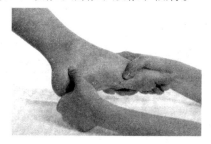

骶骨

3. 足背部反射区：上身淋巴结、下身淋巴结、内耳迷路、扁桃体、上颌、下颌。

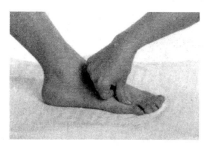

内耳迷路

常用手法

1. 足底部反射区：拇指指端点法、示指指间关节点法、拇指关节刮法、钳法、按法、示指关节刮法、拇指推法、擦法等。

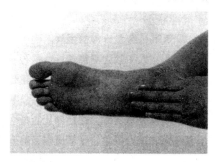

擦法

2. 足内侧反射区：拇指推法。

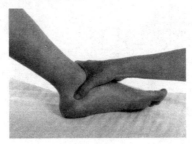

拇指推法

3. 足背部反射区：拇指指端点法、示指指间关节点法、示指关节刮法、示指推法、拇指推法等。

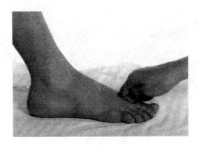

示指推法

坐骨神经痛

坐骨神经经臀部而分布于整个下肢。沿坐骨神经通路及其分布区的疼痛，称为坐骨神经痛。坐骨神经痛不是一种病，而是一种临床症状，引发原因很多，最常见的是腰椎间盘突出症，其他还有腰椎管狭窄、骨盆炎症、脊柱结核等。

按摩部位

1. 足背部反射区：坐骨神经。

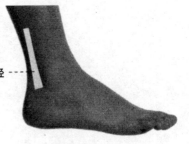

坐骨神经 ----

2. 足底部反射区：大脑、脑垂体、三叉神经、小脑及脑干、甲状旁腺、肾、输尿管、膀胱、生殖腺。

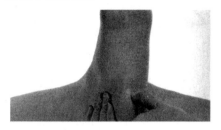

生殖腺

3. 足内侧反射区：颈椎、胸椎、腰椎、骶骨、内尾骨、内髋关节。

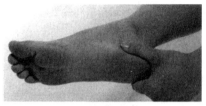

内尾骨

4. 足外侧反射区：外尾骨、外髋关节、膝关节、生殖腺。

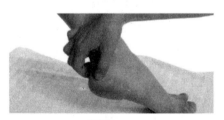

外尾骨

5. 足背部反射区：上身淋巴结、下身淋巴结。

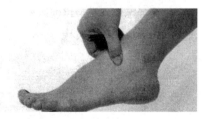

上身淋巴结

常用手法

1. 足底部反射区：拇指指端点法、示指指间关节点法、拇指关节刮法、示指关节刮法、拇指推法、擦法等。

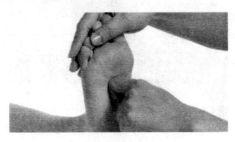

拇指指端点法

2. 足内侧反射区：示指外侧缘刮法、拇指推法。

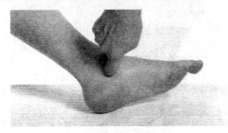

示指外侧缘刮法

3. 足外侧反射区：示指外侧缘刮法、拇指推法、示指指间关节点法、按法、叩击法等。

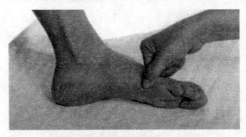

叩击法

4. 足背部反射区：拇指指端点法、示指指间关节点法等。

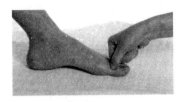

拇指指端点法

5. 足腿部反射区：拇指推法。

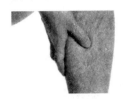

拇指推法

肋间神经痛

肋间神经痛是指循着肋间神经出现的疼痛性疾病。肋间神经痛多继发于肋间神经炎。

原发性肋间神经痛极少见，继发性者多与病毒感染、毒素刺激、机械损伤及异物压迫等有关。其疼痛性质多为刺痛或灼痛，并沿肋间神经分布。

按摩部位

1. 足底部反射区：三叉神经、斜方肌、腹腔神经丛、甲状旁腺、肾上腺、肾、输尿管、膀胱。

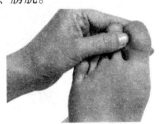

三叉神经

2. 足内侧反射区：颈椎、胸椎、腰椎、骶骨。

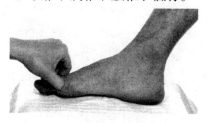

颈椎

3. 足外侧反射区：肩胛骨。

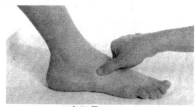

肩胛骨

4. 足背部反射区：肋骨、乳房、胸部淋巴腺、上身淋巴结、下身淋巴结。

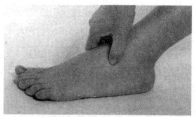

肋骨

常用手法

1. 足底部反射区：拇指指端点法、示指指间关节点法、拇指关节刮法、按法、示指关节刮法、拇指推法、擦法等。

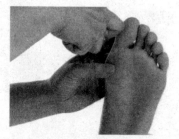

示指指间关节点法

2.足内侧反射区：拇指推法。

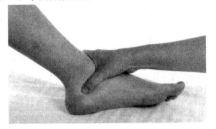

拇指推法

3.足外侧反射区：拇指推法等。

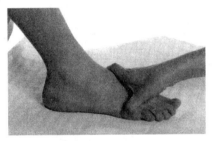

拇指推法

4.足背部反射区：拇指指端点法、示指指间关节点法、示指推法、拇指推法等。

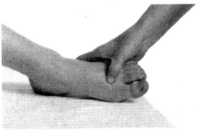

示指指间关节点法

面神经炎

面神经炎指的是茎乳突孔内面神经的急性非化脓性炎症所致的急性周围性面瘫。发病年龄以 20 ~ 40 岁最为多见，男性多于女性，多为一侧性，双侧者比较少见。临床症状通常呈急性起病，病前多有受风寒或上呼吸道感染病史，往往在早晨洗漱时发现口角漏水，或进食时食物存积于齿龈间，不能闭眼、皱眉，同侧耳后、耳内、乳突区或面部轻度疼痛，面部有木僵感及出汗减少，或病侧舌前2/3味觉障碍，或病侧泪液分泌减少，或病侧面部出汗障碍等。

面神经炎在脑神经疾患中较为多见，这与面神经管是一狭长的骨性管道的解剖结构有关，当岩骨发育异常，面神经管可能更为狭窄，这可能是面神经炎发病的内在因素。

按摩部位

1. 足底部反射区：额窦、大脑、脑垂体、小脑及脑干、三叉神经、眼、耳、肺及支气管、甲状旁腺、肾上腺、肾、输尿管、膀胱。

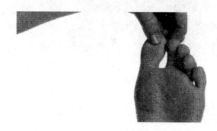

额窦

2. 足背部反射区：内耳迷路、扁桃体、上颌、下颌、上身淋巴结、下身淋巴结。

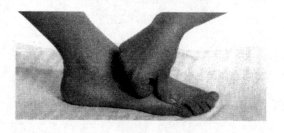

扁桃体

常用手法

1. 足底部反射区：拇指指端点法、示指指间关节点法、按法、示指关节刮法、拇指推法、擦法等。

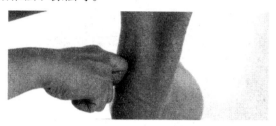

按法

2. 足背部反射区：拇指指端点法、示指指间关节点法、示指推法、拇指推法、示指关节刮法等。

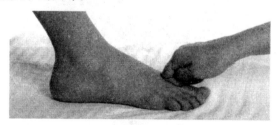

示指推法

周围神经炎

周围神经炎指的是因为中毒、感染或变态反应等引起的多数周围神经同时发病。在临床上，周围神经炎表现为多发性或单一性的周围神经麻痹、弛缓性瘫痪及自主神经功能障碍、对称性或非对称性的肢体远端感觉障碍等。该病在任何年龄都可发病。本病可急性、亚急性、慢性起病，病初四肢远端麻木或出现自发性疼痛，疼痛呈烧灼感或刀割感，也可有感觉过敏，如蚁行感等，站立或行走时足底有针刺感，还会出现四肢无力、肌肉松弛或萎缩等症状。

按摩部位

1. 足底部反射区：大脑、脑垂体、小脑及脑干、腹腔神经丛、甲状旁腺、肾上腺、肾、输尿管、膀胱、生殖腺。

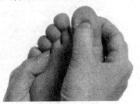

大脑

2. 足内侧反射区：颈椎、胸椎、腰椎、骶骨。

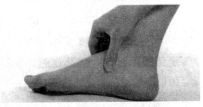

胸椎

3. 足外侧反射区：生殖腺。

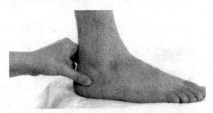

生殖腺

4. 足背部反射区：上身淋巴结、下身淋巴结、内耳迷路。

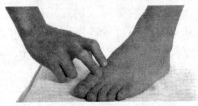

上身淋巴结

常用手法

1. 足底部反射区：拇指指端点法、示指指间关节点法、拇指关节刮法、按法、示指关节刮法、拇指推法、擦法、拳面叩击法等。

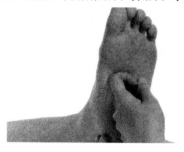

示指关节刮法

2. 足内侧反射区：拇指推法。

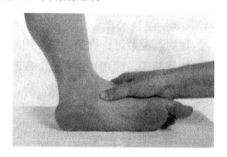

拇指推法

3. 足外侧反射区：示指外侧缘刮法、按法、拇指推法、叩击法等。

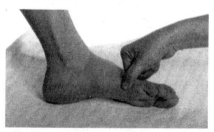

叩击法

4.足背部反射区：拇指指端点法、示指指间关节点法、示指推法、拇指推法等。

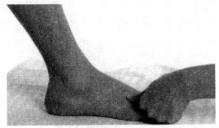

拇指推法

臂丛神经炎

到目前为止，臂丛神经炎还是一种原因不明性疾病，它主要指的是急性非损伤性臂丛神经病变，常见于成人，多在受寒、流感后急性或亚急性起病。本病从肩外侧面的酸痛开始，首先发生在颈根部及锁骨上部，迅速扩展至肩后部，数日后即传布到臂、前臂及手。往往在开始的时候疼痛呈间歇性，但不久就成为持续性，继而累及整个上肢。如上肢外展或上举可诱发疼痛。患者常取上肢屈位以减少活动，避免诱发疼痛。睡眠时只能向健侧卧，数小时至数日内，可有肌肉无力等症状产生。

按摩部位

1.足底部反射区：大脑、脑垂体、小脑及脑干、颈项、斜方肌、腹腔神经丛、甲状旁腺、肾上腺、肾、输尿管、膀胱。

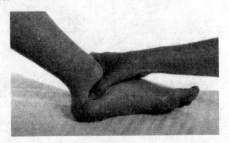

脑垂体

2. 足内侧反射区：颈椎、胸椎。

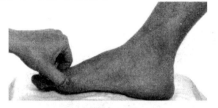

颈椎

3. 足外侧反射区：肩关节、肘关节、肩胛骨。

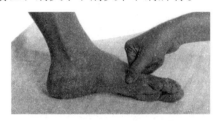

肩关节

4. 足背部反射区：上身淋巴结、下身淋巴结、内耳迷路。

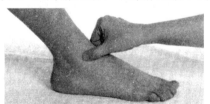

下身淋巴结

常用手法

1. 足底部反射区：拇指指端点法、示指指间关节点法、拇指关节刮法、钳法、按法、示指关节刮法、拇指推法、擦法等。

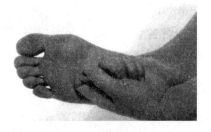

钳法

2. 足内侧反射区：拇指推法。

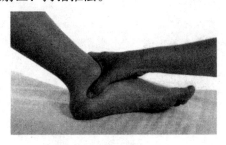

拇指推法

3. 足外侧反射区：按法、拇指指端点法、拇指推法等。

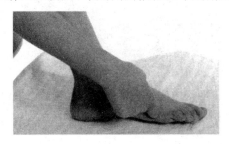

按法

4. 足背部反射区：拇指指端点法、示指指间关节点法、示指推法、拇指推法等。

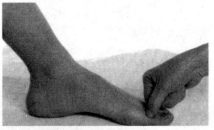

拇指指端点法

脊髓空洞症

脊髓空洞症大多是由于先天性发育异常所引起的一种缓慢进展的脊髓退行性病变，病理特征为脊髓内形成管状空腔，并引起一系列临床表现并缓慢进行的脊髓病变。

　　本病起病缓慢，以青年人多见。患有该病后，首先会出现一侧或双侧上肢对称性的节段性痛觉、温觉减退或消失而触觉存在的症状；当累及脊髓前角细胞时，则出现患肢无力、肌肉萎缩和肌束颤动；当累及侧角细胞时，可使患肢出汗异常，皮肤、指甲过度角化等；当病变累及延髓的时候就会出现由口、鼻呈同心圆型扩展的痛觉、温觉障碍及咽瘫、舌瘫。中医经络学认为，可通过足部按摩的方法对脊髓空洞症起到一定的防治作用。

按摩部位

　　1.足底部反射区：大脑、脑垂体、小脑及脑干、腹腔神经丛、甲状旁腺、肾上腺、肾、输尿管、膀胱、生殖腺。

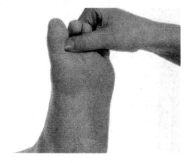

小脑及脑干

　　2.足内侧反射区：颈椎、胸椎、腰椎、骶骨。

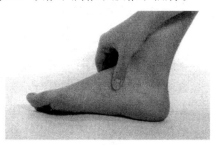

胸椎

3.足外侧反射区：生殖腺。

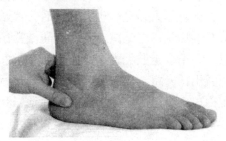

生殖腺

4.足背部反射区：上身淋巴结、下身淋巴结、肋骨、内耳迷路。

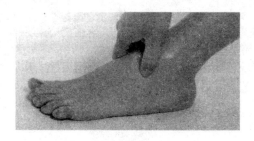

肋骨

常用手法

1.足底部反射区：拇指指端点法、示指指间关节点法、拇指关节刮法、按法、示指关节刮法、拇指推法、擦法、拳面叩击法等。

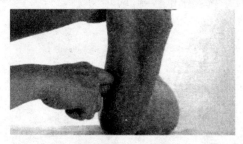

按法

2. 足内侧反射区：拇指推法。

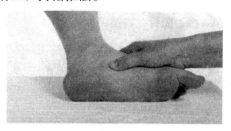

拇指推法

3. 足外侧反射区：示指外侧缘刮法、按法、拇指推法、叩击法等。

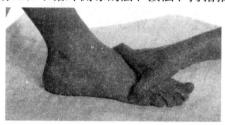

拇指推法

4. 足背部反射区：拇指指端点法、示指指间关节点法、示指推法、拇指推法等。

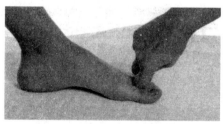

示指指间关节点法

震颤麻痹

震颤麻痹也称帕金森氏病，是以肌张力增强和震颤为特征的锥体外系病变。震颤麻痹发病年龄多在 40 岁以上，男多于女。其基本症状包括震颤、肌强直、运动减少或运动消失以及位置和平衡紊乱。继发或伴发症状有发音障碍、痴呆、抑郁症、口涎过多等。

按摩部位

1. 足底部反射区：大脑、脑垂体、小脑及脑干、三叉神经、颈项、肺及支气管、甲状腺、甲状旁腺、腹腔神经丛、肝、胆囊、心、脾、肾上腺、肾、输尿管、膀胱、生殖腺。

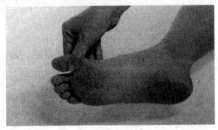

颈项

2. 足内侧反射区：颈椎、胸椎、腰椎、骶骨、内髋关节。

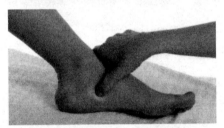

腰椎

3. 足外侧反射区：肩胛骨、肩关节、肘关节、膝、外髋关节、生殖腺。

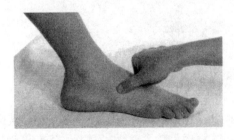

肩胛骨

4.足背部反射区：上身淋巴结、下身淋巴结、内耳迷路。

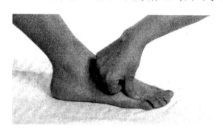

内耳迷路

常用手法

1.足底部反射区：拇指指端点法、示指指间关节点法、拇指关节刮法、钳法、按法、示指关节刮法、拇指推法、擦法、拳面叩击法等。

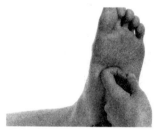

示指关节刮法

2.足内侧反射区：示指外侧缘刮法、按法、拇指指端点法、拇指推法。

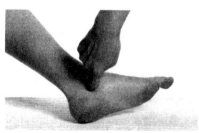

示指外侧缘刮法

3. 足外侧反射区：示指外侧缘刮法、按法、拇指指端点法、拇指推法、叩击法等。

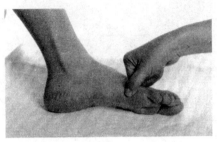

叩击法

4. 足背部反射区：拇指指端点法、示指指间关节点法、示指推法、拇指推法等。

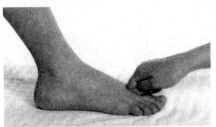

示指推法

第四篇　足底疗法治百病（中）

消化系统疾病足疗法

吐酸

凡酸水由胃中上泛，若随即咽下者，称为吞酸；不咽下而吐出者，则称吐酸。一般地说，吐酸是泛吐酸水的症状，常与胃痛兼见，但亦可单独出现。本病多由肝火内郁，胃气不和而发；亦可因脾胃虚寒，不能运化而成。足部按摩可适当缓解吐酸症状。

按摩部位

1. 足底部反射区：小脑及脑干、腹腔神经丛、肝、胆囊、心、脾、肾、输尿管、膀胱、胃、胰、十二指肠、盲肠、回盲瓣、升结肠、横结肠、降结肠、乙状结肠及直肠、小肠、肛门。

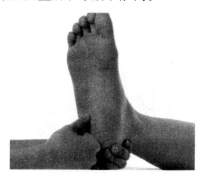

盲肠

2. 足背部反射区：上身淋巴结、下身淋巴结、膈。

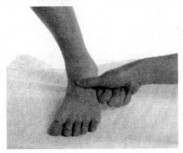

膈

常用手法

1. 足底部反射区：拇指指端点法、示指指间关节点法、拇指关节刮法、示指关节刮法、双指关节刮法、拳刮法、拇指推法、擦法、拍法等。

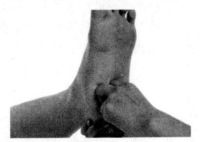

双指关节刮法

2. 足背部反射区：拇指指端点法、示指指间关节点法、分法等。

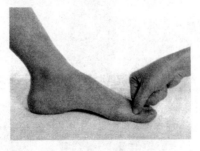

拇指指端点法

反胃

反胃又称胃反、翻胃，其是以食后脘腹闷胀、宿食不化、朝食暮吐、暮食朝吐为主要临床表现的病症。多由饮食不节、酒色所伤，或长期忧思郁怒，使脾胃功能受损，以致气滞、血瘀、痰凝而成。

按摩部位

1.足底部反射区：小脑及脑干、腹腔神经丛、肝、胆囊、心、脾、肾、输尿管、膀胱、胃、胰、十二指肠、盲肠、回盲瓣、升结肠、横结肠、降结肠、乙状结肠及直肠、小肠、肛门。

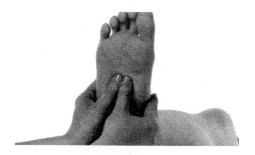

腹腔神经丛

2.足背部反射区：上身淋巴结、下身淋巴结、膈。

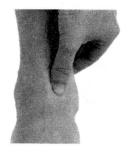

上身淋巴结

常用手法

1.足底部反射区：拇指指端点法、示指指间关节点法、拇指关节刮法、示指关节刮法、双指关节刮法、拳刮法、拇指推法、擦法、拍法等。

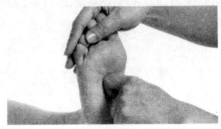

拳刮法

2.足背部反射区：拇指指端点法、示指指间关节点法、分法等。

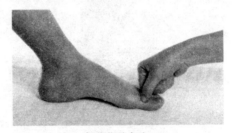

拇指指端点法

呃逆

呃逆以气逆上冲，喉间呃呃连声，声短而频，令人不能自制为主症。它可单独发生，又常继发于多种急慢性疾病。呃逆常在受凉，进食过急、过快、过烫、过冷的情况下突然发生，进食辛辣食物尤易引起。对于呃逆病人的治疗，首先是稳定情绪，不要紧张，或采取精神转移法：告诉病人一件事或引导病人回忆一个问题，或突然给呃逆的病人一个惊吓的动作，目的是转移病人的注意力。另外，也可以通过足部按摩的方式减轻呃逆症状。

按摩部位

1. 足底部反射区：大脑、小脑及脑干、腹腔神经丛、肝、胆囊、脾、心、肾、输尿管、膀胱、胃、胰、十二指肠、生殖腺。

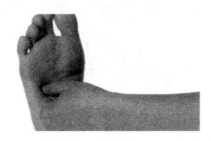

肝

2. 足外侧反射区：生殖腺。

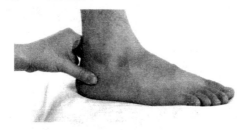

生殖腺

3. 足背部反射区：上身淋巴结、下身淋巴结、膈、喉与气管。

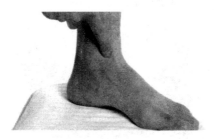

下身淋巴结

常用手法

1. 足底部反射区：拇指指端点法、示指指间关节点法、拇指关节刮法、按法、示指关节刮法、拇指推法、擦法、拳面叩击法等。

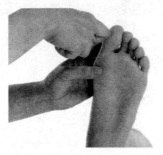

示指指间关节点法

2. 足外侧反射区：示指外侧缘刮法、按法、拇指推法、叩击法等。

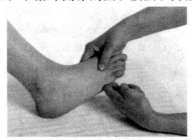

示指外侧缘刮法

3. 足背部反射区：拇指指端点法、示指指间关节点法、分法、示指推法等。

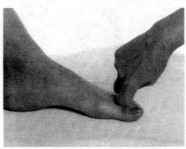

示指指间关节点法

呕吐

呕吐又称"呕恶"，有声无物为呕，有物无声为吐，两者多同时出现，合称呕吐。呕吐是胃内容物反入食管，经口吐出的一种反射动作。呕吐可将咽入胃内的有害物质吐出，是机体的一种防御反射，有一定的保护作用，但大多数并非由此引起，且频繁而剧烈地呕吐可引起脱水、电解质紊乱等并发症。如果发生呕吐，不妨试试足部按摩的方法。

按摩部位

1. 足底部反射区：大脑、脑垂体、小脑及脑干、腹腔神经丛、肝、胆囊、脾、肾、输尿管、膀胱、胃、胰、十二指肠、盲肠、回盲瓣、升结肠、横结肠、降结肠、乙状结肠及直肠、小肠、肛门。

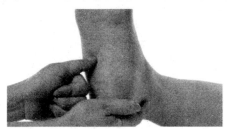

升结肠

2. 足背部反射区：膈。

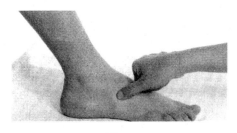

膈

常用手法

1. 足底部反射区：拇指指端点法、示指指间关节点法、拇指关节刮法、示指关节刮法、双指关节刮法、拳刮法、拇指推法、擦法、拍法等。

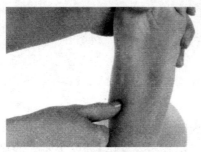

拇指关节刮法

2. 足背部反射区：双拇指分推法。

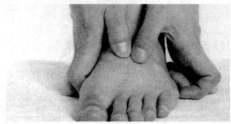

双拇指分推法

泄泻

泄泻是以大便次数增多，粪便稀薄，或完谷不化，或泻下如水样大便为主症的疾病。主要由于湿盛与脾胃功能失调，而致清浊不分，水谷混杂，并走肠间而成。该病一年四季均可发生，但以夏秋两季较为多见。

按摩部位

1. 足底部反射区：腹腔神经丛、脾、肾、输尿管、膀胱、胃、胰、十二指肠、盲肠、回盲瓣、升结肠、横结肠、降结肠、乙状结肠及直肠、小肠、肛门、生殖腺。

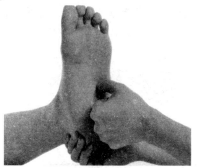

横结肠

2. 足外侧反射区：下腹部、生殖腺。

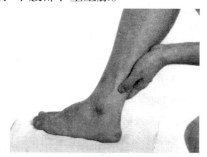

下腹部

3. 足背部反射区：腹股沟管、上身淋巴结、下身淋巴结、膈、胸部淋巴腺。

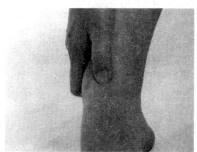

腹股沟管

常用手法

1. 足底部反射区：拇指指端点法、示指指间关节点法、拇指关节刮法、按法、示指关节刮法、拇指推法、擦法、拳面叩击法等。

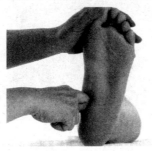

按法

2. 足外侧反射区：示指外侧缘刮法、按法、拇指推法、叩击法等。

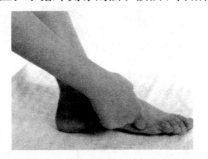

按法

3. 足背部反射区：拇指指端点法、示指指间关节点法、分法、示指推法等。

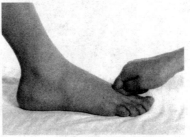

示指推法

慢性腹泻

持续腹泻超过两个月，就可称为慢性腹泻。慢性腹泻以排便次数增多，粪便稀薄为主要临床表现，它也是临床消化系统疾病中的常见疾病。

按摩部位

1.足底部反射区：腹腔神经丛、肾、输尿管、膀胱、胃、胰、十二指肠、盲肠、回盲瓣、升结肠、横结肠、降结肠、乙状结肠及直肠、小肠、肛门、生殖腺。

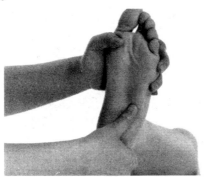

降结肠

2.足外侧反射区：下腹部、生殖腺。

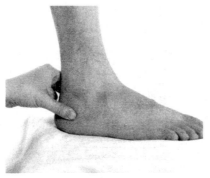

生殖腺

3. 足背部反射区：腹股沟管、上身淋巴结、下身淋巴结。

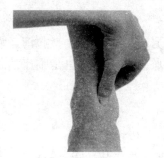

上身淋巴结

常用手法

1. 足底部反射区：拇指指端点法、示指指间关节点法、示指关节刮法、双指关节刮法、拳刮法、拇指推法、擦法、拍法、拳面叩击法等。

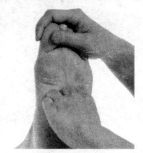

拳刮法

2. 足外侧反射区：拇指推法、示指外侧缘刮法、按法、揉法、中指叩击法、撮指叩击法等。

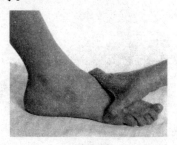

拇指推法

3. 足背部反射区：拇指指端点法、示指指间关节点法等。

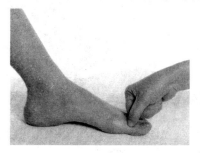

拇指指端点法

腹痛

　　腹痛泛指胃脘以下、耻骨毛际以上部位发生疼痛的症状。腹痛是指由于各种原因引起的腹腔内外脏器的病变，而表现为腹部的疼痛。腹痛可分为急性与慢性两类。有关脏腑、经脉受外邪侵袭，或内有所伤以致气血运行受阻，或气血不能温养，均可产生腹痛。

按摩部位

　　1. 足底部反射区：腹腔神经丛、肾、输尿管、膀胱、胃、胰、十二指肠、盲肠、回盲瓣、升结肠、横结肠、降结肠、乙状结肠及直肠、小肠、肛门、生殖腺。

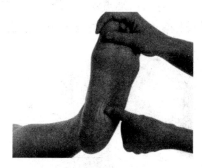

乙状结肠及直肠

2. 足外侧反射区：下腹部、生殖腺。

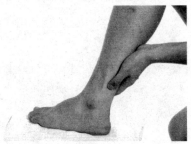

下腹部

3. 足背部反射区：上身淋巴结、下身淋巴结。

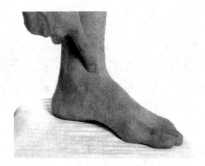

下身淋巴结

常用手法

1. 足底部反射区：拇指指端点法、示指指间关节点法、拇指关节刮法、按法、示指关节刮法、拇指推法、擦法、拍法、拳面叩击法等。

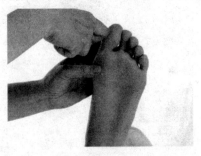

示指指间关节点法

2. 足外侧反射区：示指外侧缘刮法、按法、拇指推法、叩击法等。

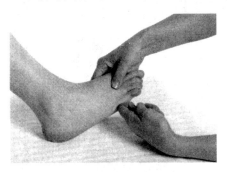

示指外侧缘刮法

3. 足背部反射区：拇指指端点法、示指指间关节点法等。

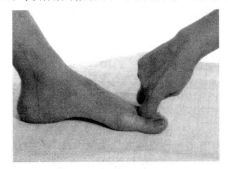

示指指间关节点法

便秘

便秘是指排便间隔时间延长，或者大便坚硬，或有便意而排便时艰涩难下。之所以产生便秘，主要由于大肠传导功能失常，粪便在肠道停留过久，水分被吸收，从而粪便过于干燥、坚硬所致；或因体虚推动无力，大便虽不干燥但排出不畅。对于便秘，同样可以采取足部按摩的方法。

按摩部位

1. 足底部反射区：大脑、脑垂体、小脑及脑干、腹腔神经丛、甲状旁腺、肾上腺、肾、输尿管、膀胱、胃、胰、十二指肠、盲肠、回盲瓣、升结肠、横结肠、降结肠、乙状结肠及直肠、小肠、肛门。

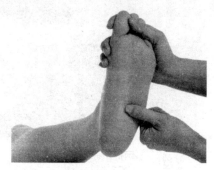

小肠

2. 足内侧反射区：颈椎、胸椎、腰椎、骶骨。

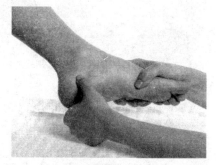

骶骨

3. 足背部反射区：腹股沟管、上身淋巴结、下身淋巴结。

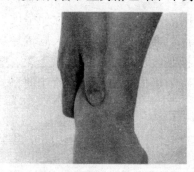

腹股沟管

常用手法

1. 足底部反射区：拇指指端点法、示指指间关节点法、拇指关节刮法、示指关节刮法、双指关节刮法、拳刮法、拇指推法、擦法、拍法等。

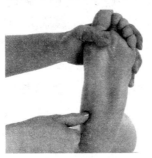

拇指关节刮法

2. 足内侧反射区：拇指推法。

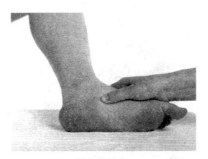

拇指推法

3. 足背部反射区：拇指指端点法、示指指间关节点法等。

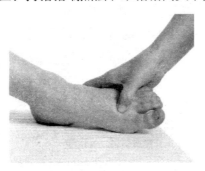

拇指指端点法

肝硬化

肝硬化是一种常见的慢性肝病,可由一种或多种原因引起肝脏损害,肝脏呈进行性、弥漫性、纤维性病变。肝硬化具有如下特征:起病慢,病程长,早期可出现食欲不振、恶心、上腹胀满、体重减轻、疲倦乏力、腹痛,以及皮肤黏膜、牙龈、鼻腔、口腔出血、蜘蛛痣。晚期可见腹胀和神经、精神症状,如兴奋、木呆、嗜睡或狂躁等。体征可见色素沉着、黄疸、发热、静脉怒张、腹水、胸水、脾肿大等。对此病症,足部按摩可以有效缓解患者痛苦。

按摩部位

1.足底部反射区:大脑、脑垂体、小脑及脑干、三叉神经、腹腔神经丛、肝、胆囊、脾、甲状腺、甲状旁腺、肾上腺、肾、输尿管、膀胱、胃、胰、十二指肠、盲肠、回盲瓣、升结肠、横结肠、降结肠、乙状结肠及直肠、小肠、肛门、生殖腺。

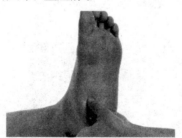

肛门

2.足内侧反射区:颈椎、胸椎、腰椎、骶骨。

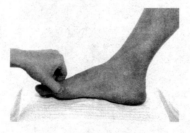

颈椎

3. 足外侧反射区：生殖腺。

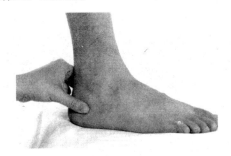

生殖腺

4. 足背部反射区：上身淋巴结、下身淋巴结、胸部淋巴腺、肋骨。

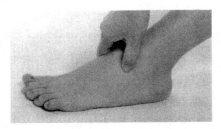

肋骨

常用手法

1. 足底部反射区：拇指指端点法、示指指间关节点法、拇指关节刮法、示指关节刮法、双指关节刮法、拳刮法、拇指推法、擦法、拍法等。

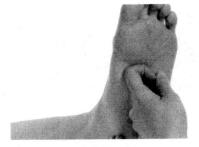

示指关节刮法

2. 足内侧反射区：拇指推法。

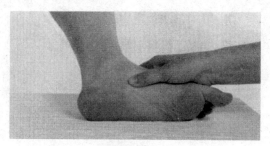

拇指推法

3. 足外侧反射区：示指外侧缘刮法、拇指推法、叩击法等。

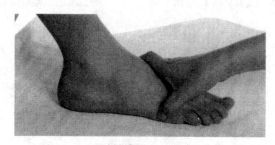

拇指推法

4. 足背部反射区：拇指指端点法、示指指间关节点法、示指外侧缘刮法、示指推法、拇指推法等。

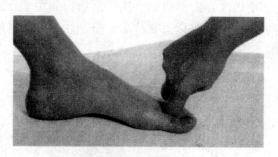

示指指间关节点法

消化性溃疡

消化性溃疡主要指发生于胃和十二指肠的慢性溃疡，是一种常见病和多发病。临床以慢性反复发作性上腹部疼痛为特点。主要症状为反复发作的中上腹疼痛，呈周期性、节律性，与饮食有关，可伴泛酸、嘈杂感、暖气、反胃、恶心、呕吐，严重者可有吐血、便血、穿孔、幽门梗阻、癌变等并发症。

按摩部位

1.足底部反射区：甲状旁腺、腹腔神经丛、脾、肝、胆囊、肾上腺、肾、输尿管、膀胱、胃、胰、十二指肠、盲肠、回盲瓣、升结肠、横结肠、降结肠、乙状结肠及直肠、小肠、肛门。

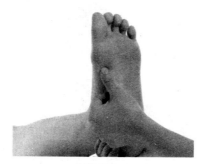

甲状旁腺

2.足内侧反射区：胸椎、腰椎。

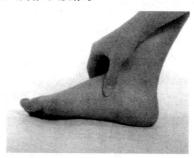

胸椎

3. 足背部反射区：上身淋巴结、下身淋巴结、膈。

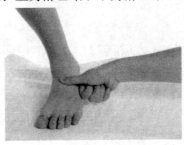

膈

常用手法

1. 足底部反射区：拇指指端点法、示指指间关节点法、拇指关节刮法、示指关节刮法、双指关节刮法、拳刮法、拇指推法、擦法、拍法等。

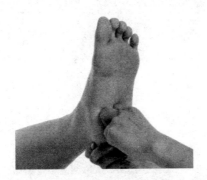

双指关节刮法

2. 足内侧反射区：拇指推法。

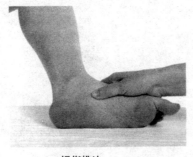

拇指推法

3. 足背部反射区：拇指指端点法、示指指间关节点法、分法等。

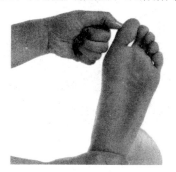

拇指指端点法

胃肠神经官能症

胃肠神经官能症又称胃肠道功能紊乱，是一组胃肠综合征。胃肠神经官能症是由于高级神经功能紊乱所引起的胃肠机能障碍。临床表现胃部症状多有呕吐、恶心、厌食、反酸、嗳气、食后饱胀、上腹不适或疼痛。肠道症状多有腹痛不适以及肠鸣、腹泻或便秘。但常伴有失眠、焦虑、精神涣散、神经失常、头痛等其他症状。该病多见于青壮年，且女性高于男性。

按摩部位

1. 足底部反射区：大脑、脑垂体、小脑及脑干、腹腔神经丛、脾、肝、胆囊、肾上腺、肾、输尿管、膀胱、胃、胰、十二指肠、盲肠、回盲瓣、升结肠、横结肠、降结肠、乙状结肠及直肠、小肠、肛门。

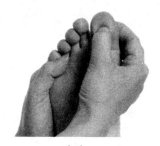

大脑

2. 足内侧反射区：胸椎、腰椎。

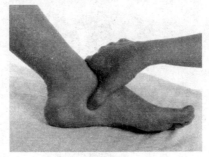

腰椎

3. 足背部反射区：上身淋巴结、下身淋巴结、膈。

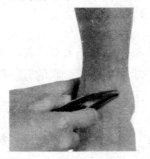

上身淋巴结

常用手法

1. 足底部反射区：拇指指端点法、示指指间关节点法、拇指关节刮法、示指关节刮法、双指关节刮法、拳刮法、拇指推法、擦法、拍法等。

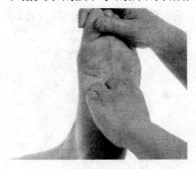

拳刮法

2. 足内侧反射区：拇指推法。

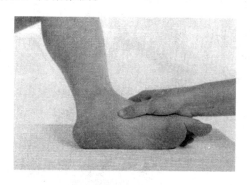

拇指推法

3. 足背部反射区：拇指指端点法、示指指间关节点法、分法等。

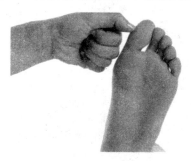

拇指指端点法

溃疡性结肠炎

　　本病又称慢性非特异性溃疡性结肠炎，是以结肠黏膜广泛溃疡为特征的结肠炎症。溃疡性结肠炎的病因至今仍不明，虽有多种学说，但目前还没有肯定的结论。本病起病可急可缓，症状轻重不一。主要症状为腹泻、腹痛，可伴有食欲减退、上腹饱胀、恶心呕吐及消瘦、贫血、脱水、急性期发热等全身症状。该病可发生于任何年龄，但以青壮年为多。如果有上述症状发生，可适当采取足部按摩进行缓解。

按摩部位

1. 足底部反射区：腹腔神经丛、肾上腺、肾、输尿管、膀胱、胃、胰、十二指肠、盲肠、回盲瓣、升结肠、横结肠、降结肠、乙状结肠及直肠、小肠、肛门。

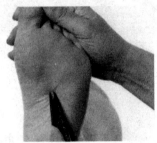

肾上腺

2. 足内侧反射区：胸椎、腰椎、骶骨、直肠及肛门。

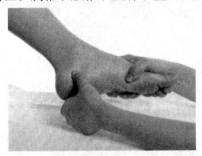

骶骨

3. 足外侧反射区：下腹部。

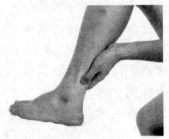

下腹部

常用手法

1. 足底部反射区：拇指指端点法、示指指间关节点法、示指关节刮法、双指关节刮法、拳刮法、拇指推法、擦法、拍法等。

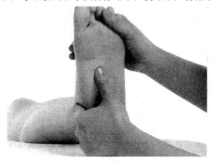

拇指推法

2. 足内侧反射区：按法、揉法、拇指推法。

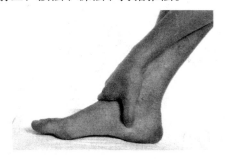

按法

3. 足外侧反射区：按法、揉法、拇指推法。

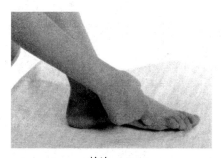

按法

慢性胆囊炎

慢性胆囊炎是胆囊的慢性炎症性病变，属于胆囊纤维组织增生及慢性炎性细胞浸润性疾病，是最常见的胆囊疾病。临床表现为上腹或右上腹不适感，持续性钝痛或右肩胛区疼痛、腹胀、胃灼热、暖气、反酸和恶心等，在进食油煎或脂肪类食物后可加剧，也可有餐后发作的胆绞痛。

按摩部位

1. 足底部反射区：大脑、脑垂体、腹腔神经丛、甲状腺、甲状旁腺、肝、胆囊、肾上腺、肾、输尿管、膀胱、胃、胰、十二指肠、盲肠、回盲瓣、升结肠、横结肠、降结肠、乙状结肠及直肠、小肠、肛门。

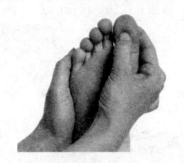

脑垂体

2. 足内侧反射区：颈椎、胸椎、腰椎、骶骨。

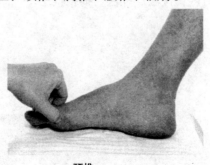

颈椎

3. 足背部反射区：上身淋巴结、下身淋巴结、肋骨、膈。

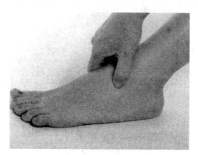

肋骨

常用手法

1. 足底部反射区：拇指指端点法、示指指间关节点法、拇指关节刮法、示指关节刮法、双指关节刮法、拳刮法、拇指推法、擦法、拍法等。

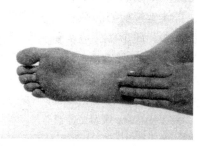

擦法

2. 足内侧反射区：拇指推法。

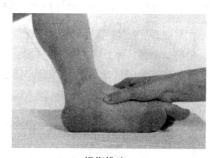

拇指推法

3. 足背部反射区：拇指指端点法、示指指间关节点法、分法等。

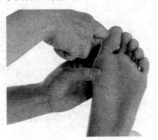

示指指间关节点法

慢性胰腺炎

胰腺炎是胰腺因胰蛋白酶的自身消化作用而引起的疾病，可分为急性及慢性两种。慢性胰腺炎是指胰腺组织出现反复发作性或持续性炎性病变。早期仅见上腹部不适、食欲不振、阵发性上腹部痛，可放射到上腰部，食后加重，身体坐位前屈时减轻。疼痛加剧且成持续性，常伴有恶心、呕吐、脂肪泻（大便量多，色灰黄，有奇臭，含大量脂肪）或有持续性、间歇性黄疸，发热或伴呕血，久病以后可有消瘦、衰弱及营养不良。本病男性发病多于女性。对于慢性胰腺炎的治疗，除了药物之外，还可采取足部按摩予以配合。

按摩部位

1. 足底部反射区：腹腔神经丛、脾、肝、胆囊、肾上腺、肾、输尿管、膀胱、胃、胰、十二指肠、盲肠、回盲瓣、升结肠、横结肠、降结肠、乙状结肠及直肠、小肠、肛门。

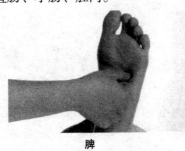

脾

2. 足内侧反射区：胸椎、腰椎。

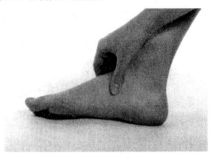

胸椎

3. 足背部反射区：上身淋巴结、下身淋巴结、膈。

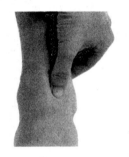

上身淋巴结

常用手法

1. 足底部反射区：拇指指端点法、示指指间关节点法、示指关节刮法、双指关节刮法、拳刮法、拇指推法、擦法、拍法等。

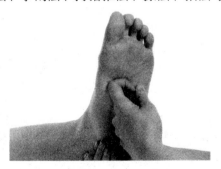

示指关节刮法

2. 足内侧反射区：拇指推法。

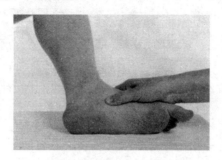

拇指推法

3. 足背部反射区：拇指指端点法、示指指间关节点法、分法等。

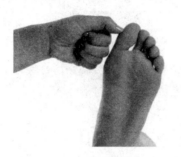

拇指指端点法

胁痛

胁痛是以胁肋部一侧或两侧疼痛为主要表现的病症，主要是由于肝胆的疾病所致，多因肝气郁结、瘀血、痰火等引起。发生胁痛后，可进行足部按摩来进行缓解。

按摩部位

1. 足底部反射区：腹腔神经丛、肝、胆囊、肾、输尿管、膀胱、胃、胰、十二指肠、盲肠、回盲瓣、升结肠、横结肠、降结肠、乙状结肠及直肠、小肠、肛门。

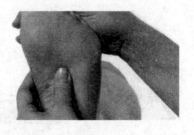

肾

2. 足背部反射区：肋骨、上身淋巴结、下身淋巴结、膈。

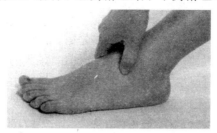

肋骨

常用手法

1. 足底部反射区：拇指指端点法、示指指间关节点法、拇指关节刮法、按法、示指关节刮法、双指关节刮法、拳刮法、拇指推法、擦法、拍法等。

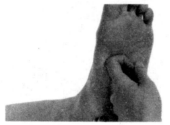

双指关节刮法

2. 足背部反射区：拇指指端点法、示指指间关节点法、分法等。

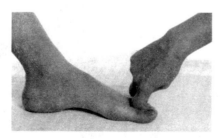

示指指间关节点法

鼓胀

鼓胀是以腹胀大，皮色苍黄，脉络暴露，四肢瘦削为特征的一种病症。由于患者腹部鼓胀如鼓，因此称为鼓胀。鼓胀的原因主要由于肝、脾、肾三脏受病，气、血、水等瘀滞于腹内而导致的。

按摩部位

1. 足底部反射区：腹腔神经丛、肝、胆囊、脾、肾、输尿管、膀胱、胃、胰、十二指肠、盲肠、回盲瓣、升结肠、横结肠、降结肠、乙状结肠及直肠、小肠、肛门、生殖腺。

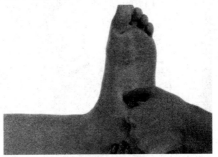

输尿管

2. 足外侧反射区：下腹部、生殖腺。

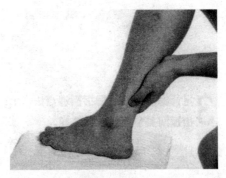

下腹部

3. 足背部反射区：上身淋巴结、下身淋巴结、膈。

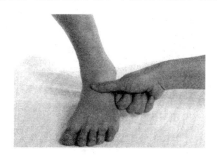

膈

常用手法

1. 足底部反射区：拇指指端点法、示指指间关节点法、拇指关节刮法、按法、示指关节刮法、双指关节刮法、拳刮法、拇指推法、擦法、拍法、拳面叩击法等。

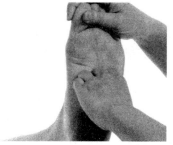

拳刮法

2. 足外侧反射区：示指外侧缘刮法、按法、拇指推法、叩击法等。

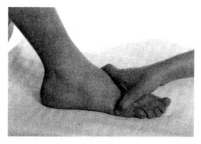

拇指推法

3.足背部反射区：拇指指端点法、示指指间关节点法、分法等。

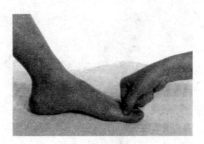

拇指指端点法

心血管系统疾病足疗法

肥胖症

肥胖症又称肥胖病。当前肥胖已经成为了全世界的公共卫生问题，国际肥胖特别工作组指出，肥胖将成为新世纪威胁人类健康和生活满意度的最大杀手。关于是否肥胖的标准，有这样一个判断的公式：成人标准体重（千克）＝［身高（厘米）–100］×0.9。实测体重超过标准体重10%～19%为超重；超过20%为肥胖；超过20%～30%为轻度肥胖；超过30%～50%为中度肥胖；超过50%者为重度肥胖。肥胖的临床常表现为容易有疲乏无力感，同时伴有气短、嗜睡，而且容易发生心脏扩大、心力衰竭，或出现食欲亢进，容易饥饿，或闭经、阳痿、不育等症状。

按摩部位

1.足底部反射区：脑垂体、心、脾、甲状腺、甲状旁腺、肾上腺、肾、输尿管、膀胱、胃、胰、十二指肠、盲肠、回盲瓣、升结肠、横结肠、降结肠、乙状结肠及直肠、小肠、肛门、生殖腺。

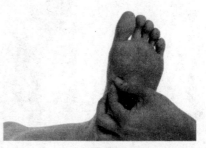

胃

2. 足内侧反射区：颈椎、胸椎、腰椎、骶骨、尿道及阴道、前列腺或子宫。

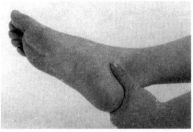

尿道及阴道

3. 足外侧反射区：生殖腺。

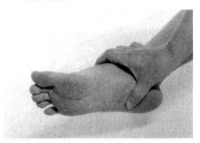

生殖腺

4. 足背部反射区：上身淋巴结、下身淋巴结、胸部淋巴腺。

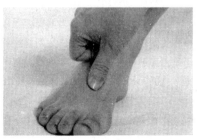

胸部淋巴腺

常用手法

1. 足底部反射区：拇指指端点法、示指指间关节点法、拇指关节刮法、示指关节刮法、双指关节刮法、拳刮法、拇指推法、擦法、拍法、拳面叩击法等。

2. 足内侧反射区：拇指推法、示指外侧缘刮法、叩击法。

3. 足外侧反射区：示指外侧缘刮法、拇指推法、叩击法等。

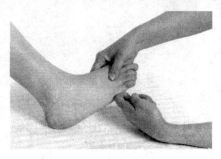

示指外侧缘刮法

4. 足背部反射区：拇指指端点法、示指指间关节点法、示指推法、拇指推法等。

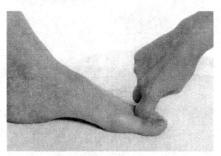

示指指间关节点法

糖尿病

糖尿病是由于胰岛素不足或胰岛素的细胞代谢作用缺陷所引起的葡萄糖、蛋白质及脂质代谢紊乱的一种综合征。其主要特点是高血糖及糖尿。临床表现早期无症状，发展到症状期临床上可出现多尿、多饮、多食、疲乏、消瘦等症候群，严重时发生酮症酸中毒。常见的并发症及伴随症有急性感染、肺结核、动脉粥样硬化、肾和视网膜等微血管病变等。各年龄段均可患病，发病高峰一般在 50 ~ 70 岁。

按摩部位

1.足底部反射区：脑垂体、腹腔神经丛、肝、心、甲状腺、甲状旁腺、肾上腺、肾、输尿管、膀胱、胃、胰、十二指肠、盲肠、回盲瓣、升结肠、横结肠、降结肠、乙状结肠及直肠、小肠、肛门、生殖腺。

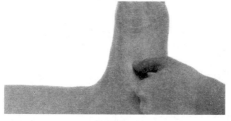

输尿管

2.腿部反射区：坐骨神经。

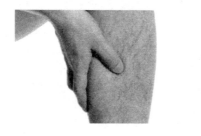

坐骨神经

3.足外侧反射区：生殖腺。

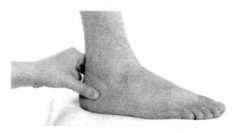

生殖腺

4.足背部反射区：上身淋巴结、下身淋巴结。

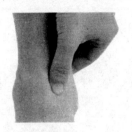

上身淋巴结

常用手法

1.足底部反射区：拇指指端点法、示指指间关节点法、示指关节刮法、拳刮法、拇指推法、擦法、拍法、拳面叩击法等。

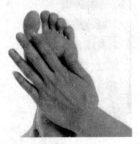

拍法

2.腿部反射区：拇指推法、按法、揉法等。

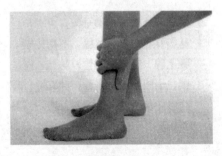

拇指推法

3. 足外侧反射区：示指外侧缘刮法、拇指推法、叩击法等。

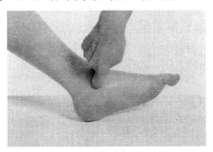

示指外侧缘刮法

4. 足背部反射区：拇指指端点法、示指指间关节点法、示指推法、拇指推法等。

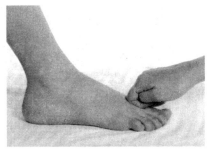

示指推法

高脂蛋白血症

高脂蛋白血症是指血清脂蛋白浓度升高，临床上有反复发作的腹痛，有时伴有发热，出现黄色瘤。在皮肤、黏膜出现黄色丘疹称为疹型黄瘤；发生于眼睑部称为黄色斑；发生于手肘、跟肌腱、膝肌腱等称为肌腱黄色瘤；发生于皮肤受压部位膝、肘、臀部、手指、手掌折皱处称皮下结节黄色瘤。

按摩部位

1. 足底部反射区：脑垂体、甲状腺、甲状旁腺、心、脾、肾上腺、肾、输尿管、膀胱、盲肠、回盲瓣、升结肠、横结肠、降结肠、乙状结肠及直肠、小肠、肛门。

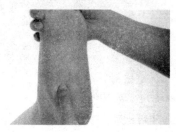

膀胱

2. 足外侧反射区：膝关节、肘关节、肩关节、下腹部。

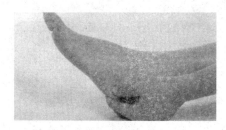

膝关节

常用手法

1. 足底部反射区：拇指指端点法、示指指间关节点法、示指关节刮法、拳刮法、拇指推法、擦法、拍法等。

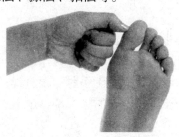

拇指指端点法

2. 足外侧反射区：示指外侧缘刮法、拇指推法、按法、拇指指端点法、示指指间关节点法、叩击法等。

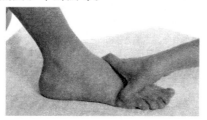

拇指推法

再生障碍性贫血

再生障碍性贫血简称再障，是由多种病因引起的造血障碍，导致红骨髓总容量减少，代以脂肪髓，造血衰竭，以全血细胞减少为主要表现的一组综合征，分急性和慢性两种。急性型再障发病多急骤，常以贫血或出血发病，出血除皮肤、黏膜出血外，常有内脏出血，如便血、吐血、尿血、子宫出血、眼底出血等；慢性型再障发病多缓慢，常以贫血发病，出血较轻，常见于皮肤黏膜和齿龈出血，有的还伴有面色苍白、睑结膜及甲床苍白、心悸、头晕、乏力等症状出现。

按摩部位

1. 足底部反射区：大脑、小脑及脑干、眼、心、脾、肝、胆囊、肾上腺、肾、输尿管、膀胱、胃、胰、十二指肠、盲肠、回盲瓣、升结肠、横结肠、降结肠、乙状结肠及直肠、小肠、肛门。

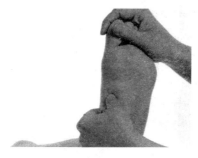

胰

2. 足内侧反射区：尿道及阴道、前列腺或子宫。

3. 足背部反射区：上身淋巴结、下身淋巴结、胸部淋巴腺。

常用手法

1. 足底部反射区：拇指指端点法、示指指间关节点法、拇指关节刮法、示指关节刮法、双指关节刮法、拳刮法、拇指推法、擦法、拍法等。

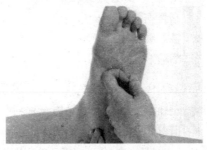

示指关节刮法

2. 足外侧反射区：示指外侧缘刮法、拇指推法、叩击法等。

3. 足背部反射区：拇指指端点法、示指指间关节点法、示指推法、拇指推法等。

泌尿系统疾病足疗法

遗尿

遗尿是指小便不能控制而自行排出的一种疾病，也见于小便前后失去控制，部分尿液遗漏于裤中。其主要由于脬气未固、脾肺气虚、下焦虚寒、肝失疏泄所致。

按摩部位

1. 足底部反射区：大脑、小脑及脑干、肺及支气管、脾、肝、肾上腺、肾、输尿管、膀胱、生殖腺。

2. 足内侧反射区：腰椎、骶骨、前列腺或子宫、尿道及阴道。

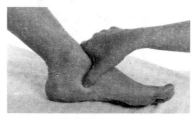

腰椎

3. 足外侧反射区：下腹部、生殖腺。

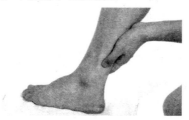

下腹部

常用手法

1. 足底部反射区：拇指指端点法、示指指间关节点法、按法、拇指关节刮法、示指关节刮法、拇指推法、擦法、拳面叩击法等。

2. 足内侧反射区：示指外侧缘刮法、拇指推法、按法、叩击法等。

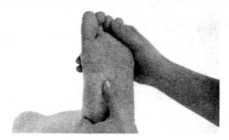

拇指推法

3.足外侧反射区：示指外侧缘刮法、拇指推法、按法、叩击法等。

尿猪留

尿潴留指的是尿液留滞膀胱，不能随意排出的疾病，是泌尿系统的常见病之一。发生尿潴留的患者常自觉尿意感较为强烈，但是并不能排出或仅能排出极少量尿液，下腹部胀满疼痛，并同时伴有精神紧张、烦躁不安等症状。

按摩部位

1.足底部反射区：大脑、脑垂体、小脑及脑干、腹腔神经丛、甲状旁腺、心、肾上腺、肾、输尿管、膀胱、胃、胰、十二指肠、盲肠、回盲瓣、升结肠、横结肠、降结肠、乙状结肠及直肠、小肠、肛门、生殖腺。

2.足内侧反射区：腰椎、骶骨、尿道及阴道。

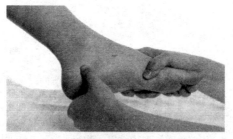

骶骨

3.足外侧反射区：生殖腺。

4.足背部反射区：上身淋巴结、下身淋巴结。

常用手法

1.足底部反射区：拇指指端点法、示指指间关节点法、拇指关节刮法、示指关节刮法、双指关节刮法、拳刮法、拇指推法、擦法、拍法、拳面叩击法等。

2.足内侧反射区：示指外侧缘刮法、拇指推法。

3. 足外侧反射区：示指外侧缘刮法、拇指推法、叩击法等。

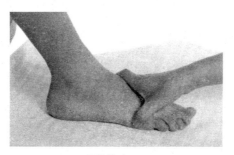

拇指推法

4. 足背部反射区：拇指指端点法、示指指间关节点法等。

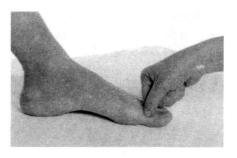

拇指指端点法

肾盂肾炎

肾盂肾炎是指肾脏肾盂部位的炎症，大多是由细菌感染引起的，一般伴下泌尿道炎症，临床上不易严格区分，多因细菌上行感染所致，细菌由尿道外口、膀胱、输尿管逆行直达肾脏，以大肠杆菌感染最为常见。肾盂肾炎分急性和慢性。急性肾盂肾炎全身症状有发热、寒战、恶心、呕吐等，以及尿路感染症状如尿急、尿频、尿痛、腰痛，其中以发热、腰痛为主要症状；慢性肾盂肾炎症状有面色萎黄、低热、头昏、疲乏、食欲减退及膀胱刺激征，如尿频、尿急、腰酸或腰痛。

按摩部位

1. 足底部反射区：大脑、脑垂体、肾上腺、肾、输尿管、膀胱。

2. 足内侧反射区：腰椎、骶骨、尿道及阴道。

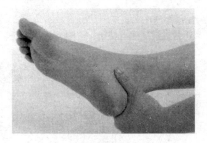

尿道及阴道

3. 足背部反射区：上身淋巴结、下身淋巴结。

常用手法

1. 足底部反射区：拇指指端点法、示指指间关节点法、示指关节刮法、拇指推法、擦法等。

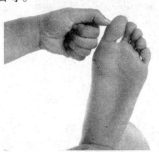

拇指指端点法

2. 足内侧反射区：拇指推法、示指外侧缘刮法、叩击法等。

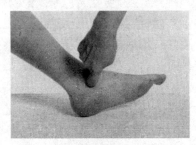

示指外侧缘刮法

3. 足背部反射区：拇指指端点法、示指指间关节点法等。

骨骼病痛足疗法

落枕

　　落枕又称"失枕"，其常见发病经过是入睡前并无任何症状，晨起后却感到项背部明显酸痛，颈部活动受限。本症多由于体质虚弱、劳累过度、睡眠时枕头高低不适、躺卧姿势不良等因素，使一侧肌群在较长时间内处于过度伸展状态，以致发生痉挛。一旦发生落枕，会让人感到很不方便，也很痛苦。而足部按摩对落枕可以起到辅助治疗的作用。

按摩部位

　　1. 足底部反射区：大脑、脑垂体、小脑及脑干、三叉神经、颈项、斜方肌、甲状腺、甲状旁腺、腹腔神经丛、肾、输尿管、膀胱。

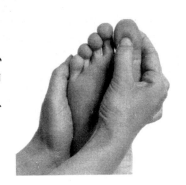

脑垂体

　　2. 足内侧反射区：颈椎、胸椎。

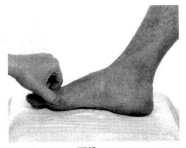

颈椎

3.足外侧反射区：肩关节、肘关节、肩胛骨。

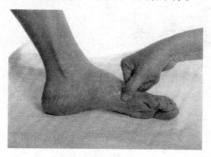

肩关节

常用手法

1.足底部反射区：拇指指端点法、示指指间关节点法、拇指关节刮法、钳法、按法、示指关节刮法、拇指推法、擦法等。

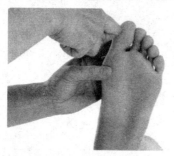

示指指间关节点法

2.足内侧反射区：拇指推法等。

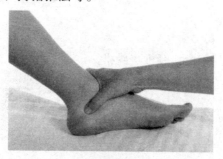

拇指推法

3. 足外侧反射区：示指外侧缘刮法、按法、拇指推法等。

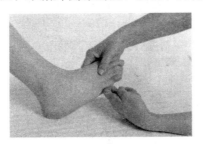

示指外侧缘刮法

颈椎病

颈椎病又称为颈椎综合征，是现代社会中的常见病和多发病。颈椎病的发生多是由于颈椎增生刺激或压迫颈神经根、颈部脊髓、椎动脉或交感神经而引起的综合征候群导致。在患病初期，患者常感到颈部难受、僵硬、酸胀、疼痛，有时伴有头痛、头晕、肩背酸痛，以后出现头部不能向某个方向转动，当颈部后仰时可有窜电一样的感觉放射到手臂上，并会伴有手指麻木、视力模糊等症状。重者还可致使肢体酸软无力，甚至大小便失禁、身体瘫痪等。

按摩部位

1. 足底部反射区：大脑、脑垂体、小脑及脑干、颈项、斜方肌、甲状腺、甲状旁腺、肾、输尿管、膀胱、胃、胰、十二指肠、生殖腺。

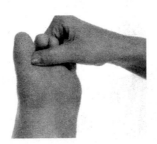

小脑及脑干

2. 足内侧反射区：颈椎、胸椎、腰椎、骶骨。

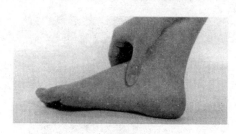

胸椎

3. 足外侧反射区：肩关节、肘关节、肩胛骨、生殖腺。
4. 足背部反射区：上身淋巴结、下身淋巴结。

常用手法

1. 足底部反射区：拇指指端点法、示指指间关节点法、拇指关节刮法、钳法、按法、示指关节刮法、拇指推法、擦法、拳面叩击法等。

2. 足内侧反射区：拇指推法等。

3. 足外侧反射区：示指外侧缘刮法、按法、拇指推法等、叩击法等。

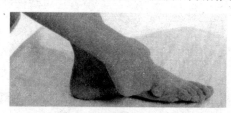

按法

4. 足背部反射区：拇指指端点法、示指指间关节点法等。

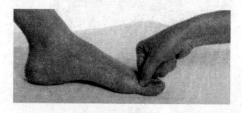

拇指指端点法

肩周炎

肩周炎是肩关节周围炎的简称。其发病年龄多在 50 岁左右，因此又有"五十肩"之称，也称"漏肩风"。它是以肩部酸痛和运动功能障碍为主要特征的常见病。其发生多见于肩部有扭伤挫伤史，以及慢性肩部损伤者，或肩部常受风寒者。本病的女性发病率略高于男性，多见于体力劳动者。

按摩部位

1. 足底部反射区：颈项、斜方肌、肾上腺、肾、输尿管、膀胱、生殖腺。

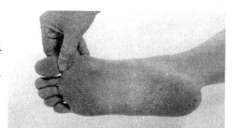

颈项

2. 足内侧反射区：颈椎、胸椎、腰椎、骶骨。

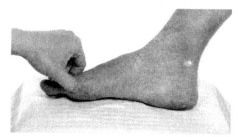

颈椎

3. 足外侧反射区：肩关节、肘关节、肩胛骨、生殖腺。

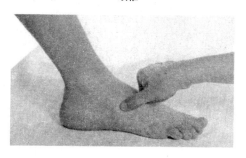

肩胛骨

193

4.足背部反射区：肋骨、上身淋巴结、下身淋巴结。

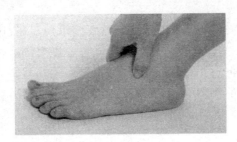

肋骨

常用手法

1.足底部反射区：拇指指端点法、示指指间关节点法、钳法、按法、拇指关节刮法、示指关节刮法、拇指推法、擦法、叩击法等。

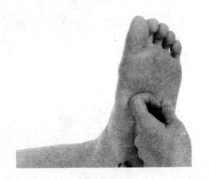

示指关节刮法

2.足内侧反射区：拇指推法等。

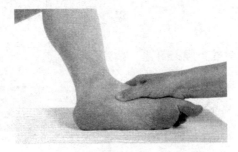

拇指推法

3. 足外侧反射区：示指外侧缘刮法、拇指推法、拇指指端点法、按法、叩击法等。

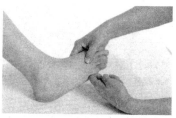

叩击法

4. 足背部反射区：拇指指端点法、示指指间关节点法等。

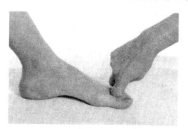

示指指间关节点法

腰痛

腰痛是以腰部一侧或两侧疼痛为主要症状的一种病症。主要由于感受寒湿、湿热或肾虚体弱、气滞血瘀所致。对于腰痛的防治，足部按摩的作用不可小觑。易患该病的朋友不妨采取以下方法，或许能为您的腰痛起到一定的辅助治疗功效。

按摩部位

1. 足底部反射区：大脑、脑垂体、小脑及脑干、三叉神经、甲状旁腺、肾上腺、肾、输尿管、膀胱、生殖腺。

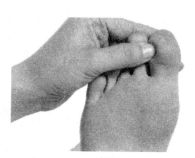

三叉神经

2. 足内侧反射区：颈椎、胸椎、腰椎、骶骨、内髋关节、内尾骨、尿道及阴道、前列腺或子宫。

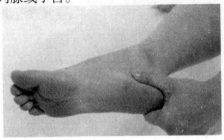

内尾骨

3. 足外侧反射区：肩关节、肘关节、膝、外髋关节、外尾骨、生殖腺。

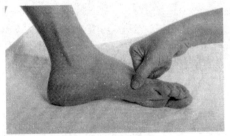

肩关节

4. 足背部反射区：上身淋巴结、下身淋巴结。

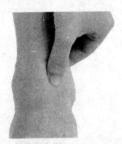

上身淋巴结

常用手法

1. 足底部反射区：拇指指端点法、示指指间关节点法、按法、拇指关节刮法、示指关节刮法、拇指推法、擦法、拳面叩击法等。

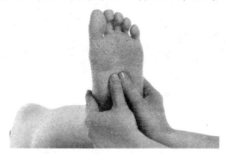

拇指推法

2. 足内侧反射区：示指外侧缘刮法、拇指推法、按法、叩击法等。

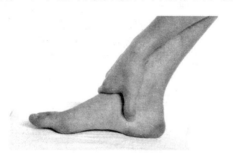

按法

3. 足外侧反射区：示指外侧缘刮法、拇指推法、按法、叩击法等。

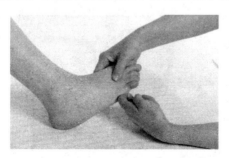

示指外侧缘刮法

4.足背部反射区：拇指指端点法、示指指间关节点法等。

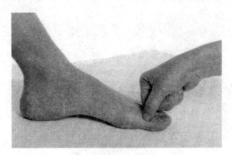

拇指指端点法

急性腰肌扭伤

急性腰肌扭伤，多由于突然受到损伤或搬运重物、负重过大或用力过度、劳动时腰部姿势不正确而引起的。该病以腰部剧痛、活动不便，坐、卧、翻身困难，甚至不能起床，连咳嗽、深呼吸都感疼痛加重为主要症状，也有的患者在扭、闪腰时，腰部疼痛并不剧烈，还能连续工作，但数小时或者一两天过后，才出现腰痛逐渐加剧的症状。

按摩部位

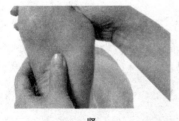

肾

1.足底部反射区：肾、输尿管、膀胱、胃、胰、十二指肠。

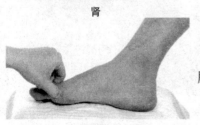

颈椎

2.足内侧反射区：颈椎、胸椎、腰椎、骶骨、内尾骨。

3. 足外侧反射区：外尾骨。

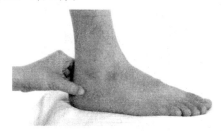

外尾骨

4. 足背部反射区：上身淋巴结、下身淋巴结、闪腰点。

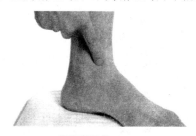

下身淋巴结

5. 足腿部反射区：坐骨神经。

常用手法

1. 足底部反射区：拇指指端点法、示指指间关节点法、拇指关节刮法、拇指推法、擦法等。

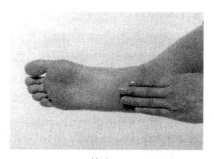

擦法

2. 足内侧反射区：示指外侧缘刮法、拇指推法等。

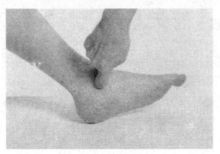

示指外侧缘刮法

3. 足外侧反射区：示指外侧缘刮法、拇指推法、按法等。

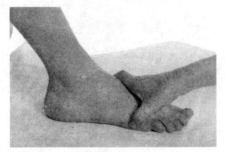

拇指推法

4. 足背部反射区：拇指指端点法、示指指间关节点法等。

5. 足腿部反射区：拇指推法。

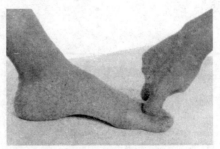

示指指间关节点法

慢性腰肌劳损

慢性腰肌劳损主要是指腰骶部肌肉、筋膜等软组织慢性损伤。本病在慢性腰痛中占有相当大的比重。通常是由于劳动中姿势不良，或急性腰部软组织损伤后未及时治疗，或反复多次损伤，或由先天性畸形而导致的。临床表现以腰骶部一侧或两侧酸痛不舒，时轻时重，缠绵不愈，劳损部位可有较广泛的压痛，压痛一般不甚明显。酸痛在劳累后加剧，休息后减轻，并与气候变化有关。在急性发作时，各种症状均显著加重，并可有肌痉挛、腰脊柱侧弯、下肢牵制作痛等症状出现。对于该病的治疗，除了药物之外，可采取足部按摩配合治疗。

按摩部位

1. 足底部反射区：斜方肌、肝、胆囊、脾、肾、输尿管、膀胱、胃、胰、十二指肠、生殖腺。

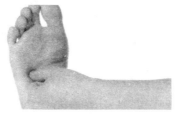

肝

2. 足内侧反射区：颈椎、胸椎、腰椎、骶骨、尿道及阴道、前列腺或子宫、内髋关节、内尾骨。

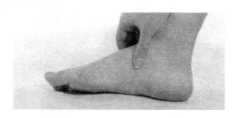

胸椎

3. 足外侧反射区：肩胛骨、肩关节、膝、外髋关节、外尾骨、生殖腺。

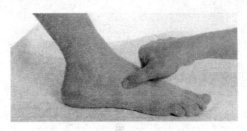

肩胛骨

4. 足腿部反射区：坐骨神经。

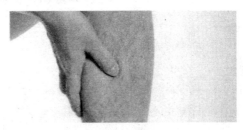

坐骨神经

常用手法

1. 足底部反射区：拇指指端点法、示指指间关节点法、拇指关节刮法、示指关节刮法、拇指推法、擦法等。

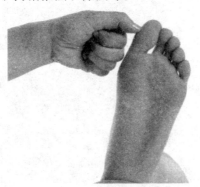

拇指指端点法

2.足内侧反射区：示指外侧缘刮法、拇指推法、示指指间关节点法、按法、叩击法等。

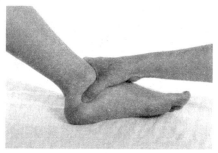

拇指推法

3.足外侧反射区：示指外侧缘刮法、拇指推法、示指指间关节点法、按法、叩击法等。

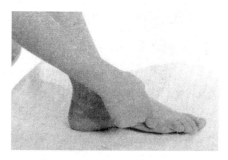

按法

4.足腿部反射区：拇指推法。

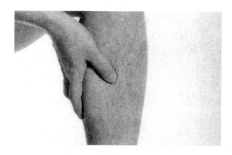

拇指推法

梨状肌综合征

梨状肌位于臀部，起自骶骨前面，经坐骨大孔向外，止于股骨大转子内上方，是髋关节外旋肌，并有助外展后伸作用。该肌受骶1、骶2神经支配。多数病人有扛抬重物或"闪""扭"的外伤史或受凉史。伤后，臀后部及大腿后侧疼痛，疼痛可放射至整个下肢。偶有小腿外侧发麻，重者行走困难伴跛行，腹压增高时疼痛可明显加重。局限性压痛明显，髋内旋、内收受限并加重疼痛。

按摩部位

1.足底部反射区：肝、胆囊、肾、输尿管、膀胱、胃、胰、十二指肠、生殖腺。

2.足内侧反射区：颈椎、胸椎、腰椎、骶骨、髋关节、内尾骨。

3.足外侧反射区：膝关节、髋关节、外尾骨、下腹部、生殖腺。

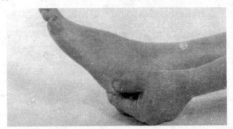

膝关节

4.足腿部反射区：坐骨神经。

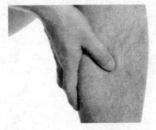

坐骨神经

常用手法

1.足底部反射区：拇指指端点法、示指指间关节点法、拇指关节刮法、示指关节刮法、拇指推法、擦法、拳面叩击法等。

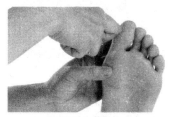

示指指间关节点法

2.足内侧反射区：示指外侧缘刮法、拇指推法、示指指间关节点法、按法等。

3.足外侧反射区：示指外侧缘刮法、拇指推法、示指指间关节点法、按法、叩击法等。

4.足腿部反射区：拇指推法。

岔气

岔气也称作胸胁屏伤，是指胸部屏气受伤，多因举重抬扛，用力不匀或动作不协调损伤胸廓关节或软组织而造成。患者往往在受伤后随即出现一侧胸肋部疼痛，咳嗽或呼吸时疼痛加重，并牵扯背部，疼痛范围较广而无定处，患者保护性地减小呼吸运动幅度，形成浅促的呼吸。

按摩部位

1.足底部反射区：斜方肌、肺及支气管、腹腔神经丛、心、胃、肾、输尿管、膀胱、生殖腺。

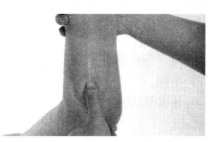

膀胱

2. 足内侧反射区：胸椎。

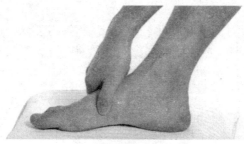

胸椎

3. 足外侧反射区：肩胛骨、生殖腺。

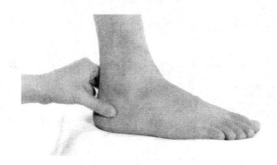

生殖腺

4. 足背部反射区：乳房、胸部淋巴腺、膈、上身淋巴结、下身淋巴结、肋骨。

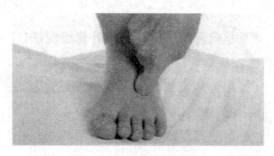

乳房

常用手法

1. 足底部反射区：拇指关节刮法、按法、示指关节刮法、双指关节刮法、拳刮法、拇指推法、擦法、拳面叩击法等。

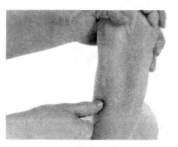

拇指关节刮法

2. 足内侧反射区：拇指推法等。

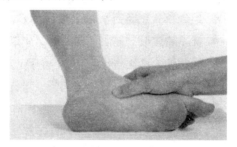

拇指推法

3. 足外侧反射区：示指外侧缘刮法、按法、拇指推法、叩击法等。

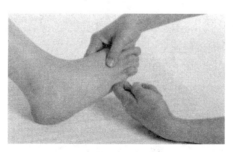

示指外侧缘刮法

4. 足背部反射区：拇指指端点法、示指指间关节点法、拇指推法、分法、示指推法等。

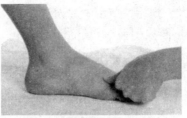

拇指推法

腰椎间盘突出症

腰椎间盘突出症还叫做"腰椎间盘纤维环破裂症"。该病比较常见于 20 ~ 40 岁的青壮年。临床上以第 4 腰椎至第 5 腰椎和第 5 腰椎至第 1 骶椎之间的椎间盘最容易发生病变。临床表现为腰部疼痛，严重者可影响翻身和坐立。一般休息后症状减轻，咳嗽、打喷嚏或大便时如果用力，都可造成疼痛加剧。凡上述腰椎间盘突出症者，一侧下肢坐骨神经区域放射痛、腰部活动障碍，以后伸障碍最为明显。

按摩部位

1. 足底部反射区：大脑、脑垂体、小脑及脑干、三叉神经、肝、胆囊、脾、肾、输尿管、膀胱、胃、胰、十二指肠、盲肠、回盲瓣、升结肠、横结肠、降结肠、乙状结肠及直肠、小肠、肛门、生殖腺。

2. 足内侧反射区：颈椎、胸椎、腰椎、骶骨、尿道及阴道、前列腺或子宫、髋关节、内尾骨。

3. 足外侧反射区：髋关节、外尾骨、生殖腺。

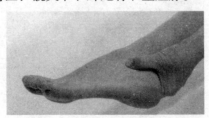

髋关节

4.足腿部反射区：坐骨神经。

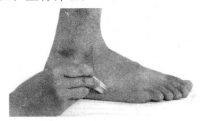

坐骨神经

常用手法

1.足底部反射区：拇指指端点法、示指指间关节点法、拇指关节刮法、示指关节刮法、拳刮法、拇指推法、擦法、拳面叩击法等。

2.足内侧反射区：示指外侧缘刮法、拇指推法、示指指间关节点法、按法、叩击法等。

3.足外侧反射区：示指外侧缘刮法、拇指推法、示指指间关节点法、按法、叩击法等。

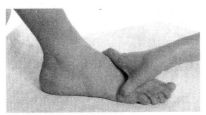

拇指推法

4.足腿部反射区：拇指推法。

退行性脊柱炎

退行性脊柱炎又叫做脊椎骨性关节炎、肥大性脊柱炎、增生性脊椎炎等，是女子发于中年以后的一种慢性退行性病变。该病主要发生在负重和活动范围较大的关节。退行性脊柱炎的早期症状是腰部僵硬酸痛，不能久坐，久坐时必须频频更换体位。早晨起床后症状较重，稍活动则症减，但活动稍久，尤其是在疲劳后，症状又加重。有少数患者还可伴有脊髓或脊神经根受压的症状出现。

按摩部位

1. 足底部反射区：大脑、脑垂体、小脑及脑干、颈项、肝、胆囊、脾、肾、输尿管、膀胱、胃、胰、十二指肠、盲肠、回盲瓣、升结肠、横结肠、降结肠、乙状结肠及直肠、小肠、肛门、生殖腺。

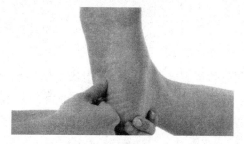

盲肠

2. 足内侧反射区：颈椎、胸椎、腰椎、骶骨、尿道及阴道、前列腺或子宫、内髋关节、内尾骨。

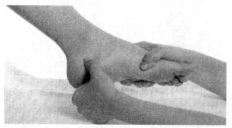

骶骨

3. 足外侧反射区：肩胛骨、外髋关节、外尾骨、生殖腺。

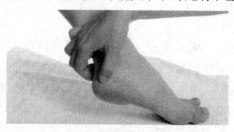

外尾骨

4. 足腿部反射区：坐骨神经。

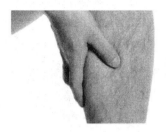

坐骨神经

常用手法

1. 足底部反射区：拇指指端点法、示指指间关节点法、钳法、拇指关节刮法、示指关节刮法、拇指推法、擦法、拳面叩击法等。

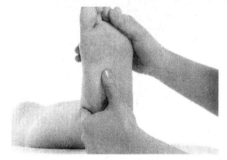

拇指推法

2. 足内侧反射区：示指外侧缘刮法、拇指推法、示指指间关节点法、按法、叩击法等。

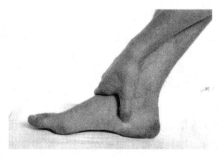

按法

3.足外侧反射区：示指外侧缘刮法、拇指推法、示指指间关节点法、按法、叩击法等。

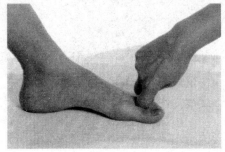

示指指间关节点法

4.足腿部反射区：拇指推法。

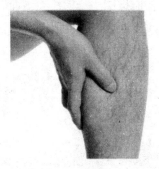

拇指推法

半月板损伤

膝关节半月板损伤是一种常见的膝关节疾患，尤以运动员为高发。在下肢负重、上部固定、膝部略屈时，如突然过度内旋、伸膝或外旋伸膝，半月板来不及退开而被挤压，可引起内侧半月板或外侧半月板撕裂。它严重影响患者，特别是运动员的生理机能。

其临床症状常表现为关节肿胀，关节绞锁（关节屈伸障碍），肌肉萎缩（肌萎缩一般以股四头肌最明显，患者常因患肢无力而突然"腿软"），关节滑落感（走路时感觉关节不平，有滑落感，尤其在走高低不平的道路、上下台阶或楼梯时最明显），有压痛点（压痛点多位于半月板的边缘和其前角），自诉关节活动时有弹响。一旦出现膝关节半月板损伤，可按摩足部的相关穴位，有一定的缓解作用。

按摩部位

1. 足底部反射区：甲状旁腺、肝、肾、输尿管、膀胱、生殖腺。

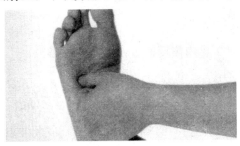

肝

2. 足内侧反射区：腰椎、骶骨。

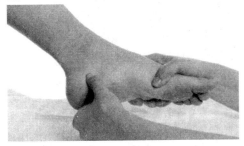

骶骨

3. 足外侧反射区：膝关节、生殖腺。

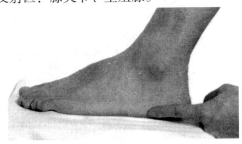

膝关节

4. 足背部反射区：上身淋巴结、下身淋巴结。

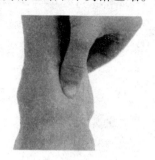

上身淋巴结

常用手法

1. 足底部反射区：拇指指端点法、示指指间关节点法、按法、拇指关节刮法、示指关节刮法、拇指推法、擦法、叩击法等。

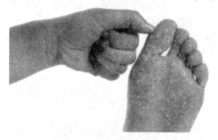

拇指指端点法

2. 足内侧反射区：拇指推法等。

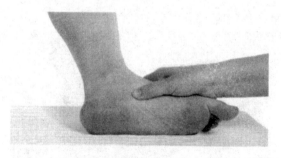

拇指推法

3. 足外侧反射区：示指外侧缘刮法、拇指推法、按法、叩击法等。

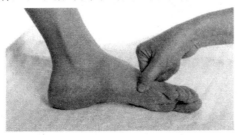

叩击法

4. 足背部反射区：拇指指端点法、示指指间关节点法等。

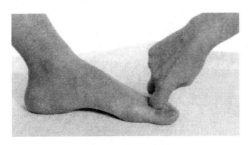

示指指间关节点法

跖筋膜劳损

跖筋膜位于足底部，附着在跟骨结节上，向前止于趾骨的肌腱中，其中央部分坚强，内、外侧部分薄弱，有保护足底肌肉、肌腱，保护跖趾关节，支持足弓的作用，同时又是足底某些内在肌肉的起点。由于负重、长期行走、损伤等原因可导致跖筋膜的慢性劳损。跖筋膜劳损以足跟下或足心疼痛，足底有紧张感，不能久行，遇劳累更甚，得热则舒，遇寒痛增为特点。

按摩部位

1. 足底部反射区：甲状旁腺、肝、肾、输尿管、膀胱、生殖腺。

2. 足内侧反射区：腰椎、骶骨。

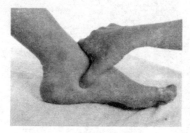

腰椎

3. 足外侧反射区：膝关节、生殖腺。

4. 足背部反射区：上身淋巴结、下身淋巴结。

常用手法

1. 足底部反射区：拇指指端点法、示指指间关节点法、按法、拇指关节刮法、示指关节刮法、拇指推法、擦法、叩击法等。

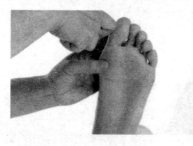

示指指间关节点法

2. 足内侧反射区：拇指推法等。

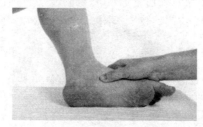

拇指推法

3. 足外侧反射区：示指外侧缘刮法、拇指推法、按法、叩击法等。

4. 足背部反射区：拇指指端点法、示指指间关节点法等。

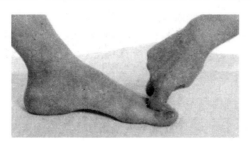

示指指间关节点法

第五篇　足底疗法治百病(下)

皮肤疾病足疗法

白发

　　白发是一种以头发部分或全部变白为特征的皮肤病。先天白发之中，如白化病患者，出生时全身毛发均变白色。后天白发常始于两颞及太阳穴处，白发数目由少渐多，逐步发展，数年后可发展至全头苍白乃至完全变白。胡须、阴毛、腋毛变白多在老年时方可出现。

按摩部位

　　1. 足底部反射区：额窦、大脑、脑垂体、小脑及脑干、颈项、肺及支气管、肝、脾、肾上腺、肾、输尿管、膀胱、胃、胰、十二指肠、盲肠、回盲瓣、升结肠、横结肠、降结肠、乙状结肠及直肠、小肠、肛门、生殖腺。

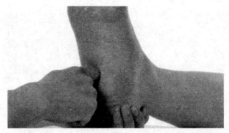

回盲瓣

2.足内侧反射区：颈椎、胸椎、腰椎、骶骨、尿道及阴道、前列腺或子宫。

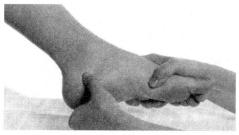

骶骨

3.足外侧反射区：生殖腺。

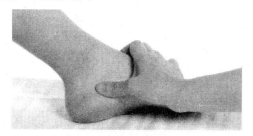

生殖腺

常用手法

1.足底部反射区：拇指指端点法、示指指间关节点法、拇指关节刮法、钳法、按法、拇指推法、示指关节刮法、双指关节刮法、拳刮法、擦法、拳面叩击法等。

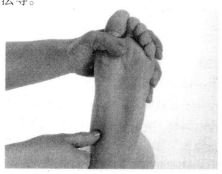

拇指关节刮法

2. 足内侧反射区：示指外侧缘刮法、按法、拇指推法、叩击法等。

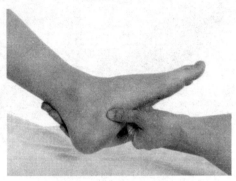

叩击法

3. 足外侧反射区：示指外侧缘刮法、按法、拇指推法、叩击法等。

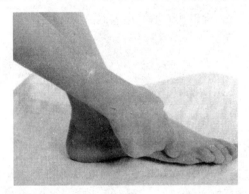

按法

脂溢性秃发

脂溢性秃发是一种以毛发稀疏脱落，伴有皮脂溢出为特征的皮肤病。由于本病多见于男性，始发于青春期之后，因此又有男性型秃发、早秃等名称。该病的进展往往比较缓慢，开始的时候会出现前额及两侧稀疏秃发，逐渐对称向头顶部延伸，形成前额扩大甚至前顶脱光、毛发纤细稀少。也有自囟门或后头顶部同时出现脱发，发际后移，前额相对变高或头顶秃发连接成片，仅存两颞、枕部，形成环秃。

按摩部位

1. 足底部反射区：额窦、大脑、脑垂体、小脑及脑干、颈项、肺及支气管、肝、脾、肾上腺、肾、输尿管、膀胱、胃、胰、十二指肠、盲肠、回盲瓣、升结肠、横结肠、降结肠、乙状结肠及直肠、小肠、肛门、生殖腺。

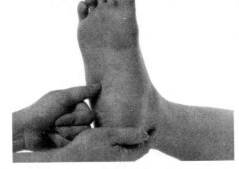

升结肠

2. 足内侧反射区：颈椎、胸椎、腰椎、骶骨、尿道及阴道、前列腺或子宫。

3. 足外侧反射区：生殖腺。

常用手法

1. 足底部反射区：拇指指端点法、示指指间关节点法、拇指关节刮法、钳法、按法、拇指推法、示指关节刮法、双指关节刮法、拳刮法、擦法、拳面叩击法等。

2. 足内侧反射区：示指外侧缘刮法、按法、拇指推法、叩击法等。

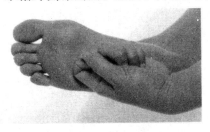

钳法

3. 足外侧反射区：示指外侧缘刮法、按法、拇指推法、叩击法等。

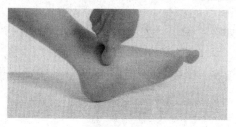

示指外侧缘刮法

白癜风

白癜风是一种常见多发的色素性皮肤病，该病以局部或泛发性色素脱失，形成白斑为特征。其是一种获得性、局限性或泛发性皮肤色素脱失症，是一种影响美容的常见皮肤病。男女均可发病，其中以青年人居多。皮损可发生在任何部位，但以指背、腕、前臂、面、颈、生殖器附近为多，皮损色素脱失处呈乳白色。白斑面积可大可小，大者可泛及全身。一般可以分为：炎症型、神经型、自体免疫型三种类型。

按摩部位

1. 足底部反射区：脑垂体、肺及支气管、肾上腺、肾、输尿管、膀胱、盲肠、回盲瓣、升结肠、横结肠、降结肠、乙状结肠及直肠、小肠、肛门、生殖腺。

2. 足外侧反射区：生殖腺。

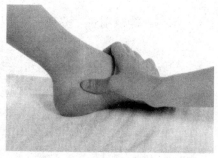

生殖腺

3. 足背部反射区：胸部淋巴腺、上身淋巴结、下身淋巴结。

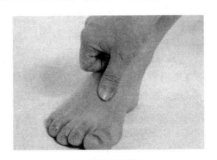

胸部淋巴腺

常用手法

1. 足底部反射区：拇指指端点法、示指指间关节点法、拇指推法、按法、示指关节刮法、双指关节刮法、拳刮法、擦法、拳面叩击法等。

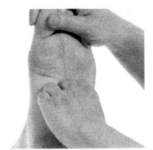

拳刮法

2. 足外侧反射区：示指外侧缘刮法、按法、拇指推法、叩击法等。

3. 足背部反射区：拇指指端点法、示指指间关节点法、示指推法、拇指推法等。

黄褐斑

黄褐斑是一种以面部发生黄褐色斑片为特征的皮肤病。由于妊娠妇女及肝病患者常有黄褐斑，所以又有妊娠斑、肝斑的称谓。因为黄褐斑的形状常似蝴蝶，所以又名为蝴蝶斑。本病为常见病多发病，好发生于青壮年，女性多于男性，二者之比约为 4：1。妊娠 3～5 个月的妇女尤为多见。临床表现为皮损为淡褐色、深褐色或黑褐色斑片。其境界清晰，边缘常不整齐，形如地图或蝴蝶，对称分布于额、眉、颊、鼻、上唇等处，亦能使整个面部受累及。褐斑表面光滑，无鳞屑，无自觉症状。

按摩部位

1. 足底部反射区：额窦、大脑、脑垂体、小脑及脑干、肺及支气管、肾上腺、肾、输尿管、膀胱、盲肠、回盲瓣、升结肠、横结肠、降结肠、乙状结肠及直肠、小肠、肛门、生殖腺。

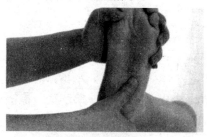

降结肠

2. 足内侧反射区：颈椎、胸椎、腰椎、骶骨、尿道及阴道、前列腺或子宫。

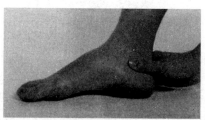

前列腺或子宫

3. 足外侧反射区：生殖腺。

常用手法

1. 足底部反射区：拇指指端点法、示指指间关节点法、拇指关节刮法、拇指推法、按法、示指关节刮法、双指关节刮法、拳刮法、擦法、拳面叩击法等。

2. 足内侧反射区：示指外侧缘刮法、按法、拇指推法、叩击法等。

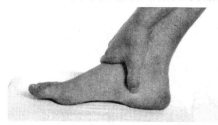

按法

3. 足外侧反射区：示指外侧缘刮法、按法、拇指推法、叩击法等。

雀斑

雀斑是一种以鼻面部发生褐色斑点为特征的皮肤病。由于其颜色如同雀卵上的斑点而得此称谓。该病多有家族病史，一般始发于学龄者，随年龄增长而逐渐增多，到青春期以后可达到顶峰。女性多于男性。雀斑以鼻面部生有褐色斑点为主要症状，常发生于暴露部位，如鼻、面、颈、手背、肩背上方等处对称分布。皮损为针尖至绿豆大小淡褐色、深褐色斑点，日晒后可呈现淡黑色，境界清晰，边缘整齐，呈圆形或椭圆形，斑点疏密不一，但不会融合，表面光滑，无鳞屑及渗出。日晒后则会变深，但是没有痒痛的感觉。

按摩部位

1. 足底部反射区：脑垂体、鼻、肺及支气管、肾上腺、肾、输尿管、膀胱、盲肠、回盲瓣、升结肠、横结肠、降结肠、乙状结肠及直肠、小肠、肛门、生殖腺。

2. 足外侧反射区：生殖腺。

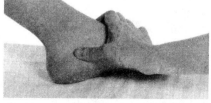

生殖腺

3.足背部反射区：扁桃体、胸部淋巴腺、上身淋巴结、下身淋巴结。

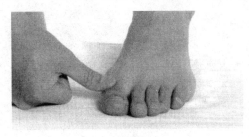

扁桃体

常用手法

1.足底部反射区：拇指指端点法、示指指间关节点法、拇指推法、按法、示指关节刮法、双指关节刮法、拳刮法、擦法等。

2.足外侧反射区：示指外侧缘刮法、按法、拇指推法、叩击法等。

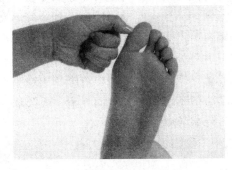

拇指指端点法

3.足背部反射区：拇指指端点法、示指指间关节点法、示指推法、拇指推法等。

酒渣鼻

酒渣鼻是一种以鼻部发红，上起丘疹、脓疱及毛细血管扩张，形似酒渣为特征的皮肤病。由于本病皮损常呈玫瑰红色，且形类痤疮，故又有玫瑰痤疮之名。酒渣鼻以鼻面部出现红斑、丘疹、脓疱，日久生有鼻赘为主要症状。初起以鼻为中心的颜面中部发生红斑，尤以进食辛辣、热食或精神紧张后更为明显。本病为常见病、多发病，总发病率占人口的1%～5%。可发生于任何年龄，但以中年女性较多，可占总患者数的70%～85%以上。

按摩部位

1.足底部反射区：脑垂体、鼻、肺及支气管、肾上腺、肾、输尿管、膀胱、盲肠、回盲瓣、升结肠、横结肠、降结肠、乙状结肠及直肠、小肠、肛门、生殖腺。

2.足外侧反射区：生殖腺。

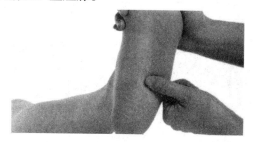

小肠

3.足背部反射区：扁桃体、胸部淋巴腺、上身淋巴结、下身淋巴结。

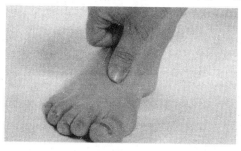

胸部淋巴腺

常用手法

1.足底部反射区：拇指指端点法、示指指间关节点法、拇指推法、按法、示指关节刮法、双指关节刮法、拳刮法、擦法、拳面叩击法等。

2.足外侧反射区：示指外侧缘刮法、按法、拇指推法、叩击法等。

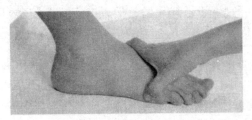

拇指推法

3.足背部反射区：拇指指端点法、示指指间关节点法、示指推法、拇指推法等。

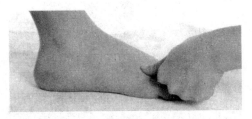

拇指推法

痤疮

痤疮是一种毛囊与皮脂腺的慢性炎症性皮肤病，以面部、胸部、背部等处出现粉刺、丘疹、脓疱等皮损为主要症状。该病属于常见病和多发病，总发病率占人口的20%~24%，尤其是青春期男女更易得此病。统计表明，有30%~50%的青年都患有不同程度的痤疮，一般男性的比例略高于女性，该病发病缓慢，病程长久，但在30岁以后病情会逐渐减轻甚至自愈。

按摩部位

1.足底部反射区：额窦、大脑、脑垂体、小脑及脑干、肺及支气管、肾上腺、肾、输尿管、膀胱、盲肠、回盲瓣、升结肠、横结肠、降结肠、乙状结肠及直肠、小肠、肛门、生殖腺。

2.足内侧反射区：颈椎、胸椎、腰椎、骶骨、尿道及阴道、前列腺或子宫、直肠及肛门。

3. 足外侧反射区：生殖腺。

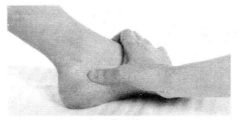

生殖腺

4. 足背部反射区：上身淋巴结、下身淋巴结、胸部淋巴腺。

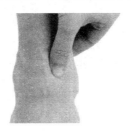

上身淋巴结

常用手法

1. 足底部反射区：拇指指端点法、示指指间关节点法、拇指关节刮法、按法、示指关节刮法、双指关节刮法、拳刮法、拇指推法、擦法、拳面叩击法等。

2. 足内侧反射区：示指外侧缘刮法、按法、拇指推法、叩击法等。

3. 足外侧反射区：示指外侧缘刮法、按法、拇指推法、叩击法等。

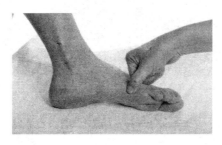

叩击法

4. 足背部反射区：拇指指端点法、示指指间关节点法、示指推法、拇指推法等。

妇产科疾病足疗法

痛经

痛经是指经期前后或行经期间，出现下腹部痉挛性疼痛的症状，并伴有全身不适，严重影响日常生活。常可伴有面色苍白、冷汗淋漓、手足厥冷、恶心呕吐等症，并随着月经周期发作，亦称"经行腹痛"，为青年女性的常见病。对于痛经，有的女性会采取服药的方式予以缓解症状，其实按摩足部同样可以起到一定的防治作用，并且没有副作用。

按摩部位

1. 足底部反射区：大脑、脑垂体、小脑及脑干、甲状旁腺、腹腔神经丛、肝、胆囊、心、脾、肾、输尿管、膀胱、生殖腺。

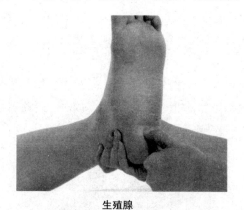

生殖腺

2. 足内侧反射区：颈椎、胸椎、腰椎、骶骨、尿道及阴道、前列腺或子宫。

3. 足外侧反射区：下腹部、生殖腺。

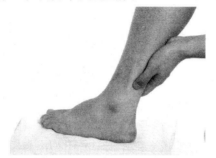

下腹部

4. 足背部反射区：腹股沟管、上身淋巴结、下身淋巴结。

常用手法

1. 足底部反射区：拇指指端点法、示指指间关节点法、拇指关节刮法、按法、示指关节刮法、拇指推法、擦法、拳面叩击法等。

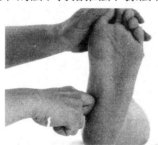

按法

2. 足内侧反射区：示指外侧缘刮法、按法、拇指推法。

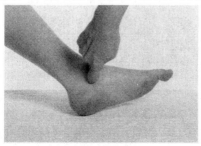

示指外侧缘刮法

3.足外侧反射区：示指外侧缘刮法、按法、拇指推法、叩击法等。

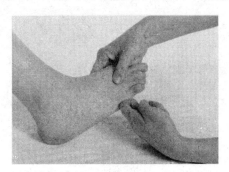

示指外侧缘刮法

4.足背部反射区：拇指指端点法、示指指间关节点法等。

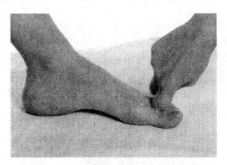

示指指间关节点法

闭经

　　凡是年满18岁的女性，仍然没有月经来潮（除暗经外），或已形成月经周期而又中断达3个月以上者（妊娠或哺乳期除外），都可称为闭经。临床兼见形体瘦弱，面色苍白，头昏目眩，精神疲倦，腹部硬满胀痛，大便干燥，忧郁恼怒等症。而足部按摩对于闭经会起到防治作用，出现闭经的女性不妨试试这种方法。

按摩部位

1.足底部反射区：大脑、脑垂体、小脑及脑干、甲状旁腺、腹腔神经丛、肝、胆囊、心、脾、肾、输尿管、膀胱、胃、胰、十二指肠、盲肠、回盲瓣、升结肠、横结肠、降结肠、乙状结肠及直肠、小肠、肛门、生殖腺。

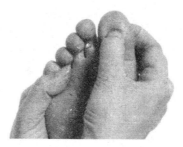

大脑

2. 足内侧反射区：颈椎、胸椎、腰椎、骶骨、尿道及阴道、前列腺或子宫。

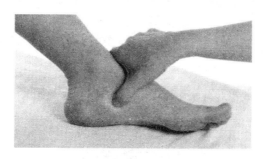

腰椎

3. 足外侧反射区：下腹部、生殖腺。

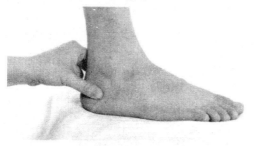

生殖腺

4.足背部反射区：腹股沟管、上身淋巴结、下身淋巴结、膈。

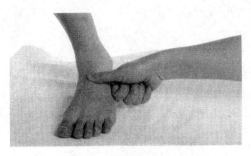

膈

常用手法

1.足底部反射区：拇指指端点法、示指指间关节点法、拇指关节刮法、按法、示指关节刮法、双指关节刮法、拳刮法、拇指推法、擦法、拳面叩击法等。

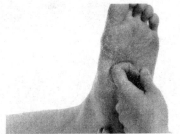

示指关节刮法

2.足内侧反射区：示指外侧缘刮法、按法、拇指推法。

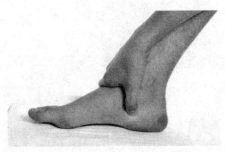

按法

3.足外侧反射区：示指外侧缘刮法、按法、拇指推法、叩击法等。

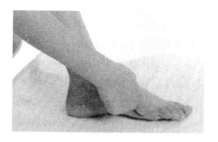

按法

4.足背部反射区：拇指指端点法、示指指间关节点法、分法等。

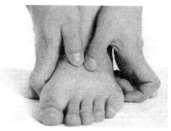

分法

倒经

倒经指的是在月经来潮前1～2天或行经期间，出现周期性的有规律的吐血、鼻中出血，而又能自止，同时伴有经量减少，好像月经倒行逆上，"倒经"的说法也就由此得来。治疗倒经，足部按摩同样有招数。

按摩部位

1.足底部反射区：脑垂体、鼻、腹腔神经丛、肝、脾、肾、膀胱、输尿管、胃、胰、十二指肠、生殖腺。

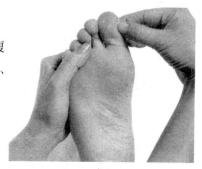

鼻

2. 足内侧反射区：尿道、前列腺或子宫。

3. 足外侧反射区：生殖腺。

常用手法

1. 足底部反射区：拇指指端点法、示指指间关节点法、拇指关节刮法、按法、示指关节刮法、拇指推法、擦法、拳面叩击法等。

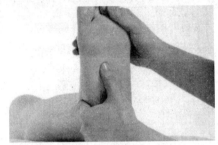

拇指推法

2. 足内侧反射区：示指外侧缘刮法、按法、拇指推法、叩击法等。

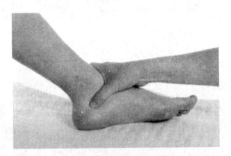

拇指推法

3. 足外侧反射区：示指外侧缘刮法、按法、拇指推法、叩击法等。

月经不调

月经周期或出血量异常，并伴有其他症状者，称为月经不调，包括月经周期提前、退后和无规律，月经经量过多、过少，月经淋漓不尽以及月经色质的改变，还伴有心烦易怒，食欲不振，夜寐不安，小腹胀满，头晕眼花，大便也不正常，有时便秘，有时又腹泻。月经不调是困扰很多女性的问题，不妨尝试一下足部按摩。

按摩部位

1.足底部反射区：大脑、脑垂体、小脑及脑干、甲状腺、甲状旁腺、腹腔神经丛、肝、脾、肾上腺、肾、输尿道、膀胱、胃、胰、十二指肠、生殖腺。

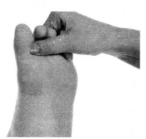

小脑及脑干

2.足内侧反射区：颈椎、胸椎、腰椎、骶骨、尿道及阴道、前列腺或子宫。

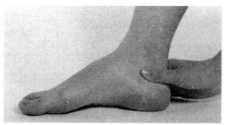

前列腺或子宫

3.足外侧反射区：下腹部、生殖腺。

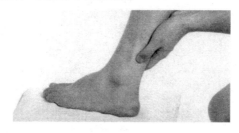

下腹部

4.足背部反射区：腹股沟管、上身淋巴结、下身淋巴结。

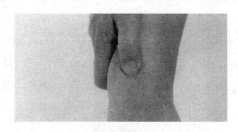

腹股沟管

常用手法

1.足底部反射区：拇指指端点法、示指指间关节点法、拇指关节刮法、按法、示指关节刮法、拇指推法、擦法、拳面叩击法等。

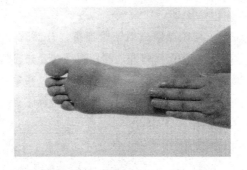

擦法

2.足内侧反射区：示指外侧缘刮法、按法、拇指推法。

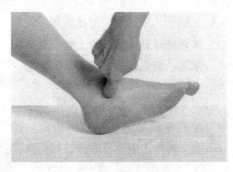

示指外侧缘刮法

3.足外侧反射区：示指外侧缘刮法、按法、拇指推法、叩击法等。

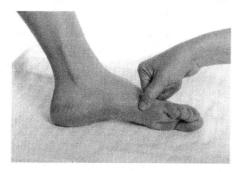

叩击法

4.足背部反射区：拇指指端点法、示指指间关节点法、分法等。

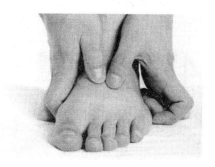

分法

乳腺增生

乳腺增生是由于人体内分泌功能紊乱而引起乳腺结构异常的一种疾病。临床表现为乳房肿痛，具有周期性，常发生或加重于月经前期或月经期。乳房肿块常为多发性，呈片状或串珠状结节，大小不一，质韧不硬，边界不清，推之可动，经前增大，经后缩小，病程长，进展缓慢，此病多发于20～40岁的中青年女性。

按摩部位

1.足底部反射区：大脑、脑垂体、小脑及脑干、颈项、斜方肌、肺及支气管、甲状旁腺、肝、胆囊、心、脾、肾上腺、肾、输尿管、膀胱、生殖腺。

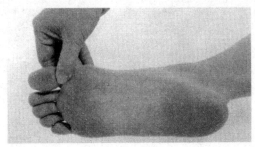

颈项

2.足内侧反射区：颈椎、胸椎、腰椎、骶骨、尿道及阴道、子宫。

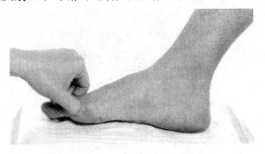

颈椎

3.足外侧反射区：肩胛骨、生殖腺。

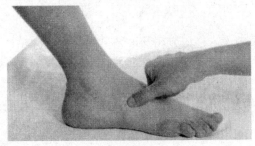

肩胛骨

4. 足背部反射区：上身淋巴结、下身淋巴结、肋骨、膈、乳房、胸部淋巴腺。

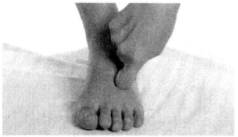

乳房

常用手法

1. 足底部反射区：拇指指端点法、示指指间关节点法、拇指关节刮法、钳法、按法、示指关节刮法、拇指推法、擦法等。

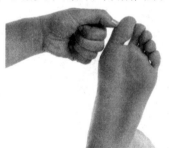

拇指指端点法

2. 足内侧反射区：示指外侧缘刮法、按法、拇指推法、叩击法等。

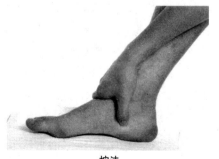

按法

3. 足外侧反射区：示指外侧缘刮法、按法、拇指推法、叩击法等。

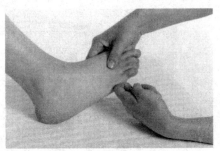

示指外侧缘刮法

4. 足背部反射区：拇指指端点法、示指指间关节点法、分法、示指推法、拇指推法等。

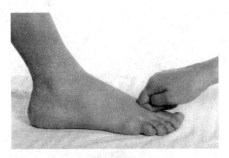

示指推法

乳腺癌

乳腺癌是女性中比较常见的恶性肿瘤之一，多发生在 40 ~ 60 岁绝经期前后的中老年女性。以月经过早来潮、绝经期晚、婚后未育、哺乳少者发病率高。早期为无痛的、单发的小肿块，质硬，表面欠平滑，与周围组织分界不清，在乳房内不易被推动，多由病人在无意中发觉。随着癌肿的增大，局部皮肤往往出现凹陷，乳头抬高或回缩内陷。晚期癌肿固定，乳房不能推动，皮肤发生水肿，呈"橘皮样"，以后皮肤破溃形成溃疡，有恶臭、易出血等症状出现。预防乳腺癌，可在平时多做一些足部按摩。

按摩部位

1. 足底部反射区：大脑、脑垂体、小脑及脑干、三叉神经、肺及支气管、肝、胆囊、脾、甲状腺、甲状旁腺、肾上腺、肾、输尿管、膀胱、胃、胰、十二指肠、盲肠、回盲瓣、升结肠、横结肠、降结肠、乙状结肠及直肠、小肠、肛门、生殖腺。

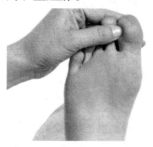

三叉神经

2. 足内侧反射区：颈椎、胸椎、腰椎、骶骨、尿道及阴道、前列腺或子宫。

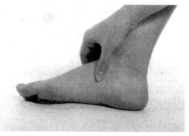

胸椎

3. 足外侧反射区：下腹部、生殖腺。

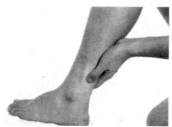

下腹部

4.足背部反射区：上身淋巴结、下身淋巴结、乳房、胸部淋巴腺、腹股沟管。

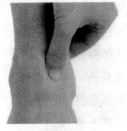

上身淋巴结

常用手法

1.足底部反射区：拇指指端点法、示指指间关节点法、拇指关节刮法、按法、示指关节刮法、双指关节刮法、拳刮法、拇指推法、擦法、拳面叩击法等。

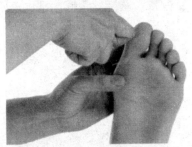

示指指间关节点法

2.足内侧反射区：示指外侧缘刮法、按法、拇指推法、叩击法等。

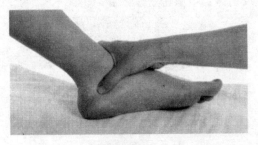

拇指推法

3. 足外侧反射区：示指外侧缘刮法、按法、拇指推法、叩击法等。

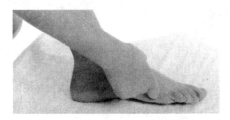

按法

4. 足背部反射区：拇指指端点法、示指指间关节点法、示指推法、拇指推法等。

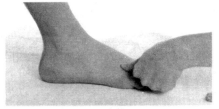

拇指推法

带下病

健康女性从阴道内分泌出质清而黏稠的液体来润泽阴道，称为生理带下。但是如果量多，并且持续不断，或颜色、性质、气味等见异常，并伴有面色萎黄、精神疲倦、乏力、腰酸腹冷、小腹坠胀、阴部瘙痒、小便短黄等症，就是带下病了。按摩足部的一些反射区，对于治疗女性带下病会有意想不到的效果。

按摩部位

1. 足底部反射区：脑垂体、甲状旁腺、腹腔神经丛、肝、胆囊、脾、肾、输尿管、膀胱、胃、胰、十二指肠、盲肠、回盲瓣、升结肠、横结肠、降结肠、乙状结肠及直肠、小肠、肛门、生殖腺。

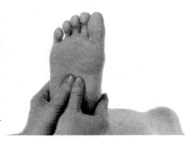

腹腔神经丛

2.足内侧反射区：胸椎、腰椎、骶骨、尿道及阴道、前列腺或子宫。

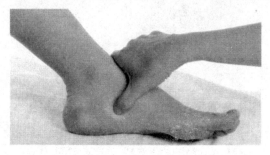

腰椎

3.足外侧反射区：下腹部、生殖腺。

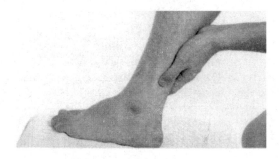

下腹部

4.足背部反射区：腹股沟管、上身淋巴结、下身淋巴结。

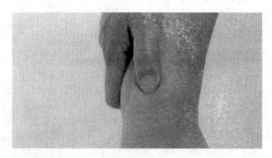

腹股沟管

常用手法

1. 足底部反射区：拇指指端点法、示指指间关节点法、拇指关节刮法、按法、示指关节刮法、双指关节刮法、拳刮法、拇指推法、擦法、拳面叩击法等。

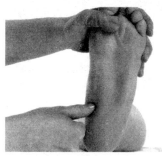

拇指关节刮法

2. 足内侧反射区：示指外侧缘刮法、按法、拇指推法。

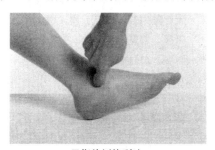

示指外侧缘刮法

3. 足外侧反射区：示指外侧缘刮法、按法、拇指推法、叩击法等。

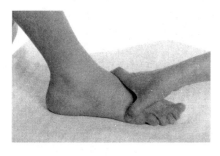

拇指推法

4.足背部反射区：拇指指端点法、示指指间关节点法等。

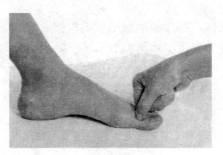

拇指指端点法

不孕症

凡婚后夫妇同居 3 年以上（男子无病且双方均未采取避孕措施）而没有受孕的女性，称为原发性不孕。婚后曾有过妊娠，而经分娩或流产后，相距 3 年以上没有采取避孕措施而不再受孕的女性，称继发性不孕。

按摩部位

1.足底部反射区：大脑、脑垂体、小脑及脑干、甲状旁腺、肝、胆囊、心、脾、肾上腺、肾、输尿管、膀胱、胃、胰、十二指肠、盲肠、回盲瓣、升结肠、横结肠、降结肠、乙状结肠及直肠、小肠、肛门、生殖腺。

2.足内侧反射区：颈椎、胸椎、腰椎、骶骨、尿道及阴道、子宫。

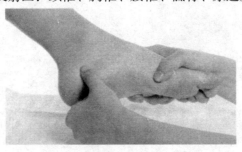

骶骨

3. 足外侧反射区：下腹部、生殖腺。

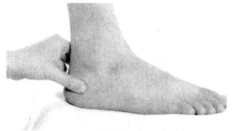

生殖腺

常用手法

1. 足底部反射区：拇指指端点法、示指指间关节点法、拇指关节刮法、按法、示指关节刮法、双指关节刮法、拳刮法、拇指推法、擦法、拳面叩击法等。

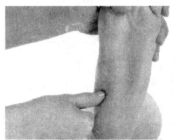

按法

2. 足内侧反射区：示指外侧缘刮法、按法、拇指推法、叩击法等。

3. 足外侧反射区：示指外侧缘刮法、按法、拇指推法、叩击法等。

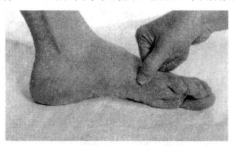

叩击法

外阴瘙痒

外阴瘙痒是妇科病中较常见的一种症状。瘙痒多发生在阴蒂及小阴唇区，严重者可波及整个外阴部及肛门周围。婴幼儿、成年女性及老年妇女均可发生，但绝大多数为更年期妇女。瘙痒程度不一，轻者为间断性、阵发性，重者可持续发生，坐卧不安，以致影响生活、工作和休息。患处皮肤由于反复刺激和搔抓可继发病变。

按摩部位

1. 足底部反射区：腹腔神经丛、肝、心、脾、肾、膀胱、输尿管、生殖腺。

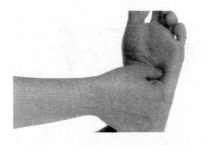

脾

2. 足内侧反射区：腰椎、骶骨、尿道及阴道、前列腺或子宫、内尾骨。
3. 足外侧反射区：生殖腺、外尾骨。

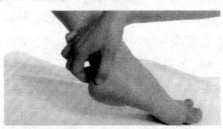

外尾骨

4. 足背部反射区：腹股沟管、上身淋巴结、下身淋巴结。

常用手法

1. 足底部反射区：拇指指端点法、示指指间关节点法、拇指关节刮法、按法、示指关节刮法、拇指推法、擦法、拳面叩击法等。

2. 足内侧反射区：示指外侧缘刮法、按法、拇指推法。

3. 足外侧反射区：示指外侧缘刮法、按法、拇指推法、叩击法等。

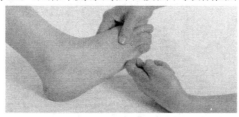

示指外侧缘刮法

4. 足背部反射区：拇指指端点法、示指指间关节点法等。

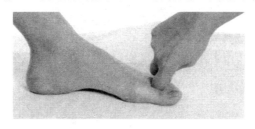

示指指间关节点法

产后便秘

产后便秘是指女性在生产之后出现大便艰涩，或数日内不解大便，抑或排便的时候出现干燥疼痛，难以解出的情况。为了预防和治疗产后便秘，产妇的家人可以帮助其进行足部按摩。

按摩部位

1. 足底部反射区：大脑、腹腔神经丛、甲状腺、甲状旁腺、肝、胆囊、心、脾、肾上腺、肾、膀胱、输尿管、盲肠、回盲瓣、升结肠、横结肠、降结肠、乙状结肠及直肠、小肠、肛门、生殖腺。

2. 足内侧反射区：颈椎、胸椎、腰椎、骶骨、尿道及阴道、前列腺或子宫。

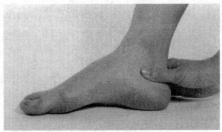

前列腺或子宫

3. 足外侧反射区：生殖腺。

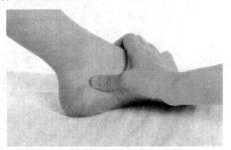

生殖腺

常用手法

1. 足底部反射区：拇指指端点法、示指指间关节点法、拇指关节刮法、钳法、按法、示指关节刮法、双指关节刮法、拳刮法、拇指推法、擦法、拳面叩击法等。

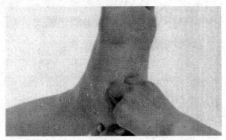

双指关节刮法

2. 足内侧反射区：示指外侧缘刮法、按法、拇指推法、叩击法等。

3. 足外侧反射区：示指外侧缘刮法、按法、拇指推法、叩击法等。

产后宫缩无力

产后子宫肌纤维收缩及缩复功能不良者，称为产后宫缩无力。该病症主要表现为产后出血量多，血色暗红，或有凝块。有的产妇可出现面色苍白、出冷汗、四肢发凉、血压下降、脉搏细而快等症状，严重的患者还可发生昏迷。对于产后宫缩无力，足部按摩可缓解症状。

按摩部位

1. 足底部反射区：大脑、脑垂体、小脑及脑干、腹腔神经丛、甲状腺、肾上腺、肾、膀胱、输尿管、胃、胰、十二指肠、盲肠、阑尾、回盲瓣、升结肠、横结肠、降结肠、乙状结肠及直肠、小肠、肛门、生殖腺。

2. 足内侧反射区：腰椎、骶骨、尿道及阴道子宫。

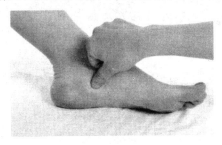

腰椎

3. 足外侧反射区：下腹部、生殖腺。

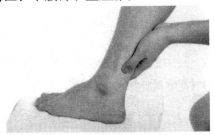

下腹部

253

常用手法

1. 足底部反射区：拇指指端点法、示指指间关节点法、拇指关节刮法、按法、示指关节刮法、双指关节刮法、拳刮法、拇指推法、擦法、拳面叩击法等。

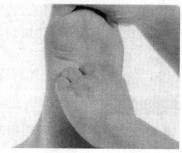

拳刮法

2. 足内侧反射区：示指外侧缘刮法、按法、拇指推法、叩击法等。

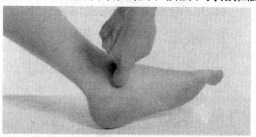

示指外侧缘刮法

3. 足外侧反射区：示指外侧缘刮法、按法、拇指推法、叩击法等。

产后缺乳

产后哺乳期间，乳汁分泌量少或一点没有，不能满足新生婴儿的需要，称为产后缺乳。虚证可兼见乳汁清稀、面色苍白、饮食减少等症。实证可兼见乳房胀痛、胸闷、便秘等症。

按摩部位

1. 足底部反射区：脑垂体、甲状旁腺、肾上腺、肾、输尿管、膀胱、胃、胰、十二指肠、盲肠、回盲瓣、升结肠、横结肠、降结肠、乙状结肠及直肠、小肠、肛门、生殖腺。

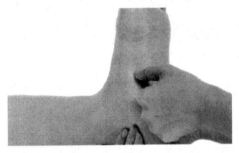

输尿管

2. 足内侧反射区：颈椎、胸椎、前列腺或子宫。
3. 足外侧反射区：生殖腺。

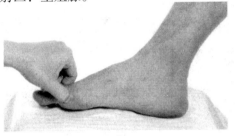

颈椎

4. 足背部反射区：上身淋巴结、下身淋巴结、乳房、胸部淋巴腺。

常用手法

1. 足底部反射区：拇指指端点法、示指指间关节点法、拇指关节刮法、钳法、按法、示指关节刮法、双指关节刮法、拳刮法、拇指推法、擦法、拳面叩击法等。
2. 足内侧反射区：示指外侧缘刮法、按法、拇指推法、叩击法等。

3. 足外侧反射区：示指外侧缘刮法、按法、拇指推法、叩击法等。

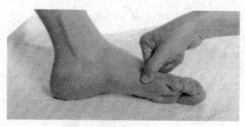

叩击法

4. 足背部反射区：拇指指端点法、示旨指间关节点法等。

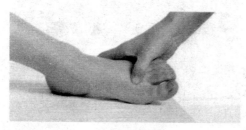

拇指指端点法

产后小便频数、失禁

产后小便次数增多，甚至日夜数十次，或产后不能约束小便而自遗，前者称为产后小便频数，后者称产后小便失禁。本病多因女性产后膀胱受损或气虚不固而致。为防治这一疾病，可以采取足部按摩进行辅助治疗。

按摩部位

1. 足底部反射区：大脑、脑垂体、小脑及脑干、甲状旁腺、肾上腺、肾、输尿管、膀胱、生殖腺。

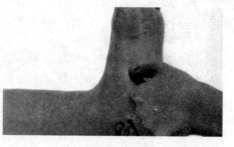

输尿管

2. 足内侧反射区：胸椎、腰椎、骶骨、尿道及阴道、子宫。

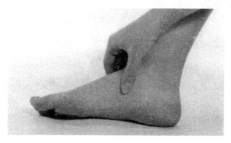

胸椎

3. 足外侧反射区：生殖腺。

常用手法

1. 足底部反射区：拇指指端点法、示指指间关节点法、拇指关节刮法、按法、示指关节刮法、拇指推法、擦法、拳面叩击法等。

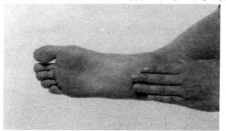

擦法

2. 足内侧反射区：示指外侧缘刮法、按法、拇指推法、叩击法等。
3. 足外侧反射区：示指外侧缘刮法、按法、拇指推法、叩击法等。

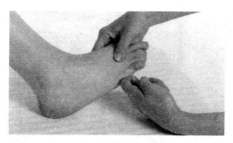

示指外侧缘刮法

产后尿潴留

产后尿潴留是指女性在分娩 8 小时后尚不能正常排尿。尿潴留是产后常见的并发症之一，多发生于初产妇。多见小腹胀满而痛，或排尿淋漓不断，或夹有血丝，面色白或晦暗，四肢无力，腰背酸痛等症。

按摩部位

1. 足底部反射区：大脑、脑垂体、小脑及脑干、腹腔神经丛、甲状腺、肾上腺、肾、膀胱、输尿管、胃、胰、十二指肠、生殖腺。

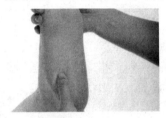

膀胱

2. 足内侧反射区：腰椎、骶骨、尿道及阴道、前列腺或子宫。

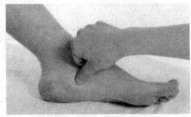

腰椎

3. 足外侧反射区：下腹部、生殖腺。

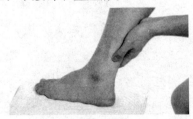

下腹部

4.足背部反射区：腹股沟管、上身淋巴结、下身淋巴结、胸部淋巴腺。

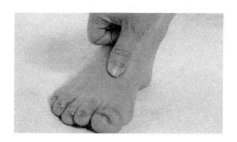

胸部淋巴腺

常用手法

1.足底部反射区：拇指指端点法、示指指间关节点法、拇指关节刮法、按法、示指关节刮法、拇指推法、擦法等。

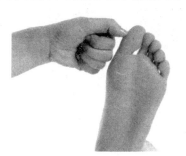

拇指指端点法

2.足内侧反射区：示指外侧缘刮法、按法、拇指推法、叩击法等。

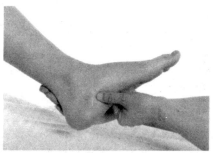

叩击法

3.足外侧反射区：示指外侧缘刮法、按法、拇指推法、叩击法等。

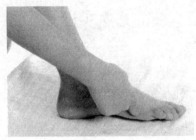

按法

4.足背部反射区：拇指指端点法、示指指间关节点法、示指推法等。

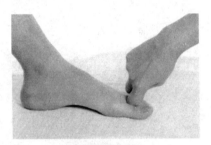

示指指间关节点法

产后自汗、盗汗

部分女性在产后出现汗出过多，持续时间长，不能自收，称为产后自汗。若睡中汗出，醒来自止者，称为产后盗汗。本病多因产后气阴两虚所致，可以适当进行足部按摩，以缓解症状。

按摩部位

1.足底部反射区：大脑、脑垂体、小脑及脑干、甲状旁腺、肾上腺、肾、输尿管、膀胱、盲肠、回盲瓣、升结肠、横结肠、降结肠、乙状结肠及直肠、小肠、肛门、生殖腺。

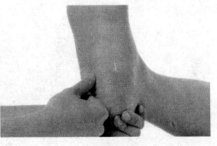

盲肠

2. 足内侧反射区：胸椎、腰椎、骶骨、子宫。

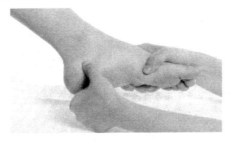

骶骨

3. 足外侧反射区：生殖腺。

常用手法

1. 足底部反射区：拇指指端点法、示指指间关节点法、拇指关节刮法、按法、示指关节刮法、双指关节刮法、拳刮法、拇指推法、擦法、拳面叩击法等。

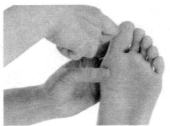

示指指间关节点法

2. 足内侧反射区：示指外侧缘刮法、按法、拇指推法、叩击法等。

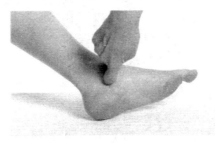

示指外侧缘刮法

3.足外侧反射区：示指外侧缘刮法、按法、拇指推法、叩击法等。

子宫脱垂

子宫脱垂是指子宫从正常位置沿阴道下移，子宫颈外口低于坐骨棘水平以下，甚至部分或全部子宫脱出阴道口外者。常伴有小腹坠胀，带下量多，腰酸腿软，气短神疲，头晕等症。

按摩部位

1.足底部反射区：大脑、脑垂体、小脑及脑干、腹腔神经丛、肾上腺、肾、膀胱、输尿管、胃、胰、十二指肠、盲肠、回盲瓣、升结肠、横结肠、降结肠、乙状结肠及直肠、小肠、肛门、生殖腺。

2.足内侧反射区：腰椎、骶骨、尿道及阴道、前列腺或子宫。

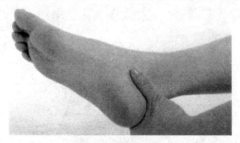

尿道及阴道

3.足外侧反射区：下腹部、生殖腺。

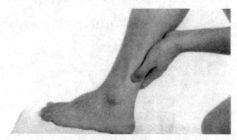

下腹部

常用手法

1. 足底部反射区：拇指指端点法、示指指间关节点法、拇指关节刮法、钳法、按法、示指关节刮法、双指关节刮法、拳刮法、拇指推法、擦法、拳面叩击法等。

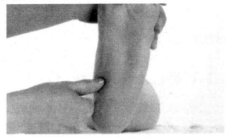

拇指关节刮法

2. 足内侧反射区：示指外侧缘刮法、按法、拇指推法、叩击法等。
3. 足外侧反射区：示指外侧缘刮法、按法、拇指推法、叩击法等。

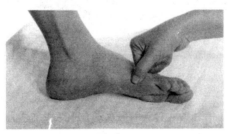

叩击法

经前紧张综合征

经前紧张综合征是指妇女在行经前数日或经期出现的一系列全身性症状，如头痛、头晕、心情烦躁、失眠、乳房或胸胁胀痛以及四肢浮肿、泄泻、身痛等。

按摩部位

1. 足底部反射区：大脑、脑垂体、小脑及脑干、腹腔神经丛、肝、心、肾、膀胱、输尿管、盲肠、回盲瓣、升结肠、横结肠、降结肠、乙状结肠及直肠、小肠、肛门、生殖腺。

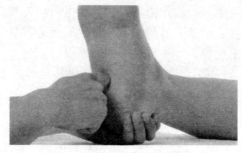

回盲瓣

2. 足内侧反射区：颈椎、胸椎、腰椎、骶骨、尿道及阴道、前列腺或子宫。

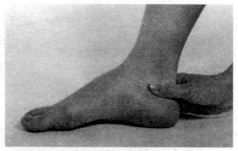

前列腺或子宫

3. 足外侧反射区：生殖腺。

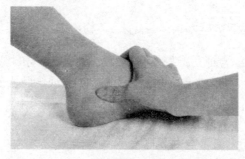

生殖腺

4.足背部反射区：上身淋巴结、下身淋巴结、肋骨、乳房。

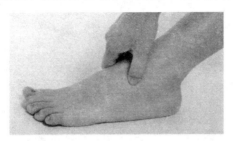

肋骨

常用手法

1.足底部反射区：拇指指端点法、示指指间关节点法、拇指关节刮法、按法、示指关节刮法、双指关节刮法、拳刮法、拇指推法、擦法、拳面叩击法等。

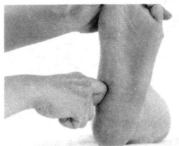

按法

2.足内侧反射区：示指外侧缘刮法、按法、拇指推法、叩击法等。

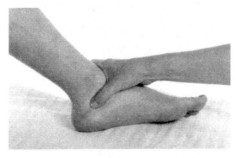

拇指推法

3.足外侧反射区：示指外侧缘刮法、按法、拇指推法、叩击法等。

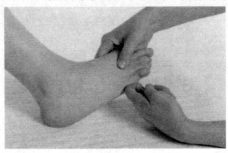

示指外侧缘刮法

4.足背部反射区：拇指指端点法、示指指间关节点法、示指推法、拇指推法等。

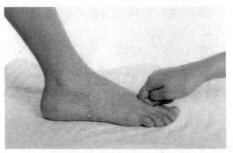

示指推法

盆腔炎

盆腔炎是指内生殖器官的炎症（包括子宫、输卵管炎、输卵管卵巢脓肿和盆腔腹膜炎）、盆腔结缔组织炎及盆腔腹膜炎。临床主要表现为高热，恶寒，头痛，阴道分泌物增多、脓样、有臭味，月经失调，尿频或排尿困难，腰腹部坠胀，便秘，恶心，呕吐等症。有此病症的女性，平时多做足部按摩，可缓解症状。

按摩部位

1.足底部反射区：脑垂体、甲状旁腺、腹腔神经丛、脾、肾、输尿

266

管、膀胱、生殖腺。

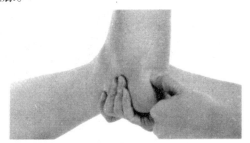

生殖腺

2. 足内侧反射区：内髋关节、腰椎、骶骨、尿道及阴道、前列腺或子宫。

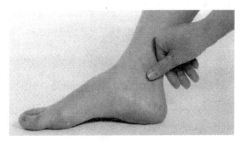

内髋关节

3. 足外侧反射区：下腹部、外髋关节、生殖腺。

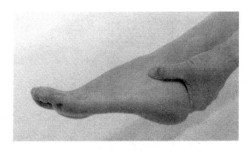

外髋关节

4.足背部反射区：腹股沟管、上身淋巴结、下身淋巴结。

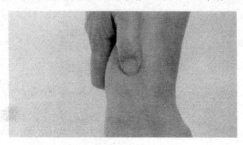

腹股沟管

常用手法

1.足底部反射区：拇指指端点法、示指指间关节点法、拇指关节刮法、按法、示指关节刮法、拇指推法、擦法、拳面叩击法等。

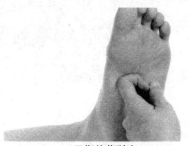

示指关节刮法

2.足内侧反射区：示指外侧缘刮法、按法、拇指推法。

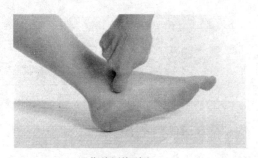

示指外侧缘刮法

3. 足外侧反射区：示指外侧缘刮法、按法、拇指推法、叩击法等。

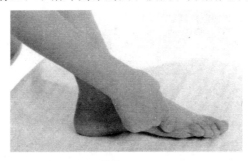

按法

4. 足背部反射区：拇指指端点法、示指指间关节点法等。

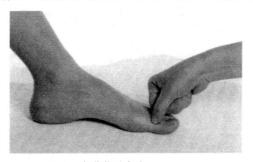

拇指指端点法

子宫肌瘤

　　子宫肌瘤全称叫作子宫平滑肌瘤，是女性生殖器最常见的一种良性肿瘤。子宫肌瘤的发生率在 30 岁以上的女性中约为 20%，以 40 ~ 50 岁女性发生率最高，为 51.2% ~ 60.9%。本病多无症状，少数表现为阴道出血，腹部触及肿物以及压迫症状等。如发生蒂扭转或其他情况时可引起疼痛。以多发性子宫肌瘤常见。

　　相关专家认为，子宫肌瘤的诱因可能与过多雌激素刺激有关。平时，可进行足部按摩，对子宫肌瘤会起到预防和辅助治疗的功效。

常用手法

1. 足底部反射区：大脑、小脑及脑干、甲状旁腺、心、肾上腺、肾、输尿管、膀胱、生殖腺。

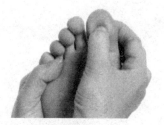

大脑

2. 足内侧反射区：腰椎、骶骨、尿道及阴道、前列腺或子宫。

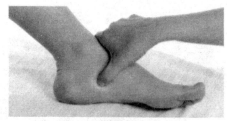

腰椎

3. 足外侧反射区：下腹部、生殖腺。

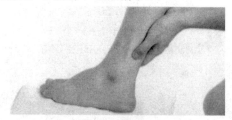

下腹部

4. 足背部反射区：腹股沟管、上身淋巴结、下身淋巴结、胸部淋巴腺。

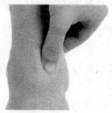

上身淋巴结

常用手法

1. 足底部反射区：拇指指端点法、示指指间关节点法、拇指关节刮法、示指关节刮法、拇指推法、擦法、拳面叩击法等。

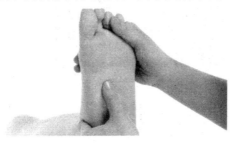

拇指推法

2. 足内侧反射区：拇指推法、示指外侧缘刮法、叩击法等。

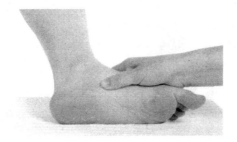

拇指推法

3. 足外侧反射区：示指外侧缘刮法、拇指推法、叩击法等。

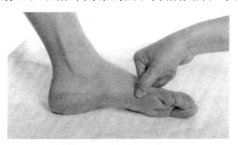

叩击法

4. 足背部反射区：拇指指端点法、示指指间关节点法、示指推法等。

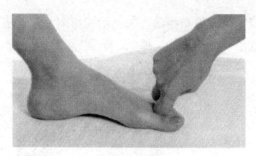

示指指间关节点法

卵巢肿瘤

卵巢肿瘤是妇科中常见的肿瘤疾病之一。在卵巢肿瘤中，以良性肿瘤占大多数，但近年来卵巢癌的发病率呈上升趋势，而且卵巢癌在妇科肿瘤死亡原因中已占到首位。患卵巢癌年龄以 55 岁左右的女性为主。卵巢肿瘤发展进程是比较缓慢的，一般早期极少有特殊症状，多数患者不能得到及时诊断与治疗。往往当病人有主诉为近期腹胀大、腹痛、压迫感或摸及肿块的时候，病变已发展至晚期，所以，女性应定期作妇科检查。绝期妇女的腹部附件部位肿块，首先应考虑为肿瘤。按摩可减轻或缓解卵巢肿瘤造成的某些不适症状。

按摩部位

1. 足底部反射区：甲状旁腺、肾上腺、肾、输尿管、膀胱、生殖腺。

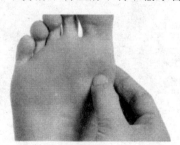

甲状旁腺

2. 足内侧反射区：腰椎、骶骨、前列腺或子宫。

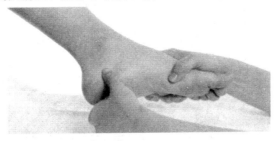

骶骨

3. 足外侧反射区：下腹部、生殖腺。

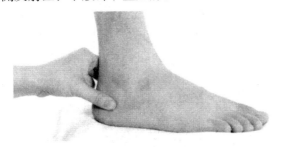

生殖腺

4. 足背部反射区：腹股沟管、上身淋巴结、下身淋巴结、胸部淋巴腺。

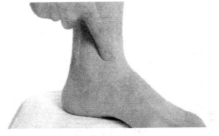

下身淋巴结

常用手法

1. 足底部反射区：拇指指端点法、示指指间关节点法、拇指关节刮法、示指关节刮法、拇指推法、擦法、拳面叩击法等。

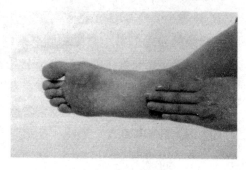

擦法

2. 足内侧反射区：拇指推法、示指外侧缘刮法、叩击法等。

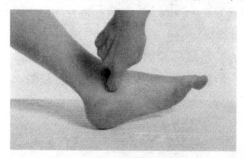

示指外侧缘刮法

3. 足外侧反射区：示指外侧缘刮法、拇指推法、叩击法等。

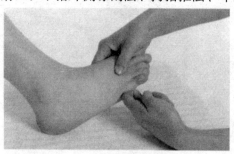

示指外侧缘刮法

4.足背部反射区：拇指指端点法、示指指间关节点法、示指推法等。

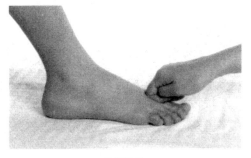

示指推法

功能性子宫出血

功能性子宫出血，简称功血，是一种常见的妇科疾病，是指异常的子宫出血，但经诊查后未发现有全身及生殖器官器质性病变，而是由于神经内分泌失调所致。主要表现为月经周期紊乱，出血时间延长，经量增多，甚至大量出血或淋漓不止，兼见面红口干、心中烦躁、精神疲倦、头晕目眩等症。

按摩部位

1.足底部反射区：大脑、脑垂体、小脑及脑干、甲状旁腺、腹腔神经丛、肝、胆囊、心、脾、肾、输尿管、膀胱、生殖腺。

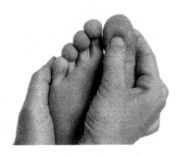

脑垂体

2. 足内侧反射区：腰椎、骶骨、尿道及阴道、前列腺或子宫。

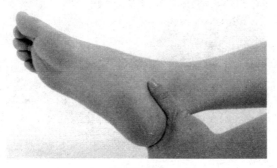

尿道及阴道

3. 足外侧反射区：下腹部、生殖腺。

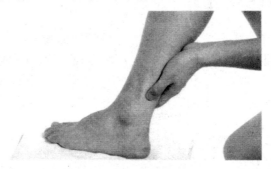

下腹部

4. 足背部反射区：腹股沟管、上身淋巴结、下身淋巴结、胸部淋巴腺。

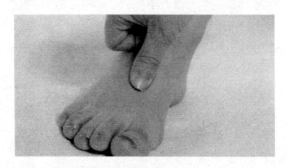

胸部淋巴腺

常用手法

1. 足底部反射区：拇指指端点法、示指指间关节点法、拇指关节刮法、按法、示指关节刮法、拇指推法、擦法等。

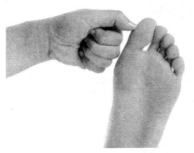

拇指指端点法

2. 足内侧反射区：示指外侧缘刮法、按法、拇指推法。

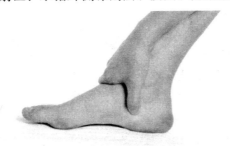

按法

3. 足外侧反射区：示指外侧缘刮法、按法、拇指推法、叩击法等。

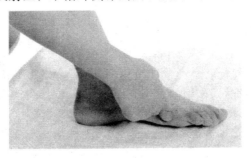

按法

4.足背部反射区：拇指指端点法、示指指间关节点法、示指推法、拇指推法等。

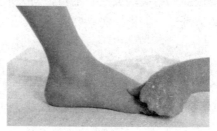

拇指推法

男性疾病足疗法

遗精

遗精是指不因性交而精液自行泄出的现象，有生理性与病理性之区分。其中夜里做梦而遗精的，称为"梦遗"；在清醒状态下发生的遗精称为"滑精"。一般身体健壮的男性，每月遗精 1 ~ 2 次属于正常现象，所谓"精满自溢"，不属病态。本病所论述的范围是指精液不正常地频繁遗泄，或梦遗，或不梦而遗，甚至清醒时也会出现滑漏，并伴有精神萎顿、腰酸腿软、头昏失眠等全身症状出现。出现遗精症状的男性，可在平时多做足部按摩，以缓解症状。

按摩部位

1.足底部反射区：大脑、脑垂体、小脑及脑干、甲状腺、心、肾上腺、肾、输尿管、膀胱、生殖腺。

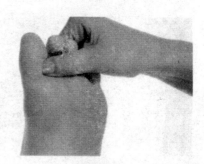

小脑及脑干

2.足内侧反射区：颈椎、胸椎、腰椎、骶骨、尿道及阴道、前列腺或子宫。

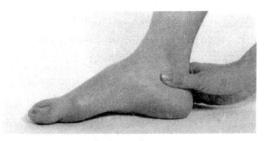

前列腺或子宫

3.足外侧反射区：生殖腺。

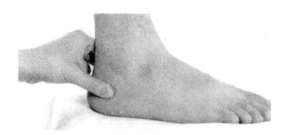

生殖腺

4.足背部反射区：腹股沟管、胸部淋巴腺。

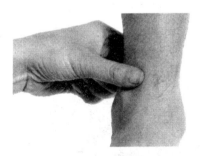

腹股沟管

常用手法

1. 足底部反射区：拇指指端点法、示指指间关节点法、拇指关节刮法、示指关节刮法、拇指推法、擦法、拳面叩击法等。

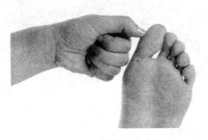

示指指间关节点法

2. 足内侧反射区：示指外侧缘刮法、拇指推法、叩击法等。

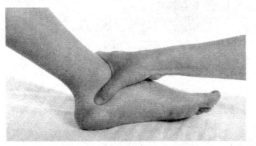

拇指推法

3. 足外侧反射区：示指外侧缘刮法、拇指推法、按法、叩击法等。

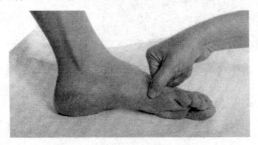

叩击法

4.足背部反射区：拇指指端点法、示指指间关节点法、示指推法、拇指推法等。

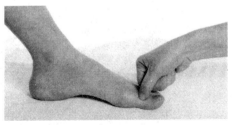

拇指指端点法

阳痿

阳痿表现为在有性欲的状态下，阴茎不能勃起进行正常性交；或阴茎虽能勃起，但不能维持足够的时间和硬度，无法完成正常的性生活。偶尔因疲劳、焦虑、醉酒等原因发生不能勃起，或者虽然勃起但不坚挺的现象则不属于病态之列。

按摩部位

1.足底部反射区：大脑、脑垂体、小脑及脑干、三叉神经、颈项、甲状腺、甲状旁腺、脾、肾上腺、肾、输尿管、膀胱、胃、胰、十二指肠、生殖腺。

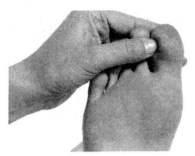

三叉神经

2.足内侧反射区：颈椎、胸椎、腰椎、尿道及阴道、前列腺或子宫。

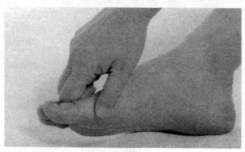

颈椎

3.足外侧反射区：下腹部、生殖腺。

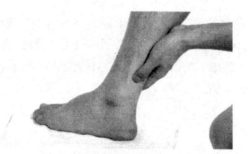

下腹部

4.足背部反射区：腹股沟管、上身淋巴结、下身淋巴结。

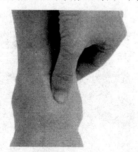

上身淋巴结

常用手法

1. 足底部反射区：拇指指端点法、示指指间关节点法、拇指关节刮法、钳法、示指关节刮法、拇指推法、擦法、拳面叩击法等。

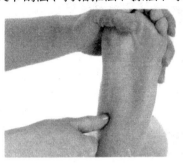

拇指关节刮法

2. 足内侧反射区：示指外侧缘刮法、拇指推法、叩击法等。

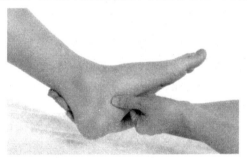

叩击法

3. 足外侧反射区：示指外侧缘刮法、拇指推法、按法、叩击法等。

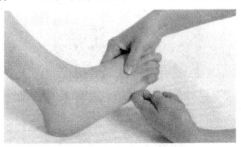

示指外侧缘刮法

4. 足背部反射区：拇指指端点法、示指指间关节点法等。

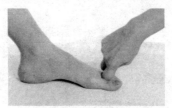

示指指间关节点法

慢性前列腺炎

慢性前列腺炎是成年男性常见疾病，以青壮年男性为多发人群。由于病因不同，慢性前列腺炎症状表现各异，其症状大致如下。

排尿症状：尿频，轻度尿急，排尿时尿痛或尿道烧灼感，清晨尿道口有黏液，可出现终末血尿，排尿困难，甚至尿潴留。

局部症状：有后尿道、会阴部和肛门部坠胀不适，下蹲或大便时更甚。

疼痛：疼痛是慢性前列腺炎主要临床表现之一。主要表现为骨盆区域疼痛，可见于会阴、阴茎、肛周、尿道、耻骨或腰骶部等部位。

性功能障碍：可见性欲减退或消失、射精痛、血精、阳痿、遗精、早泄，甚至不育。

精神症状：常表现为乏力、头晕、眼花、失眠、精神抑郁。

按摩部位

1. 足底部反射区：大脑、脑垂体、眼、甲状腺、肾上腺、肾、输尿管、膀胱、失眠点、生殖腺。

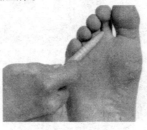

眼

2. 足内侧反射区：颈椎、胸椎、腰椎、骶骨、内尾骨、直肠及肛门、尿道及阴道、前列腺或子宫。

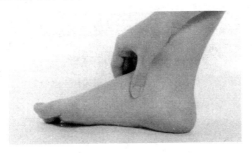

胸椎

3. 足外侧反射区：外尾骨、下腹部、生殖腺。

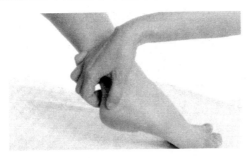

外尾骨

4. 足背部反射区：腹股沟管、上身淋巴结、下身淋巴结、胸部淋巴腺。

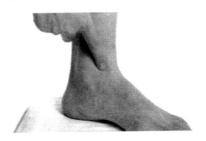

下身淋巴结

常用手法

1. 足底部反射区：拇指指端点法、示指指间关节点法、拇指关节刮法、按法、示指关节刮法、拇指推法、擦法、拳面叩击法等。

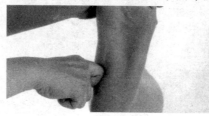

按法

2. 足内侧反射区：示指外侧缘刮法、按法、拇指推法。

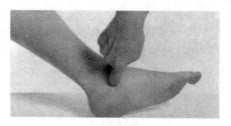

示指外侧缘刮法

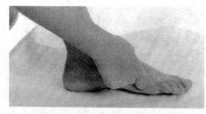

按法

3. 足外侧反射区：示指外侧缘刮法、按法、拇指推法、叩击法等。

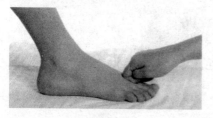

示指推法

4. 足背部反射区：拇指指端点法、示指指间关节点法、示指推法、拇指推法等。

第六篇 按摩与防病、祛病

按摩常用操作法

按摩医术在漫长的历史发展中，结合医师众多的临床治疗，逐渐积累了多种行之有效的按摩手法。

经常用到的手法有：按法、摩法、推法、拿法、揉法、搓法、掐法、点法、叩法等，其中既有比较简单的单一性手法，又有较有难度的复合性手法。在这个非常庞大的按摩手法体系中，可以说，各种疾病都能找到相应的按摩手法进行治疗。

本章我们将为你具体介绍这些简单有效、"绿色"的按摩手法。

按摩手法的命名

历史上流传下来的按摩推拿手法，千变万化、名目繁多，大都经历了一个由简到繁和由繁到简的发展与衍变。古代最初的按摩手法，大多用一个字来命名，如"按""案""跷""推""切""抚""摩""刮""掐""揉""搓"等。后来在实践中出现了将两种以上的手法相配合而生成一种复合性手法，其命名多为两种主要手法的结合，如点而压之称为"点压法"；按而揉之称为"按揉法"；牵而抖之称为"牵抖法"，等等。

单一性手法的命名

（1）以手法用力方向命名。

施术者进行手法操作时，向前方用力称为"推法"，向后用力称为"抹法"，往返用力称为"搓法"；横推用力称为"抿法"，转圈用力

287

称为"揉法""摩法"（揉法是力大而圈小，摩法是力小而圈大）；向下用力分轻重，点法力轻，按法力中，压法力重；双向分力为"牵法""拔法"，双向合力为"挤法""捏法""掐法"。即使同一手法，用力方向改变，其命名也会改变。如施术者用推法，在患者肢体上，由近端推向远端或由上推向下，称为"顺推法"，有"上肢顺推法""下肢顺推法""腰背顺推法"；反之，由远端推向近端或由下推向上，称为"逆推法"，有"上肢逆推法""下肢逆推法""腰背逆推法"等。若是双手掌在患者背上，沿着肋间隙向两侧分推，因其形像八字，故称为"八字分推法"。

（2）以手法用力方式命名。

施术者在进行手法操作时，用力使手上下颤动称为"颤法"，握住患者肢体上下运动称为"抖法"，左右运动称为"摆法"，转动关节称为"摇法"，牵拉关节称为"拔法""引法""伸法"等，用手敲击称为"拍法""打法""捶法"。

（3）以手法作用部位命名。

有两种情况：一是以此部位之名称，冠于该手法名称之前，如用捏法捏颈部，称为"颈部捏法"，捏上肢时，称为"上肢捏法"；二是以此部位之名称，附于该手法名称之后，如用摇法摇动颈部称为"摇颈法"，摇动肩关节称为"摇肩法"，摇动腕关节称为"摇腕法"。

（4）以施术者使用部位命名。

施术者在进行手法操作时，要用到手指、手掌、拳尖、肘尖、前臂等部位，因此即以施术者所用部位的名称，加上所使用之手法名称而命名。如用手指点穴称为"指点法"，用手掌揉称为"掌揉法"，用拳压称为"拳压法"。

（5）以施术者施术姿势命名。

施术者在进行手法操作时，需要采用某些姿势才能进行，如用双掌叠压于患者患处，称为"叠掌压法"；将四指屈曲进行揉动，其手指姿势如跪，故称"跪指揉法"；将双掌相对合后进行击打，称为"合掌打法"。

复合性手法的命名

在实际应用中，推拿按摩手法常常将两三种或更多的手法混合在一起使用。此类复合性手法的命名，一般以两种起主导作用的手法名称的结合而命名，如捏中带揉称为"捏揉法"，拿中兼揉称为"拿揉法"等；又如点按之后而压之称为"点压法"，点按之后而拨之称为"点拨法"。

复合性手法，结合作用部位的命名，有两种情况：一是施术者运用复合性手法，作用于患者的某一部位时，则以该部位的名称，冠于该复合性手法名称之前。如用捏揉法捏揉颈部，称为"颈部捏揉法"；用拿揉法拿揉腰部，称为"腰部拿揉法"；拿揉下肢，称为"下肢拿揉法"。二是施术者一手用某种手法，作用于患者某一部位，而另一手则用另一种手法，作用于患者的另一部位，来共同完成某一复合性手法时，则将其部位之名称，分别附于其手法名称之后。如施术者用一手握住患者踝部进行牵拉，而另一手推按患者腰部，则称为"牵踝推腰法"；若双手交叉盘于患者肩上，以肘托臂进行旋转摇动活动肩关节，称为"盘肩摇臂法"。

特定手法的命名

特定手法，是指运用某种或某几种手法，作用于患者某些特定部位或特定穴位上，或采用某些特定姿势，而达到某种特殊作用或疗效，治愈某些特定疾病或损伤的手法。这类手法多是复合性手法，经过长时间的反复使用，具有神奇功效。为了便于传播，因此用一种美妙文雅、比较响亮、有一定特色的名称，或采用民间社会上流行的俚语、成语、警句来命名，以利于记忆。

（1）以手法结合治疗穴位命名。

施术者采用某些复合性手法，作用于某些特定穴位上，以所用复合性手法的名称，加上特定穴位的名称来命名，如用点掐手法，点鸠尾穴，掐足三里穴，称为"点鸠掐里法"；用捏拿手法，作用于八邪穴（经外奇穴，在手背第一至五指掌关节后沿之间凹陷处，两手共八个），称为"捏拿八邪法"；用振颤手法，作用于上中下三脘穴，称为"颤开三脘法"。

（2）以手法动作形象而命名。

施术者采用某些复合性手法，以其动作姿势的形象而命名，如用抹推手法，作用于两眉及面颊，形如王婆画眉，故称为"王婆画眉法"；用手掌八字分开，由颈部向下直推，经腰背及下肢膀胱经线，直至足跟，其命名较难，但此手法整体看来如顺藤摸瓜之势，故称为"顺藤摸瓜法"；再如用双手合十，十指相对，运用双腕弹打之力，反复敲击患处，形如童子拜佛之状，故称为"童子拜佛法"。

（3）以手法的含义而命名。

施术者用某些复合性手法，以其手法的内涵而命名。如用一只手的中指伸入患者口中，与其在外的拇指相对，在患者面颊腮部内外，进行捏揉其咬合线及颊车、地仓穴，而治疗面瘫之法，因其形意里外相应，故称为"里应外合法"，还有诸如"喜鹊搭桥法""金蝉脱壳法"，等等。

（4）以手法作用功能而命名。

施术者采用某些复合性手法，以其手法的作用功能而命名。如用推按手法，作用于患者的胸腹部，具有开胸顺气之功能，故称为"开胸顺气法"，又如用抠掐患者腋窝、腹股沟等，而治疗昏厥休克的抢救方法，因其具有救命之功能，故称为"四把勾魂救命法"。

按摩手法的分类——阴阳五行有条理

按摩手法名目繁多，古往今来，有多种分类方法，可谓五花八门。但归纳起来，不外乎阴阳动静分类法、五行五脏分类法和功能作用分类法。

阴阳动静分类法

自古就有将各种按摩手法归纳为阴阳、动静两大类的分类方法，近代还有人依据其轻重刺激程度，将各手法分为轻重或刚柔两大类的分类方法，其实质都是二分法，它符合中医理论的"万变不离其宗，宗于阴阳"的辨证方法。此法是依据阴静、阳动、阴柔、阳刚的理论，根据操作手法中的动静刚柔刺激轻重之差异来划分的。

动、刚、剧烈、重刺激类手法属阳；

静、柔、缓和、轻刺激类手法属阴。

推拿与按摩，都是以一动一静相配合的两种手法来命名的，如《厘正按摩要术》记载："按而留之者，以按之不动也。'按'字从手从安，以手探穴而安于其上也……按而留之，摩以去之。"《石室秘录》记载："摩法不宜急，不宜缓，不宜轻，不宜重，以中和之意施之。其后掐法属按；揉法，推、运、搓、摇等法，均从摩法出也。"可见按、留、不动为静属阴；摩、去为动属阳，按摩为一动一静之法也。

《医宗金鉴》载："推者，谓之以手推还归处；拿者，两手或一手捏定患处。"可见推为动，拿为静，推拿也是一动一静也。一动一静，则阴阳之纲成，故所有手法，都可以归属到阴阳、动静两大类之中。

五行五脏分类法

五行五脏分类法，是根据各种按摩手法使用的力度与用力的方向，所达到的不同层次和产生的不同作用，与五行五脏的配属所进行分类的方法。各种手法都是以力引气、调节气机、升降浮沉、疏通经络、调理气血、调和脏腑，所有的手法都要用力，而力度各有不同，不同的力度，可达于人体的不同层次。

五体（即皮、脉、肌、筋、骨）分属于五脏，五脏配属于五行。各种手法的用力方向，尽管千变万化，但总体来看，不外乎有升提（向上）、按压（向下）、向心、离心、环形旋转五个不同的方向。依照此五种用力方向，结合其作用功能，划分为五类，以配合五脏，而分属于五行。

（1）以手法的用力力度分类。

根据按摩手法用力的轻重大小，可划分为五个模糊等级。

①轻度手法。轻度用力，只达人体皮毛。肺主皮毛，故有宣肺作用，所以轻度手法，属于肺金，如"抹法""擦法""抚法"等。

②较轻手法。用力比轻度手法略重，比中度手法略轻。其用力可达皮下血脉，具有活血通脉的作用。心主血脉，故较轻手法属于心火，如"摩法""搓法"等。

③中度手法。中等程度用力，可达肌肉层，能缓解肌肉痉挛疼痛

等。脾主肌肉，故中度手法属于脾土，如"揉法""推法""捏法""拿法"等。

④重度手法。重度用力，可达筋腱，具有舒筋理筋、调理筋腱韧带的作用。肝主筋，故重度手法属于肝木，如"抠法""拨法""刮法"等。

⑤特重手法。用力比较剧烈，可深达于骨，具有松动关节、活动骨骼、改变骨关节间隙位置的作用。肾主骨，故特重手法属于肾水，如"扳法""捶法""牵法""抖法""压法"等。

（2）以手法的用力方向分类。

根据各种按摩手法的用力方向，结合其功能作用，可划分为以下五种：

①升提类手法。引气上升，升而复降，而致宣通布散。肺居上焦，肺主宣降，喜宣通布散，故升提类手法属于肺金，如"端法""提法""抓法""抖法"等。

②按压类手法。引气下行，抑气封藏，肾主润下封藏，故按压类手法属于肾水，如"压法""按法""踩法"等。

③向心类手法。引气血归于心，心主收敛，故向心类手法属于心火，如"逆推"法等。

④离心类手法。引气血达于四肢，肝喜条达，故离心类手法属于肝木，如"顺推法""捋法"等。

⑤环形旋转类手法。引气血运行，调气机以使运化流畅，脾主运化，故环形旋转类手法属于脾土，如"揉法""摩法"等。

功能作用分类法

根据按摩手法的功能作用，大致可分为以下几种。

（1）点穴类手法。

其是指通过刺激穴位而产生治疗作用的手法，具有解痉镇静、消肿止痛、兴奋神经、疏通经络、调和气血、改善血液循环等作用。常用的"点法""按法""揉法""压法""掐法""拿法"等，都可用于刺激穴位。

（2）放松类手法。

其是指能促使皮肤肌肉、筋膜、肌腱等软组织放松的手法，具有温润皮肤、放松肌肉、舒筋活络、缓解肌肉痉挛、调和气血、养荣生津、清醒头脑的作用。常用的有"推法""搓法""捻法""弹法""滚法""抖法""运法"等。

（3）拍打类手法。

它是指用手指、手掌或握拳，在患处进行有节奏的锤击、敲打、弹叩、拍打等手法，具有刺激神经末梢和毛细血管，使局部毛细血管充血，从而改善体表血液循环的作用。常用的有"叩打法""弹打法""敲打法""拍打法""击打法""捶打法"等。

（4）活动关节类手法。

它是指用于活动患者肢体关节，令其在正常关节活动范围内进行被动活动的手法，具有促进关节活动，改善关节间隙，恢复肌肉韧带拉力，解除关节僵硬及活动受限的作用。常用的有"牵法""抖法""引法""伸法""屈法""扳法""转法""旋法""摇法"等。

（5）正骨手法。

它是指用于治疗骨折移位和关节脱臼的手法，这类手法大多包括在活动关节类手法中，如"牵引法""屈折法""拔伸法""旋摇法"等。另外，还有很多专门用于整复骨折移位和脱臼的特定手法。

（6）其他特定手法和方法。

其是指采用某些特定姿势或手法，作用于某些特定部位和穴位上，具有某种特殊疗效，或者特为治疗某种疾病而制定的手法。如"捏脊法""擎拿法""二龙戏珠法""三阳开泰法"等。

某些特定方法，是指常用手法之外的特殊治疗方法，如"刮痧疗法""干火疗法""膏摩法""踩跷法"等，以及其他配合药物和器械的治疗方法。

推法——推以通之，开利关窍

推法是常用按摩手法之一。《医宗金鉴》云："推者，谓以手推之，使还旧处也。"推法就是用拇指、掌或肘部着力于一定部位上，先轻后重，逐渐加力，进行单方向向前或向上向外的直线运动。根据推法的操作方向，可分为直推法、平推法、分推法、合推法、旋推法等；按操作者施术方式可分为指推法、掌推法、拳推法、肘推法四种。

直推法

用拇指桡侧缘或示、中两指罗纹面在一定部位或穴位上，做直线单方向移动，称为直推法。直推法操作时，要求动作轻快、连续。一般频率每分钟 200～220 次，以推后皮肤不发红为佳。其具有清泻实热，平衡阴阳，解肌发表等作用。本法适用于全身各部位，是小儿推拿常用手法之一，推时可蘸姜汁、清水或爽身粉，使皮肤保持润滑。

平推法

它是推法中着力较重的一种手法，推动时需要一定压力。其动作要领是：用力要稳，推时速度要缓慢。根据病情和治疗部位不同，可分为四种。

（1）拇指平推法。用拇指面着力，其余四指分开助力，按经络循行路线或与肌纤维方向平直向前推进，称为拇指平推法。推进的速度要缓慢，着力部分要紧贴皮肤。本法轻柔和缓，刺激量中等，临床多用于治疗风湿痹痛、肢体筋骨酸痛、伤筋、扭伤、软组织损伤、腰肌劳损等症。

（2）掌平推法。施术者用手掌着力，紧贴于治疗部位或穴位上，以掌根部为重点向一定方向推进，谓之掌平推法。手掌着力部分要紧贴皮肤，但不可硬用压力。手腕、手指自然伸直，或用掌根着力。本法具有行气活血、散瘀止痛、解除肌肉经脉痉挛疼痛等作用，多用于腰背、胸腹及大腿等部位。本法刺激缓和，接触面积较大，临床常用于治疗腰腿痛、肩背酸痛、伤筋、肩周炎、颈椎病、胸腹胀痛等症。

（3）拳平推法。施术者平握拳状，以示指、中指、无名指、小指的指间关节突起处着力或以拇指第二节桡侧面和食指、中指、环指、小指第二节着力，向一定方向推进，谓之拳推法。推时指关节突起处或指背面着力，要紧贴皮肤，推动速度宜缓慢，不要硬用压力，以免损伤皮肤。本法具有舒筋通络、行气活血、消瘀止痛等作用，多用于肩背部、腰臀部及四肢肌肉较丰厚处等部位，本法是推法中刺激量较强的一种手法。临床多用于软组织劳损、伤筋以及风湿痹痛、肌肉迟缓无力等症。

（4）肘平推法。施术者屈肘，以鹰嘴突出部着力，向一定方向推进，称为肘平推法。肘部着力点要紧压皮肤，用力要均匀深透，移动缓慢，反复多次。在治疗前局部涂用润滑剂，以避免皮肤受损，增加治疗效果。本法具有通经活络、松解肌肉痉挛、散瘀止痛等作用，多用于背脊部、腰臀部、大腿部等部位。本法是平推法中刺激最强的一种手法，临床多用于治疗腰腿痛、伤筋及下肢瘫痪等症。

分推法

用双手拇指罗纹面，自穴位中部分别向不同方向推开，称为分推法，又称分法。根据着力部分不同，临床又可分为指分推、掌分推、拳分推法。分推法操作时要求两手用力均匀、动作柔和、协调一致，着力部分要紧贴皮肤，不宜硬用压力，要多用润滑剂。本法具有调和阴阳、镇惊安神、消导宽胸等作用，多用于手、胸腹、腰背等部位。分推法较柔缓，属调理温补手法，多用于小儿推拿。

合推法

其是与分推法相对而言的，用双手拇指罗纹着力，自穴位两旁向穴位中推至合拢，称为合推法，又称合法，是辅助手法之一。动作要连续灵活，用力不要呆滞。本法具有调和阴阳、镇静安神等作用，多用于前额、颜面、胸腹、腰背部位，常与分推配合应用，起到相辅相成的作用，对于头痛、头晕、食积胀满、胸背痛具有一定效果。

旋推法

用一只手或两只手的指腹在一定部位或穴位上着力旋转推进。旋推时，要指不离穴，掌不离经，反复旋推，使患者的按摩部位有温热和舒适感。此法适用于头、腹等部位。

一指禅法——悬腕动指尖

一指禅法是推法的一种，用拇指指面、指端或拇指桡侧面着力，其余四指自然屈曲呈半握拳状，以腕关节做有节律的连续摆动，在治疗部位或穴位上推动或推进。操作时要求肩部自然放松，不可耸肩；肘关节屈曲下垂（不可高于腕关节）；腕关节放松。

此法具有理气活血、祛瘀消肿、通经止痛的作用，适用于全身各部位，尤以头腹最为常用，可用于治疗头痛、胃脘痛、筋肉拘急、风湿痹痛等症。

一指禅推法可分以下三种。

（1）指端一指禅推法。以拇指指端着力于一定部位或穴位，通过指间关节的屈伸和腕关节的摆动，使产生的力持续地作用在治疗部位上。在操作时应注意沉肩、垂肘、悬腕、掌虚、指实、紧推、慢移。

（2）偏峰一指禅推法。以拇指偏峰着力于一定部位或穴位，通过指间关节的屈伸和腕关节的摆动，使产生的力持续地作用在治疗部位上。在操作时应注意沉肩、垂肘、指实、紧推、慢移。

（3）罗纹面一指禅推法。以拇指罗纹面着力于一定部位或穴位，通过指间关节的屈伸和腕关节的摆动，使产生的力持续地作用在治疗部位上。在操作时应注意沉肩、垂肘、悬腕、掌虚、指实、紧推、慢移。本法亦可以用拇指罗纹面着力于一定部位，其余四指附着于肢体的另一侧，通过指间关节的屈伸和腕关节的摆动，使产生的力持续地作用在治疗部位上。

如何练习一指禅推法

第一阶段先在米袋上按照手法基本要求进行锻炼。将米袋置于胸前方，身体端坐，全神贯注沉肩、垂肘、悬腕、指掌半屈、拇指自然伸直，依附于示指中节呈90°直角，指端或其螺纹面吸定于米袋操作点上，腕部做有节奏的横向往返摆动。在练习至拇指能吸定于某一点上不滑动、腕部摆动灵活而富有节奏感的基础上，再进一步练习一指禅推法移动手法，即能由一点而逐渐练习到在沙米上做前后左右的往返运动。在练习移动手法时，必须做到移动时指力不空虚滑动。在米袋上的练习能够做到蓄力于掌、发力于指，指力有相当的功力时，可转入第二阶段在人体上的操作。在人体上操作时，要根据"循经络、推穴位"的原则，进行紧推慢移（按照每分钟 120 ~ 160 次的摆动速度，在体表经络线上缓慢移动）的练习。一般可先在肩背部练习，然后依次在胸腹、头面、颈项等不同的体表部位进行练习，务必使手法能娴熟自如地在体表各个部位上均可按照要领操作。

拿法——舒筋通络，调理四肢关节

拿法也是按摩常用手法之一。捏而提起谓之拿，此法是用单手或双手的大拇指和示指、中指或大拇指和其余四指对拿于患部或穴位上，做对称钳形用力，一松一紧地拿按。前者称三指拿法，后者称五指拿法。

施术要领

施术者多采取站式，进行短时间的挤压、揉捏、提起放下，反复进行，动作协调。提拿的部位主要是人体深层的肌腱、韧带等，因此施术者不要仅仅夹住表皮，更不能用指甲用力抠掐。

使用拿法时，腕部要放松灵活，用指面着力。动作要缓和而有连贯性，不可断断续续，用力要由轻到重，再由重到轻，不可突然用力。

功能与主治

本法具有祛风散寒、舒筋通络、开窍止痛等作用，适用于颈项、肩部、四肢等部位或穴位，且常作为推拿的结束手法使用。

分类

运用单手进行拿持，称为"单手拿法"，有"颈部拿法""肩部拿法""上肢拿法"等。

运用双手进行拿持，称为"双手拿法"，有"双手拿肩法""双肩拿法""下肢拿法""腰部拿法""腹部拿法"等。

拿法常与揉法相配合，称为"拿揉法"，有"颈部拿揉法""肩部拿揉法""上肢拿揉法""下肢拿揉法""腰部拿揉法""腹部拿揉法"等。

捏法——行气活血，调理脏腑功能

施术要领

施术者用单手或双手拇指和其余四指指腹对合用力，均匀地捏拿皮肉，利用上下手指辗转挤捏前进。如此反复交替，使患者有舒适温热感。施术者要用力均匀、刚中有柔、柔中有刚、灵活自如，不可呆滞，注意保护皮肤。移动应顺着肌肉外形轮廓循序进行。

功能与主治

此法一般用来捏压穴位，也可沿经脉循行的路线，循经捏压左右或相表里的两条经脉上的多个穴位，如捏项法、捏脊法等。常用于治疗食欲不振、消化不良、腹泻、便秘、失眠及小儿发热、小儿疳积等症。

捏脊法

用双手沿长强穴自下而上捏至大椎穴一线，边捏边连续不断向上推移的一种手法，称为捏脊法。

患者取俯卧位，施术者站于患者体侧，用两手拇指指腹与示、中、环三指腹相对用力，捏起皮肤，从长强穴开始，边捏边提起皮肤向上推移，至大椎穴止，捏至最后一遍时每捏三次增加一个较重的提拉动作，谓之"捏三提一"法。

施术者要保持腕部放松，动作连贯，一气呵成，做有节律地、均匀一致地循环捏动。注意手法的操作顺序是：先捏住皮肤，次提起，后捻动，再后推移，复捏住皮肤，然后进行下一个循环的操作，周而复始，连绵不断。

捏脊法的着力部位在指腹，而非指端，捏起时勿拧转肌肤，并注意捏的力量适度。操作之前，可在皮肤表面涂以适量的介质。

在进行捏脊时，压力宜由小到大，逐渐增加。当患者出现"得气感"

时，可再持续数十秒钟或更长时间，然后缓慢放松，接着再次重复前面的动作。次数和压力大小可视病情及治疗需要灵活掌握，一般每穴操作时间以 2 ~ 5 分钟为宜。

此法具有消积导滞、健脾和胃、调正阴阳、通经活络、促进气血运行、改善脏腑功能的作用。

按法——用于胸胁病痛的常用按摩法

按法又称按压法，是最常用的按摩手法之一，也是一种较强的刺激手法。此法以拇指罗纹面或掌根部或肘尖着力，先轻后重，由浅入深地按压体表一定部位或穴位，有节奏地逐渐用力，深压捻动，得气后停留5 ~ 10 秒钟，再将手缓慢抬起，动作缓和。由于着力部位、用力轻重及适用范围不同，可分为指按法、掌按法、肘按法等。

指按法

运用手指按时，称"指按法"，此法又可分为拇指按法、示指按法、跪指（屈指按）法、骈指按法等。按摩时用拇指或示指、中指罗纹面，或第一指间关节的弯曲突起处，着力按压，多用于经穴或阿是穴。

此法接触面积小，容易控制或调节刺激量，对全身各部都适用，具有很好的疏通经络、散寒止痛的作用。

掌按法

用掌根或掌面着力按压体表的一种方法，称为掌按法。掌按法可单掌亦可双掌重叠按压。按压后要稍作片刻停留，再做第二次重复按压。为增加按压力量，在施术时可将双肘关节伸直，身体略前倾，借助部分体重向下按压。

此法适用于面积大而平坦的部位，掌面按用于腹部治疗，掌跟按用于腰部、臀部、背部等肌肉丰厚的部位。此法具有疏松筋脉、温中散寒、活血祛瘀等功效，主治腰背疼痛、脊柱侧突、脘腹疼痛等症。

肘按法

屈肘用肘尖着力按压。此法力度较重，刺激强，多用于腰、臀部等多肌肉的部位，适用于治疗腰肌强硬、顽固性腰腿痛等病。

为了便于治疗，轻按时施术者取正坐位，重按时施术者应取站立式。

施术者呼吸自然、用力平稳、动作协调、由轻而重、逐渐加力，不能用暴力，特别是胸背部用掌按时切忌，以防肋骨损伤。

此法具有通经活络、宁心安神、松缓肌肉、镇静止痛、矫正畸形等作用。其应用范围广，可在全身各个部位及穴位应用，可用来治疗感冒、头痛、失眠、心绞痛、腰腿痛、胃痛、肢体麻木、筋骨劳损、瘫痪等病症。

摩法——治疗消化疾病和美容养颜的常用法

摩法是最常用基本手法之一。《医宗金鉴·正骨心法要旨》说"摩其壅聚，以散瘀结之肿"，《内功图说·分行外功》提到"两手摩腹，移行百步，除积滞"就是用手掌面或示指、中指、无名指并拢的指腹，贴附于治疗部位，以腕关节连同前臂做轻缓而有节律的盘旋摩擦，着力面按顺、逆时针方向做旋转运动。《石室秘录》云："摩法不宜急、不宜缓、不宜轻、不宜重，以中和之意施之。"

施术要领

施术者取坐位，在患者体表的一定部位施术，每次坚持 15 ~ 20 分钟，按摩过后患者肌肉深层应产生舒适感，无不良反应。施术者要注意肘关节微屈，腕部放松，指掌自然伸直，着力部分要随着腕关节连同前臂做盘旋活动，用力自然，压力大小应以病人感觉有一定压力为宜。

摩法可做顺时针摩动或逆时针摩动，以顺时针为主，"顺摩为补，逆摩为泻"；"急摩为泻，缓摩为补"。根据患者的身体状况，慢性病多为虚症，虚则补之，用缓摩法；急症多为实症，实则泻之，用泻法。快速顺时针摩运，可通调胃肠积滞，具有祛热通便的作用；逆时针摩运，则能温中止泻，具有温补下元的作用。

功能与主治

本法具有调理脾胃、理气和中、消积导滞、调和气血、散瘀消肿等作用，适用于全身各部，重点用于胸胁、脘腹、背腰部及各关节部。

摩腹部，有通便、止泻、健脾、消食等作用，用于治疗脘腹胀痛、腹鸣、脘腹冷痛、食积、便秘、腹泻等症。

摩胸部，有宽胸理气、舒肝解郁等作用，用于治疗胸闷气滞、胁肋胀痛、肺气肿、胸胁碰伤等症。

摩关节，有消肿止痛、祛风散湿等作用，用于治疗风湿性关节炎、滑膜炎、骨关节炎等症。

本法刺激轻柔、缓和，是按摩胸腹、胁肋部的常用方法。

滚法——刚柔相济受力大

滚法也是常用的按摩基本手法，此法用手背近小鱼际侧部，或手背小指、无名指、中指、示指关节部分，附着在患者体表一定部位或穴位上，通过腕关节，做前后连续不断的屈伸、外旋、内旋滚动。

用侧掌在治疗部位上滚动，使产生的力持续作用于治疗部位上，称为"侧掌滚法"；握拳用小指、无名指、中指、示指的第二指关节突起部着力滚动，称为"握拳滚法"。滚动速度为 120 ~ 160 次 / 分钟。

施术要领

本法操作要求持续三至五分钟，所以压力要适当，使治疗部位产生酸、麻、胀感，而体表不感疼痛为宜。手法呈自主滚动状态，但不能以手或臂去摩擦移动。

本法接触面积大，压力深透，适用于颈、肩、背、腰、臀、腿等肌肉丰厚的地方。对于胸腹部、头面部和小关节等部位不宜使用。

运用滚法要注意肩、臂、手腕放松，肘关节微屈约 120°，使着力于体表的部分能紧贴体表做往返滚动，不要跳动或手背拖拉摩擦。运用压力要均匀，动作协调而有节律性，不能忽快忽慢，时轻时重。

功能与主治

滚法具有舒筋活血、温通经络、滑利关节、散寒止痛等作用，适用于身体肌肉较丰厚的部位，如肩背部、颈部、腰骶部、臀部、四肢等，可治疗风湿痛、肢体麻木、关节不利、瘫痪以及软组织损伤引起的运动功能障碍疾患。

双滚肩背法

体位：坐位或俯卧位。

操作：施术者沉肩、屈肘、悬腕、手握空拳，以小鱼际及掌背尺侧，做肘部一屈一伸带动腕拳部旋滚揉摇，反复施术于患者肩背部进行滚动。

要领：此法主要用于肩背部，可双手同时进行也可交替操作；施术中要滚动自如，手法灵活，均匀而有节律，动而不滞，摇而不浮，不推不按，边滚边移。

作用：温经通络、疏松肌筋、活血止痛、调和气血、疏散风邪。

龙凤呈祥法

体位：仰卧位。

操作：施术者两拇指弓起，示指略屈曲，以掌背及高骨处着力于两侧肋缘，自上向下，一上一下、一起一伏、一前一后地推而滚运。边推边运，边运边滚，边滚边移，推运结合，往返操作数次。

要领：动作要协调，灵巧自如，用力要均匀一致。

作用：健运脾胃、疏肝理气。

擦法——温经通络，治疗寒症的透热疗法

擦法是按摩常用手法之一，是以手掌面、大鱼际或小鱼际部分着力于一定部位上，做前后或左右的直线来回摩擦，使之产生一定的热度，以皮肤有温热感即止。擦法有掌擦、鱼际擦和侧擦之分，其中以小鱼际及手掌尺侧着力者称为侧擦法；用大鱼际着力的称为鱼际擦法；以全掌着力的称为掌擦法。

擦法与摩法在动作上是有联系的，擦法的操作是直线往返移动，摩法则是环旋移动，所以擦中兼摩，摩中兼擦。

施术要领

患者取坐位或卧位。施术者腕伸直，使前臂与手掌面接近于同一平面，以手的掌指面或鱼际贴附于施术部位皮肤，稍用力下压，以肩为支点，上臂做主动运动，带动手做均匀的上下或左右的往返直线摩擦移动，

以局部皮肤微红为度。

擦法动作要稳，不论横擦或直擦均应在一条直线上，不能忽快忽慢。擦时始稍慢，后稍快，以局部发热为度。

擦时往返距离要拉长，动作要连贯持续，往返距离太短易擦伤皮肤。

压力要均匀适中，不可忽浮忽沉，以不使皮肤起皱折为宜。

施术者肩部要放松，屈肘内收，做到发力于臂，蓄劲于腕，动作平稳而有节奏性。

施法时不能操之过急，呼吸要调匀，千万莫憋气，以伤气机。

摩擦频率一般每分钟 100 次左右。

擦法在临床上常作为最后使用之手法，一般在擦法之后，就不在该部使用其他手法，以免皮肤破损。但擦法之后可辅以湿热敷，能加强疗效。

功能与主治

此法具有调和气血、疏经活络、健脾和胃、温阳益气、温肾壮阳、祛风活血、消瘀止痛、镇静安神、舒展肌筋等功效。对肢体麻木、慢性劳损、软组织损伤、落枕、体虚乏力、脘腹胀痛、月经不调、腰背风湿痹痛等症有很好的疗效。

揉法——消除疲劳的快捷好方法

揉法是常用按摩手法，是用手掌大鱼际、掌根部或手指罗纹面部分，附着于患者一定的体表部位上，做轻柔和缓的回旋揉动。《保赤推拿法》云："揉者，医以指按儿经穴，不离其处而旋转之也。"《厘正按摩要术·揉法》云："揉以和之。揉法以手宛转回环，宜轻宜缓，绕于其上也，是从摩法生出者。可以和气血、活筋络，而脏腑无闭塞之虞矣。"

施术要领

施术者指、掌皮肤与患者施术部位皮肤相对位置不变，用力轻柔、和缓，由轻到重，再到轻。动作以顺时针为主，要有节律，速度均匀，以每分钟 120 ~ 160 次为宜，移动要缓慢。施术者的手要紧贴在操作部位上，不能在患者皮肤的表面摩擦滑动，切不可用蛮劲、强劲手法施术。

功能与主治

揉法具有调和气血、宽胸理气、消积导滞、舒经活络、温经散寒、消肿止痛、促进血液循环之功效，可用于治疗头痛、眩晕、失眠、面瘫、脘腹胀痛、胸胁闷痛、便秘、软组织损伤等病症。

分类

揉法根据施术时的着力点不同，可分为指揉法、掌揉法、大鱼际揉法、肘尖揉法等。

（1）指揉法。

用拇指或示指、中指的指腹，或用示指、中指、无名指三指的指腹轻按在患者一定部位或穴位上，腕部放松，做轻柔和缓的小幅度回旋揉动。此法着力均匀、连贯，由轻而重，逐渐扩大范围，旋而不滞、转而不乱、揉而浮悬，动作深沉，作用面积小而集中。指揉法又分为拇指揉法，以拇指进行旋转揉动；二指揉法，以示指、中指进行操作；三指揉法，以示、中、无名指进行操作。

（2）掌揉法。

以掌根或掌面部位吸定于施术部位，腕部放松，肘为支点，前臂旋转摆动，带动腕部做轻柔和缓旋揉，称掌揉法。掌揉法因手作用的部位不同，又分为鱼际揉法、全掌揉法和掌根揉法。鱼际揉法，以小鱼际部位吸定施术部位，持续进行揉动，也可紧揉、慢移，此法常用于头、面、肩背部；以全掌着力于施术部位进行操作，叫全掌揉法，既可吸定一处，又可边揉边缓慢移动，常用于腹部；以掌根着力施行揉法，称为掌根揉法，主要用于腰臀部。

抖法——肢体放松，滑利关节的按摩法

施术者用双手握住患者的上肢或下肢的末端，或握住腕关节、踝关节，将患者的肢体牵拉至自然伸直位，先缓慢柔和地摇转，然后微微用力做小幅度的上下连续抖动，使患肢关节、肌肉有松动感，称为抖法。

分类

抖法在临床上常作为辅助或结束手法，有上肢抖法和下肢抖法之分。其操作如下。

上肢抖法

患者取坐位，上肢放松。施术者站立在患者的前外侧，上身略微前倾，用双手握住患者的手腕部（不宜握得太紧），缓缓地将其患肢向前外侧方向抬起，呈 60°~70°；然后施术者以腕力为主做连续小幅度的上下抖动，并使其抖动如同波浪样地由远端腕部逐步地传递到近端的肩部。施术者还可以用手掌按住患侧肩部，另一手握住患侧远端的腕部，在腕部用力做连续小幅度的上下抖动。

下肢抖法

患者取仰卧位或俯卧位，下肢放松。施术者站立其足后方，用双手分别握住患者后踝部，先将患者双下肢徐徐抬起离床面 20~30 厘米，然后施术者以臂力为主，小幅度地上下抖动，使整个下肢产生舒松感。在做抖下肢时可配合做肢体内、外旋转的运动。对高大重实的患者可两腿分开操作。

施术要领

抖动时用力要自然，抖动幅度要小，但频率要快。一般抖动幅度在 3~5 厘米；上肢抖法频率一般在每分钟 200 次左右；下肢抖法频率一般在每分钟 100 次左右。

需提前嘱咐患者一定要放松肢体，配合治疗，否则动作无法进行。

功能与主治

本法具有调和气血、放松肌肉、理顺组织、舒展筋骨、滑利关节等作用，适用于四肢及肩、髋关节等部位。抖上肢能治疗肩臂酸痛、上肢活动不灵、肩关节周围炎症等疾病；抖下肢可治疗腰腿痛、腰椎间盘突出症等病。

拍法——治疗急、慢性腰肌劳损的常用法

用手指、手掌为着力部，附着于体表一定部位，进行平稳而有节奏的反复拍打的手法，称为拍法。

施术要领

施术者腕关节要具有弹性，动作柔和且有节律性，自上而下反复拍打。手法要灵活而有弹性，顺序而有节奏地双手交替进行，亦可单手操作。

用力要平稳、均匀、适中，以局部发生轻微震动、皮肤出现微红充血、患者感到舒适为宜。

体虚患者用力要轻，重症体实者用力要重。

轻拍以腕关节、中拍以肘关节、重拍以肩关节带动施以拍打，切忌施加暴力。

功能与主治

本法具有调和气血、疏通经络、缓解痉挛、舒展筋肌之功效，适用于腰背、四肢等部位。可用于治疗四肢麻木、半身不遂、肌肉萎缩、风湿性疼痛、局部知觉迟钝、肌肉痉挛等病症。

用双手分别握住患者关节的近端和远端，在关节的生理运动范围内，顺着关节运动轴的方向使关节做前后屈伸、左右侧屈或环转摇晃等被动动作，叫做摇法。因患者部位不同，施术的手法也同中有异。

摇法——适于全身各关节疾病的按摩法

摇肩法

以右肩为例。

（1）患者取坐位。施术者站于患者左后方，以腹部顶住患者背部，右手托住患者右肘，左手握住患者右手手指或右手的尺侧，使肩关节沿前下→前上→后上→后下→前下的方向摇动，并使其摇动的范围逐渐加大。

（2）施术者站在患者的右后方，左手扶按患者的右肩，右手握住患者的右腕部，环旋摇动患者的肩关节。亦可用右手托住患者的右肘，环旋摇动患者的肩关节。

（3）施术者站在患者的右后方，左手扶住患者的右肩，右手虎口经患者的腋下握住患者的右前臂下段的桡侧，做前下→前上→后上→后下的摇动，亦可做水平方向的摇动。

摇肩时，施术者握住患肢轻而不放，自主旋转，幅度由小到大，以患者能承受为宜。本法有滑利关节、改善局部血液循环、松解粘连等功能，用于治疗肩周炎、肩关节损伤等症。

摇颈法

（1）患者取坐位，颈部放松。施术者站在患者的侧后方，一手扶住患者的后枕部，另一手托住患者下颌，做缓慢的环旋摇动，并使其摇动的范围逐渐加大。亦可用肘夹住患者的下颌，另一手托住患者的后枕部，做缓慢的环旋摇动。

（2）施术者站在患者的后方，两手托住患者的头部（拇指在后，其余四指在前），施术者用两前臂的尺侧压住患者的肩部。施术者两肘与两手相对用力，边向上拔伸，边缓慢地做环旋摇动，并使其摇动的范围逐渐加大。

摇颈时，动作要准确、幅度适宜、手法轻柔。本法具有滑利关节、松解粘连、舒经活血之功效，可治疗颈椎性疾病。

摇腰法

患者取坐位，左手绕过施术者右肩搭在其颈后，施术者站在患者左侧，右手从患者左上肢下面绕过颈后搭在其右肩部，左手经患者腹部抱住患者右腰部进行环形摇动。

摇腰时，施术者需站稳，以便于控制患者身体，患者腰部放松，施术者摇腰动作从小变大，手法柔和。本法具有活血化瘀、滑利关节之功效，用于治疗腰肌劳损、腰椎间盘突出症等病。

摇肘法

施术者与患者相对而坐，施术者左手固定患者的肘窝部，右手轻握患者的手腕，做顺、逆时针方向摇动。

摇肘时，幅度由小到大，勿操之过急。本法具有松解粘连、舒筋解痉，恢复肘关节功能之功效，用于治疗肘关节损伤、网球肘等症。

摇髋法

患者取仰卧位，两下肢伸直。施术者站在患侧，一手扶患侧膝部，另一手扶踝；先使膝关节屈曲，同时使患侧髋关节外展、外旋至最大限度，然后使髋、膝关节极度屈曲；再使髋关节极度内收、内旋，最后伸直患侧下肢。

摇髋时，要手法轻稳，动作由小到大、由轻到重，切忌手法粗暴。本法具有滑利关节、通经活络之功效，用于治疗髋关节炎症等病。

摇膝法

（1）患者取仰卧位，施术者站在患侧，一手扶膝，一手托踝，环旋摇动膝关节。

（2）患者取俯卧位，施术者站在患者的侧方，一手扶患者大腿下段的后侧，另一手扶患者的足跟部，环旋摇动患者的膝关节，并使其摇动的范围逐渐加大。

摇踝法

患者仰卧，患肢伸出床沿，施术者坐在患者足端，左手托住患者足跟以固定，右手握住足趾部，双手同时反方向摇动，使踝关节做顺、逆时针方向活动。

摇踝时，施术者双手的动作要协调、用力要平稳、幅度不可过大。本法具有滑利关节、解痉止痛之功效，可用于治疗踝关节扭伤、踝关节组织炎症等病。

拔伸法——缓解肌肉痉挛的强效剂

击，有叩击、击打之意。击法，是用拳背、掌根、掌侧小鱼际、指尖或桑枝棒击打体表一定部位或穴位，达到治疗和保健目的的一种手法。此法是叩击类手法中用力较重的一种手法。

施术要领

击法用力快速而短暂、刚中有柔，速度均匀而有节奏，击打时不能有拖、抽动作。用力大小应视部位、肌肉是否丰满，体质强弱与否而定。

年老体弱者及儿童禁用此法，有精神病及心脏病者慎用此法。

功能与主治

叩击法具有疏通经络、调和气血、祛风散寒、活血化瘀、开胸顺气、解痉止痛、健身益智、安神醒脑、消除疲劳等功效，用于治疗肌肉疲劳、肢体麻木、肌肉痉挛、肢体瘫痪、肌肉萎缩及风湿痹痛等病。

分类

（1）指尖击法。

施术者两手手指微屈曲，腕关节放松，运用腕关节做大（或小）幅度的屈伸，以指端重力（或轻轻）击打施术部位。

施术时动作要轻巧、灵活自如，着力均匀而有节奏，依据患者胖瘦决定用力大小。

（2）侧击法。

施术者手指自然伸直，腕略背伸，用单手或双手小鱼际部位击打施术部位。

施术时要求轻快而有节奏。侧击法着力应视施术部位不同、肌肉丰满程度、体质强弱而决定用力的大小。

此法主要用于项背部、腰臀及四肢。

（3）掌击法。

施术者手指自然分开，微屈，腕关节伸直或背伸，以掌根或小鱼际部位着力在施术部位，进行击打。

施术时腕及拳用力挺住，不可屈伸，以上臂力量进行击打。击打肌肉丰满处，不可击打骨骼突出部位。

此法用于腰、背部及四肢。

（4）拳击法。

施术者以单手或双手握拳，在臂力带动下，以空拳着力于患者患病部位，一起一落，有节奏地击打。或者以反拳（拳背）着力于施术部位，用贯力缓慢而轻松地击打，双手交替进行。

在施术过程中应注意腕关节要挺住，不能屈伸。利用肘关节屈伸力量，使整个拳平稳地接触施术部位，用力稳重，拳击 3 ~ 5 次即可。

此法用于肌肉丰满的臀部及腹外侧。

（5）棒击法。

施术者以桑枝棒、按摩棒或磁疗棒等工具，用棒体平击施术部位。

此法属强刺激手法，特别要控制击打的力量及方向，棒的方向应与击打部位的肌肉纤维方向平行，腰骶部应与脊柱垂直，用力由轻到重，适可而止，击打 3 ~ 5 次即可。棒与身体接触面要大，应以棒体的大部分，平稳击打施术部位，不能用棒尖。在肺区或肾区慎用棒击法。

点法，是施术者运用手指、拳尖或肘尖着力，刺激患者肢体的某些穴位，使之产生酸、麻、胀、沉等感觉，促使患处瘀滞凝结的气血得以疏导消散。促使经络气血的循行畅通无阻，达到镇静解痉、消肿止痛的效果。

点法——解除风寒的妙方

施术要领

垂直用力，固定不移，由轻到重，稳而持续。点法是由按法衍化而来的，具有着力点小、刺激强、操作省力、着力深透的特点，切忌暴力施术。

功能与主治

本法具有通经活络、消积破结、调和阴阳、消肿止痛、点穴开筋、补泻经气、解除痉挛、祛散风寒之功效。

分类

用手指点时，称为"指点法"，有"拇指点法""示指点法""中指点法""剑指点法""骈指点法""四指点法"等。

用拳尖点时，称为"拳尖点法"；用肘尖点时，称为"肘尖点法"。此二法大多是为了便于增加点穴手法的力度。

点法常与按法、压法、揉法等手法相配合，而组成复合性手法，如与按法配合，组成"点按法"；与压法配合，组成"点压法"；与揉法配合，组成"点揉法"。再加上施术者施术部位的不同，又有"拇指点按法""拳尖点揉法""肘尖点压法"等手法的区别。

点法，是按摩的基本手法或先行手法之一，在进行某些手法之前，必须先点于治疗穴位上，才可施行其他手法。

掐法——解除胃肠痉挛的妙方

掐法，是施术者用拇指甲尖着力，掐于患者的治疗穴位上，而不刺破皮肤，使其产生相应的感应，又称切法、爪法，如"掐人中法""掐合谷法""掐外关法"等。

若用中指甲尖着力，掐于患者的治疗穴位上，使其产生相应的感应，称为"中指掐法"，如"掐内关法"等。运用拇指甲尖与中指甲尖相对着力，掐在某些相对的治疗穴位上，称为"双指掐法"，如"掐内外关法""掐前后肩关法""掐腋窝法"等。

施术要领

施术时手指垂直用力按压，用力由轻到重，不能抠动，以免掐破皮肤；掐后继以按揉，以缓和刺激，减轻局部疼痛感；掐法次数一般掌握在 5～6 次，不宜反复长时间应用；掐法取穴要准；施术时患者有酸、麻、胀、痛的感觉。

功能与主治

掐法是一种比较强烈的刺激性手法，具有显著的刺激穴位、兴奋神经、清醒大脑、疏通经络、缓解胃肠痉挛、止吐、止呕、解痉镇痛、抗休克、治昏厥的急救作用。

顺藤摸瓜法

患者取坐位，施术者站在其后，用一手反握患者手腕向外展方向牵拉，另一只手环抱住患者头部，并以肘窝兜住患者下颌，两手同时反方向用力，用突发寸劲巧劲，牵拉上肢的同时扭转头颈，形似顺藤摸瓜之状，称为"顺藤摸瓜法"。做完之后换手做另一侧。

施术时需轻度至中度用力，用寸劲巧劲，可出现颈椎扭转之响动声。

此法具有舒筋活络、活动关节的作用，可治疗颈椎病、肩周炎、颈肩部扭挫伤、颈椎小关节错位、落枕等症。

喜鹊搭桥法

施术者用拇指、示指二指尖相对着力，逐个点掐患者指（趾）甲根两侧的经络起止点。

施术时需轻度至中度用力，以掐时感觉到刺痛为宜。

此法具有醒神开窍、平衡阴阳、调节神经、理气活血、散风止痛之功效，主治外感发热、头晕目眩、中风面瘫、手足麻木、半身不遂、风寒痹痛、癫痫癔症等病症。

点鸠掐里法

患者仰卧，施术者先用拇指或中指尖着力，点按揉动患者剑突下方鸠尾穴，称为"点鸠尾法"；然后，再用拇指尖着力，掐点患者下肢的足三里穴，称为"掐足三里穴"。两法合称"点鸠掐里法"。

施术时需轻度至中度用力，点鸠尾法可产生酸胀感，指下有搏动，可促使胃肠蠕动加快；掐足三里穴，可使酸胀感发散至足。

此法具有健脾和胃、理气活血、通经活络的功效，可治疗胸口痛、胃脘痛、呃逆、呕吐、胃肠炎、消化不良、腹痛等症。

常见病按摩疗法

不同的按摩手法，就像不同的中草药一样，既可单独使用，又可相互配合使用。药物的配伍规律，有君臣佐使；手法的配合规律，有刚柔缓急。

某些按摩手法配合起来，经过反复的临床实践和应用，逐渐形成了固定的搭配，即"手法套路"。这些按摩手法套路，跟中草药一样，有一个对症下药的原则，不同的疾病，所采用的按摩手法套路必然不同。本章将为你介绍一些常见病的按摩手法套路。

感冒——以常见感冒穴位和背俞穴来治疗

感冒又称伤风、冒风，是风邪侵袭人体所致的常见外感疾病。临床表现为鼻塞、咳嗽、头痛、恶寒发热、全身不适。

感冒的发生主要是由于人体体虚、抗病能力减弱，当气候剧变时，人体卫外功能不能适应，邪气乘虚由皮毛、口鼻而入，引起一系列肺卫症状。偏寒者，则致寒邪束表、肺气不宣、阳气郁阻、毛窍闭塞；偏热者，则热邪灼肺、腠理疏泄、肺失清肃。感冒虽以风邪多见，但随季节不同，多夹时气或非时之气，如夹湿、夹暑等。

临床常见有风寒感冒、风热感冒两种，风寒感冒可见发热头痛、全身疼痛、咳嗽痰白、口不渴症状；风热感冒可见发热咽痛、头胀痛、口渴、咳嗽痰黄等症状。

感冒的按摩手法可在一般手法的基础上辅以点穴按摩，穴位以常见的感冒穴位和背俞穴为主。

按摩疗法一

端坐，用大鱼际揉整个前额部，上下左右 3～5 分钟；接着用分法、合法施于前额，抹眼眶上下缘各 5～10 次；再以双手拇指螺纹面按揉左右太阳穴、迎香穴各 30～50 次。如伴有头痛，加按揉百会穴；咽喉痛，加按揉天突、鱼际穴；发热，加按揉曲池穴；伴有消化道症状者，加按揉中脘、足三里穴。

按摩疗法二

（1）点揉曲池、列缺、太阳各 1～2 分钟，以身体有酸胀感为宜。

（2）以示指、中指分别点揉枕后的风池穴，左右交替，以有酸胀感为宜。

（3）用两手示指在鼻翼两侧进行捏揉 3～5 分钟，然后点揉两侧的迎香穴 2～3 分钟，以有酸胀感为宜。

（4）两手拇指置于头的两侧相对固定，其余四指自两眉之间印堂至前发际做直推法，拇指下压力量稍大，并可先点按印堂穴，以有酸胀感为宜。

（5）两手拇指桡侧，自前额中线向两侧分推至太阳穴，分推从两眉弓开始，逐渐移至前发际，力量大小适中，以患者有热感为宜。

（6）拇指和其余四指对称用力，拿项后大筋，捏紧后向上提，如此3～5遍。

（7）俯卧，施术者拇指用力，在患者背部点揉肺俞、大椎穴，每穴1～2分钟。

（8）施术者用手掌面着力，推擦膀胱经，从大椎穴水平位置开始，沿背部的膀胱经到臀部之上做直推和直擦。操作时，拇指和其他四指分开呈90°左右，力量大小适中。

（9）施术者双手放在患者后背，拇指在内，指尖在外，用力将背部肌肉提拿，沿膀胱经线操作3～5分钟，以背发热为宜。

（10）施术者两手掌张开，有节奏地上下拍打患者背部，先轻后重，节奏加快，以后背有热感为宜，然后手法放慢，空掌拍遍背部。

头痛——临床常见症，上星、攒竹来帮忙

头痛是指头颅上半部，即眉目以上至枕下部为止范围内的疼痛，是临床上常见的自觉症状，可见于多种急慢性疾病。中医理论认为，头为"诸阳之会""清阳之府"，脏腑经络的气血都相会于头，因此无论外感还是内伤，都可以通过经络气血直接或间接地影响头部。头痛，既可以单独出现，也可以并发于其他疾病之中。

头痛的原因很多，无论外感六淫还是内伤七情都可导致头痛。"伤于风者，上先受之"，所以外感头痛以风邪为多，因为"风为百病之长"，故有风寒头痛、风热头痛、风湿头痛之分。内伤头痛多由脏腑失调、气血不足导致，故有肝火头痛、痰浊头痛、气滞血瘀头痛之分。急性头痛多为外感，慢性头痛多为内伤。

按摩疗法一

（1）患者仰卧于床上，施术者用中指尖着力，反复抠揉双风池、风府、太阳、丝竹空等穴。

314

（2）用双手拇指向两侧分抹眉弓及眼眶缘，从攒竹穴至眉梢穴，反复抹动 3 ~ 5 遍。边抹边向上移，至抹动前额反复 3 ~ 5 遍。

（3）用双手拇指尖着力，反复交替自印堂划动，顺督脉向上经神庭、上星、前顶等穴，划动至百会穴处，反复点揉百会穴，同时用两手中指点揉头维穴。

（4）用十指尖着力，反复颤点划动头皮及穴位，再用双手中指反复交替抹动鼻子两侧，自迎香穴经睛明、攒竹等穴至印堂穴会合。

（5）用双手四指尖反复颤点两眉弓，边颤点边向两侧移动，自攒竹穴移向眉梢，反复 3 ~ 5 遍。

（6）用双手中指尖点揉按压两侧攒竹穴 1 ~ 2 分钟，再用双手呈佛手掌式，轻轻敲击头额部及两侧颞部。再用合掌击法，轻轻敲击前额头顶及两颞部。最后，用双手掌按摩头面部，反复 3 ~ 5 遍。

按摩疗法二

（1）拿上星。患者正坐，施术者相对站立，先用松节油或75%乙醇在需要按摩的局部揉擦两遍，然后用两拇指头压住印堂，两示指头压住上星，其他手指托住头部两侧，施术者深呼吸，吸气，将气运至劳宫穴，然后拇指和示指微屈成正反两个"S"形，紧靠皮肤，示指固定，拇指头呈"V"形向上星穴按摩，连续 20 次。

（2）推攒竹。体位及术前准备同前，用两拇指指头压住攒竹穴，其他手指托住两侧，运气到指端呈"一"字形沿眉向左右分推，连续 20 次。

（3）运太阳。术前同上。用两拇指头紧贴左右太阳穴，运气到指端，呈螺旋式运动 20 次。

此法每日按摩一次，到痊愈为止，有奇效。

中风后遗症——按摩腰椎两侧是重点

脑血管意外，中医称为"中风"，中风是以突然昏倒、意识不清、口渴、言謇、偏瘫为主症的一种疾病。它包括现代医学的脑出血、脑血栓、脑栓塞、短暂脑缺血发作等病，是一种死亡率较高的疾病。中风发病极为急骤凶险，急性期过去后，多留有后遗症。

中风是因为"热极生风""虚风内动"而导致机体肝肾不足、气血衰少。中风后遗症,以口眼歪斜、舌强语拙、半身不遂或上下肢偏瘫、肢体疼痛为多见。对于中风后遗症,治疗必须抓紧时间。中风之后,脏腑虚损,功能失调,病邪稽留日久,正气定必耗损,临床上多见气虚、肝肾阴虚、心脾阳虚突出。

按摩疗法

(1)患者俯卧,施术者在患者脊柱两侧用滚法按摩,由背向下到臀部、大腿后、小腿后,其中以腰椎两侧和环跳、委中、委阳、承山为治疗重点,在施滚法时配合腰部及患部髋关节被动活动,时间约5分钟。

(2)弹拨脊柱两侧膀胱经部位3～5遍,然后采用掌推法按摩督脉和下肢后侧,自上而下反复操作3～5次。

(3)按揉背部天宗、心俞、肝俞、胆俞、脾俞及肾俞、大肠俞、承扶、昆仑,每穴半分钟。

(4)患者侧卧位,先施滚法于患部上下肢外侧,重点在肩髃、臂臑、曲池、手三里、外关、风市、阳陵泉、悬钟,时间约5分钟,配合肩、肘、膝、踝关节的被动活动。

(5)患者仰卧位,先施滚法于患部上下肢内侧,按揉肩前陵、尺泽、小海、合谷、髀关、伏兔、足三里、三阴交、解溪,做髋关节、膝关节、踝关节屈伸、内外旋的被动活动,时间10分钟。

(6)患者坐位,用抹法自印堂至太阳穴,往返3～5遍,同时配合按揉睛明、攒竹、太阳,再按揉风池、风府,拿肩井,时间5分钟。

(7)为患者做患部上肢屈伸、上举及肩关节外展、内收的被动活动,反复10次。

每日或隔日治疗一次,每次按摩30分钟,15次为一个疗程。

此法适用于脑血管意外后遗症,若能坚持治疗,持之以恒,多能收到良好疗效。

脱发——直取百会、风府和四神聪

脱发又称"斑秃"，一般分为局部性脱发和全部性脱发。脱发的原因很多，病理性脱发常与急性传染病、全身疾病、皮肤病有关；生理性脱发可因营养不良、神经功能障碍、内分泌失调引起。不少人脱发与精神因素密切相关，常因精神压力过大、情绪极度不稳，引起交感神经持续兴奋、毛细血管痉挛收缩，从而使毛囊根部营养不良，造成毛发骤然大量脱落。

从中医学上讲，头发的好与坏是人体五脏六腑功能的外在表现。中医有"肾主骨生髓，其华在发，发为血之余"之说。脱发多因血热内蕴，热极生风，风动则发脱；或气血亏虚，肝肾不足，风邪乘虚来袭，发失营养；或气滞瘀阻，血不养发所致。

自我按摩可以加强头皮的血液循环、改善毛囊的营养、促进头发再生，有防止头发再次脱落的作用。自我按摩法每日早晚各一次，每次约10分钟，最好能做到持之以恒。

按摩疗法一

（1）端坐，调整呼吸，平心静气。沿膝下肾经，由下而上做局部轻柔按摩5次。以拇指交替按压两侧三阴交穴5次，在膝下膀胱经由上而下做螺旋式按揉5次。

（2）在脱发处涂生姜牛奶汁，然后以手有规律地抓揉局部至整个头部，再由头部点叩至患病局部，来回共5遍。点按同侧风池、率谷、玉枕、百会、上星穴1～3遍。最后拿捏颈部及肩部15遍，搓颈项5遍。

（3）以手搓热、熨帖眼球1分钟。再以手搓热摩腹1分钟。

按摩疗法二

（1）按摩百会穴。采用按法，以拇指的指腹作用于百会穴，力度适中，以患者不觉晕为宜，用力时不是用指力，而是呼气、沉肩、肩发力于臂而贯于指。

（2）点揉风府穴。采用点法揉法，以拇指指端沿顺时针点揉旋转

5次，力度适中，在点和揉时应向上用力，方能见效。点法着力点较小，刺激性强，配以揉法可刚中带柔，取长补短。以患者觉酸胀、不感痛为准。

（3）点揉风池穴。按摩手法同风府穴的手法，疏散在表的风邪，点穴开筋，松解局部肌肉痉挛。

（4）点揉太阳穴。因太阳穴较敏感，故采用点法揉法，力度为轻缓，以中指指端点太阳穴，由轻至重后轻，旋转揉动5次，动作持续，着力深透。此法可祛散风寒，解除头脑紧张感，以缓解头部血液循环障碍。

（5）点按四神聪。采用点法按法，以双手拇指指腹进行点按，先点按左右神聪，后点按前后神聪，可祛风邪、活气血、健脑宁神。

在头部循经按摩结束后，还可采用一些放松手法，如叩击法：叩击头部，沿经叩击，用力快速而短暂，刚中有柔，速度均匀而有节奏。此法可疏通经络、调和气血，使头皮温度升高，头皮微红，改善头部血液循环，对斑秃效果比较明显。

按摩疗法三

取穴：头部、百会、印堂、风池、肩三对（肩中俞、肩外俞、肩井）、内关、曲池、合谷、足三里、解溪、三阴交、涌泉（有两个穴位的均取双侧）。

在患者头部用推按、叩击法，点揉百会、印堂，然后按揉双侧风池、肩三对、内关、曲池、合谷、足三里、解溪、三阴交、涌泉穴，每穴2～3分钟，均匀用力，轻重适当，患者感到全身发热，酸、麻、胀感明显为止。

每日按摩一次，每次30分钟左右，10次为一个疗程。此法适用于斑秃，一般治疗10天左右即见效，开始长出新发，40天左右痊愈。

近视——眼周穴位是重点

近视是屈光不正的一种，在屈光静止的前提下，远处的物体不能在视网膜会聚，而在视网膜之前形成焦点，因而造成视觉变形，导致远方的物体模糊不清。这是一种常见的慢性眼病，尤以青少年为多见。

近视多因先天禀赋不足、肝肾亏虚、不能灌注于目而导致光华不能发挥。青少年近视多与看书或写字习惯不良、照明欠佳、看书过度或遗传有关。近视使人看远处的物体时模糊不清，时间久了还会出现目胀、头痛、视力疲劳等症状。

按摩疗法一

（1）患者仰卧，双目微闭，施术者坐于患者头侧，用双手拇指自印堂穴分抹至太阳穴 30 ~ 50 次，然后用双手中指指端轻揉患者的睛明、攒竹、鱼腰、太阳穴，每穴 1 分钟，再用中指指腹分别由内向外推抹上下眼眶 20 ~ 30 次。

（2）患者俯卧，施术者先用五指拿法从患者前发际缓慢向后发际移动 6 ~ 8 次，然后拿揉风池、脑户、玉枕穴各 1 分钟。

（3）拿肩井穴 1 ~ 2 分钟，最后按揉肝俞、养老、光明、曲池、合谷穴各半分钟。

按摩疗法二

（1）浴眼、浴面。将两手掌搓热，然后迅速捂盖到双眼上 1 ~ 2 分钟；再将两手掌搓热，在面部做上下摩擦，以温热为度。

（2）两手轻握拳，两示指弯曲，用示指第一指间关节桡侧缘分推上下眼睑 20 ~ 30 次；然后用拇指、示指相对用力揉捏眉弓由内向外 5 ~ 8 次；再用示指按揉太阳、头维穴各 1 分钟。

按摩疗法三

取穴：光明、肺俞、睛明、攒竹、四白、丝竹空、鱼腰、太阳及眼眶。

（1）患者坐位，微闭眼，用双手中指按揉两小腿光明穴 49 次。

（2）两手握拳，用示指的指掌关节按揉两侧肺俞穴 49 次。以上两穴以按压到有明显酸胀感为好。

（3）以左手或右手的拇指、示指跨按在鼻根睛明处，先向下按，然后向上挤，一按一挤重复进行 18 次。

（4）用两手的示指或拇指在攒竹穴下三分处，先按后摩，以手指斜向上方按抵眼眶内的骨面，手指不动按压半分钟后，用指罗纹面轻摩数下。按压本穴时，局部会有热感和胀痛感。

（5）两手握拳，伸出拇指、示指，拇指分别托在下颌骨凹陷处，两示指分别点按四白穴49次。

（6）用两手的示指按压丝竹空穴，中指按揉鱼腰穴49次，手法以轻柔为主。

（7）两手半握拳，左右示指屈成弓状，以第二指节的内侧面紧贴上眼眶，两拇指分别按压两侧太阳穴。示指由内向外、先上后下刮内眼眶，拇指按揉太阳穴18次。

按摩结束后，患者闭目休息10分钟。每日进行两次，早晚各一次，还可在视力疲劳时增做。此法适用于假性近视，有活血理气、疏调眼睛之功效，坚持按摩，确有奇效。

耳鸣、耳聋——点揉听宫很重要

耳鸣是指耳内听到异常响声，耳聋是指不同程度的听力下降，两者常常合并出现。耳鸣日久，可发展成耳聋，《医学入门》中说："耳鸣乃聋之渐也。"耳鸣、耳聋可见于多种疾病之中，例如突发性耳聋、药物中毒性耳聋、中耳炎等，但一般是指神经性耳鸣和感音神经性耳聋。

中医学认为，耳鸣、耳聋多因情志失调，以致肝气郁结，阻塞清窍；或气郁化火，肝胆之火上扰清窍；或因嗜食醇酒厚味，脾胃受伤、痰湿停聚、郁而化火、痰火上壅清窍；或素体不足，或久病耗损，或恣情纵欲，肾精虚损；或因脾胃受伤，气血化生不足，清气不升所致。临床常见肝火上扰、痰火郁结、肾精亏损和脾胃虚弱四个症型。

按摩疗法一

取穴：印堂、听宫、翳风、百会、风池、大椎、肾俞、合谷及前额、两耳孔、两耳郭前后。

揉印堂、听宫、翳风各3～5分钟。分推前额2分钟，按揉百会、风池各3分钟，擦大椎2分钟，揉擦肾俞2分钟，拿揉合谷2分钟。

两手指插入两耳孔，振动10余次后猛力外拔，反复10～20次；上推两耳郭前后，反复30～50次。

每日按摩一次，适用于耳鸣、耳聋的治疗。

按摩疗法二

取穴：听宫、听会、率谷、侠溪。

患者取坐位，施术者以拇指、示指、中指分别按住听宫、听会、率谷，逐渐加力，持续 3 ~ 5 分钟，也可一压一放，各按压 20 ~ 30 次。然后再掐压两侧侠溪穴 2 ~ 5 分钟。

每日一次，临床均收到良好的效果。

鼻炎——迎香、上星顺手摸

鼻炎有慢性和急性之分，慢性鼻炎是指鼻腔黏膜及黏膜下层的慢性炎症。急性鼻炎反复发作或治疗不彻底是造成慢性鼻炎最常见的原因。慢性扁桃体炎、鼻窦炎，或受外界有害气体、粉尘、干燥、潮湿、高温等长期刺激，以及急性传染病或慢性消耗性疾病，都可导致本病的发生。

本病的主要症状有鼻塞、流涕，遇冷空气刺激时加重，鼻腔分泌物为脓性黏液，鼻腔分泌物增多，可伴有嗅觉减退、咽喉干燥，有的患者因鼻塞而发生头痛、头晕等症状。

中医学认为慢性鼻炎主要与肺的功能有关，因为"鼻为肺之窍"，鼻的各种功能正常，主要依赖于肺气的作用。

按摩疗法一

（1）揉捏鼻部。用手指在鼻部两侧自上而下反复揉捏鼻部 5 分钟，然后轻轻点按迎香穴和上迎香各 1 分钟。

（2）推按经穴。用拇指交替推印堂 50 次，用大鱼际从前额分别推抹到两侧太阳穴处 1 分钟，按揉手太阴肺经的中府、尺泽、合谷各 1 分钟，最后按揉风池 1 分钟。

（3）提拿肩颈。用手掌抓捏颈后正中的督脉经穴，以及背部后正中线两侧的经穴，自上而下，反复 4 ~ 6 次，再从颈部向两侧肩部做提拿动作。重点提揉肩井穴，做 3 分钟，按揉肺俞穴 1 分钟。

（4）揉擦背部。用手掌在上背来回摩擦按揉，感觉到皮肤透热为度。

按摩疗法二

取穴：印堂、上星、迎香、百会、风池、天柱及前额、鼻旁。

掐印堂27次，揉上星、迎香各2分钟，分推前额2分钟，擦鼻旁2分钟，擦百会、风池、天柱穴各2分钟。

每日按摩一次，10次为一个疗程。此法适用于慢性鼻炎，有健脾补肺、通利鼻窍之功效。

按摩疗法三

取穴：大椎、肺俞及前额、鼻旁。

患者取坐位，施术者以拇指指腹按揉大椎及两侧肺俞穴各5分钟。手法由轻到重，逐渐加力，用泻法。用两拇指分推前额（由印堂至太阳穴）30～50遍，并加按揉此二穴。然后自上至下擦鼻旁50～100次。或加揉迎香、鼻通二穴各2～3分钟。

每日一次，5次为一个疗程。此法适用于急性鼻炎、伤风感冒，效果极佳。

牙痛——面部穴位来止疼

牙痛是临床常见多发病，是牙齿和牙周疾病的总称。中医学认为风火、风寒、胃热、虚火、虫蛀等皆可引起牙痛，一般遇到冷、热、酸、甜等刺激尤为明显。

俗话说"牙痛不是病，痛起来真要命"，多数牙痛除因本身病变或周围炎症引起外，还可以由熬夜、劳累等因素引起虚火牙痛。

按摩疗法一

（1）患者坐位或站位，全身放松，双眼平视微闭，呼吸调匀，静息1～2分钟。

（2）指掐合谷穴。用拇指指尖，按于对侧合谷穴，其余四指置于掌心，适当用力，由轻渐重掐压0.5～1分钟。

（3）按揉下关穴。用双手中指或示指指腹，放于同侧面部下关穴，适当用力按揉 0.5 ~ 1 分钟。

（4）按压颊车穴。用双手拇指指腹，放于同侧面部颊车穴，适当用力，由轻渐重按压 0.5 ~ 1 分钟。

（5）按揉风池穴。用双手拇指指尖，分别放在同侧风池穴，其余四指附在头部两侧，适当用力按揉 0.5 ~ 1 分钟。

（6）指掐少海穴。用拇指指尖，放在对侧少海穴，适当用力掐 0.5 ~ 1 分钟。

（7）按揉阳溪穴。用拇指指腹，放在对侧阳溪穴，适当用力掐 0.5 ~ 1 分钟。

（8）掐牙痛穴。此穴位于手掌面第三、四掌骨之间，距离掌横位约一横指处，用拇指指尖放在对侧牙痛穴，适当用力掐 0.5 ~ 1 分钟。

（9）揉按面颊部。用双手掌掌心，分别放在同侧面颊部，适当用力揉按 0.5 ~ 1 分钟，以面颊部发热为佳。

（10）推行间穴。用一手拇指指腹放在对侧行间穴，适当用力上下推动 0.5 ~ 1 分钟。

按摩疗法二

取穴：合谷、内庭。上牙痛加按下关；下牙痛加按颊车；虚火牙痛加按太溪。

取没有牙痛的那面穴道，依次点按和掐压，每穴约 1 分钟，重复做 1 ~ 2 次。

此法适用于齿龈肿痛，效果很好，一般两次即可收到效果。

按摩疗法三

患者仰卧，施术者坐在患者头前方，先用手掌重复轻度按摩面颊及其痛牙周围部位，使之活血通络。

用拇指、中指或示指反复点揉耳后的翳风穴、耳前的听宫穴，以及上关、下关、大迎、颊车等穴，使患者产生的酸胀感能传导至疼痛的牙根。

根据所痛牙齿，选择其附近的穴位，如点揉颧髎、巨髎、地仓、人中、承浆、禾髎、迎香等穴。对重点穴位要多进行点揉、弹、拨，使其产生较强烈的酸胀感，发散至所痛之牙根部，效果最佳。

等疼痛过去，再用手掌轻轻按摩所点各穴，最后，用拇指掐点内关、列缺、合谷等穴。

支气管炎和支气管哮喘——肺俞、膻中来帮忙

支气管炎是指气管、支气管黏膜及其周围组织的慢性非特异性炎症，临床上以长期咳嗽、咳痰或伴有喘息及反复发作为特征。支气管哮喘，是一种过敏性疾病，多在年幼或青年时发病，并在春秋季或遇寒时发作。哮喘发作时来去较快，且以呼气性困难为特点；哮喘停止后如同正常人一样。但如果反复发作，不能缓解，可发展为肺气肿、肺心病。

中医学的哮喘是广义的，它泛指呼吸喘急，其主要病理环节是宿疾内伏，亦因感受外邪或其他因素而诱发。元代朱丹溪《症因脉治》指出："哮病之因，痰饮留伏，结成窠臼，潜伏于内，偶有七情之犯，饮食之伤，或外有时令之风寒，束其肌表，则哮喘之症作矣。"导致宿疾内伏的原因有以下几种：寒邪伤肺，痰饮内停气道；饮食不当，酸甘肥太过，上干于肺；脾肾阳虚，气不化津，痰浊壅肺等。但造成哮喘发病必定兼有各种诱因，如风寒、饮食、情感、劳倦等引发其痰，以致痰气交阻、阻塞气道、肺气升降不利，而致呼吸困难、气息喘促。

按摩疗法一

取穴：天突、肺俞、膻中、丰隆、少商。

按揉天突穴3分钟，按揉肺俞（双穴）、膻中、丰隆（双穴）各2分钟，切压少商穴1分钟。每日按摩一次，至痊愈为止。

此法对于预防支气管炎症，有良好的作用。

按摩疗法二

取穴：大杼、肺俞、内关、膻中、中府、人迎。

揉擦大杼、肺俞各54次，按摩内关54次，揉膻中、中府、人迎各

54次。每日一次，愈合为止。

此法具有清热泻火、益肺化痰之功效。

按摩疗法三

（1）胸胁部按摩。患者仰卧，施术者站立一侧，用单手掌自天突穴均匀用力推至膻中穴数十遍，再用双手掌前后来回搓摩两侧肋胁数十遍，按揉两侧的缺盆、中府、云门穴各2～3分钟，膻中穴2～3分钟。

（2）腰背部按摩。患者俯卧，施术者站立一侧，先用单手掌从风门穴沿膀胱经向下推至腰骶部数遍，以发热为度，然后按揉两侧的肺俞、身柱等穴各数十遍，并横擦肺俞穴至透热。

颈椎病——五种疗法有奇效

颈椎病又称颈椎综合征，是颈椎骨关节炎、增生性颈椎炎、颈神经根综合征、颈椎间盘突出征的总称。其主要由于颈椎长期劳损、骨质增生，或椎间盘突出、韧带增厚，致使颈椎脊髓、神经根或椎动脉受压，出现一系列功能障碍的临床综合征。

本病属中医学"痹症"范畴。临床辨证主要分为肝肾亏虚、风寒湿痹两种类型。颈椎位于头部、胸部与上肢之间，又是脊柱椎骨中体积最小，但灵活性最大、活动频率最高、负重较大的节段，由于承受各种负荷、劳损，甚至外伤，所以极易发生退变。此病是中、老年人的常见病和多发病。

按摩疗法一

（1）患者坐位，施术者站立其后，双手分别置于患者肩井穴处，以小鱼际或掌指关节着力，沿斜方肌做滚法，力度由轻到重，按摩2～3分钟。

（2）患者坐位，施术者站立一侧，一手扶患者头顶，一手拇指与示指、中指、无名指分别置于颈两侧，以各指指腹用力，由上至下做拿法，反复按摩 2 ~ 3 遍。

（3）施术者一手扶患者头顶，另一手拇指指腹用力，深压在颈项韧带上，沿棘突或棘突间隙做左右方向的拨动分筋，由上到下，反复操作 1 ~ 2 分钟。

（4）施术者将两手拇指分别置于患者双肩井穴，以拇指指腹着力，深压斜方肌，做前后左右的拨动分筋，持续 1 ~ 2 分钟。

（5）施术者站在患者体侧，一手扶患者头顶，另一手拇指置于颈侧，其他四指放在项部，以拇指指腹深压斜方肌、胸锁乳突肌并做左右方向的拨动分筋，由上到下，反复操作 3 ~ 4 遍。

按摩疗法二

（1）患者用一手示指、中指末节指腹，揉颈侧及项部各 2 分钟，拿捏颈肩处肌肉 5 ~ 10 次，自枕骨下沿颈棘突拨动韧带 5 ~ 7 遍。

（2）按揉上肢两侧的曲池、手三里、合谷穴，再擦命门、八髎穴，伴头痛、头晕者，加按攒竹、鱼腰、风池、太阳等穴。

按摩疗法三

（1）让患者坐在凳子上，施术者先用一手按抚于患者头顶固定，用另一手与其余四指相对着力，反复捏揉颈项部两侧肌肉，对风池穴、天柱穴进行重点捏揉，如此反复进行 3 ~ 5 遍。

（2）用拇指端着力，反复点揉患者风府穴、哑门穴及大椎穴。

（3）用双手着力，反复捏揉患者两侧颈肩部，并拿揉两肩井穴。

（4）用一手按在头顶，另一手托住患者下颌，双手协同用力，反复旋摇患者头颈数次后，再用寸劲扳转颈椎。然后双手交换位置，以同样的方式向对侧扳转。扳转手法应慎重，不可用力过猛，更不能勉强用力扳拧，以免发生意外。最后再用放松手法捏揉颈肩部。

按摩疗法四

（1）患者端坐在凳子上，施术者站立一侧，先用手捏揉患者颈项两侧肌肉，促使其放松，反复 3 ~ 5 遍。

（2）用拇指端用力，反复点揉风府、风池、天柱、大杼、扇中俞、大椎等穴；后点揉天宗、曲垣、风门、肺俞等穴；再点揉缺盆、肩井、云门、肩髃等穴。

（3）用中指着力，抠拨腋窝中的极泉穴和青灵穴；再用拇指着力，抠拨曲池、曲泽等穴；同时中指着力，抠拨少海穴。

（4）用拇指和中指相对着力，反复掐揉内关和外关穴，再掐合谷穴。

（5）反复捏揉颈肩部及上肢部肌肉3～5遍，促使肌肉放松。

（6）患者端坐，施术者站立其后，用双手伸到患者头前合抱面颊部，用力向上提牵颈椎，同时进行前屈、后仰、左右侧屈和反复左右旋转摇动颈部的动作。

（7）用拍子拍打颈肩部及上肢部，反复3～5遍。若没有拍子可以用半握拳或虚拳进行拍打。

按摩疗法五

（1）患者坐在凳子上，施术者站立一侧，先用手捏揉患者颈项两侧及上肢部肌肉，促使其放松，反复3～5遍。

（2）让患者俯卧在床上，施术者用双手拇指着力，反复揉按患者腰背部膀胱经和华佗夹脊穴（系经外奇穴，指颈椎至骶椎脊柱棘突下缘旁开0.3～1寸范围内的所有穴位，计左右共34穴），反复3～5遍。

（3）有心慌、气短症状者，重点按揉心俞、肺俞、膈俞、天宗穴。

（4）患者仰卧，施术者用中指按压颤点鸠尾穴3～5分钟。再用双手拇指着力，自鸠尾穴沿肋腹向两侧分推3～5遍。再用中指按压颤点中脘穴，用手掌按压推揉脘部。

肩周炎——盘肩旋摇护关节

肩周炎，中医称之为漏肩风、冻结肩、肩凝症等，将肩周炎的一系列症状归纳为痹症的范畴，故又有"肩痹""肩胛周痹"等病名。此病在50岁前后多发，故又称"五十肩"，以肩部疼痛和功能障碍为主要症状，是一种肩关节囊与关节周围软组织的慢性退行性病变。发病人群主要在 40 岁以上，尤其是 50～60 岁老人更为多见，且女性多于男性。

中医学认为，肩周炎是由于人体年老气血亏虚，风寒湿邪乘虚而入，或者经常露肩当风，局部感受风寒湿邪，引起经络闭阻、气血凝滞不通而发病。因此，在日常生活中我们要注意不要久居湿地，要保护两肩周围关节，要注意保暖避寒，特别是冬天或夏天在空调室内，不要露肩睡觉，要保护肩周关节不受外来损伤。

肩周炎起病一般较为缓慢，病程较长，病史多在几个月甚至 1～2 年，临床以肩痛、肩关节功能活动受限和肩部肌肉萎缩等症状为主。肩痛：最初，肩部轻痛且陈发性，常因天气变化及劳累诱发，有时肩痛串到胳膊和手上。随着病情的进展，逐渐发展为持续性疼痛，尤其在肩内旋、后伸、展肩时表现明显，甚至剧痛难忍。肩痛程度昼轻夜重，严重者不能向患侧压肩而卧。肩关节功能活动受限：之后症状逐渐加重，出现肩关节活动范围减小，特别是外展、外旋和内旋功能受限明显，所以患者不能做摸裤袋、系腰带、摸背和挠头等动作。肩部肌肉萎缩：随着肩关节功能的减退，病程长者患侧上肢会有不同程度的肌肉萎缩。

按摩疗法一

（1）患者坐位，施术者站立一侧，用一手握住患肢腕部，将患肢提起，用另一手拇指着力，反复点揉肩髃、中府、云门，拿揉肩贞、肩髎、臂臑、臑会等穴，以及肩部韧带等软组织。

（2）用一手按住没有患病的肩头固定，另一手着力，反复拿揉肩井、巨骨、肩贞、秉风、曲垣、天宗等穴，以及肩胛部软组织。

（3）用一手握住患肢腕部，将患肢提起，抬举伸直，用另一手拇指着力，反复拨揉极泉、肩贞、青灵等穴，并用手拿揉上肢肌肉。

（4）让患者站起，施术者用肩部抢摇法，双手交替反复抢摇活动肩关节，往返旋转抢摇各十余圈，以充分活动肩关节，防止粘连。

（5）用拍打法，反复拍打肩部及上肢四面肌肉。

按摩疗法二

（1）患者坐位，施术者站其身后，先用双手着力，反复捏揉拿揉肩部及上肢肌肉穴位，促使其逐渐放松。

（2）再用盘肩法，即用双手十指交叉，合抱于肩头，以双手及臂肘的协同用力，反复交替往返旋摇活动患侧肩关节，活动幅度开始宜小，然后逐渐加大活动力度和活动范围。

（3）在患者肩关节活动范围恢复最大时，用摇肩法，即用一手按住没有患病的肩部固定，另一手握住患肢腕部，反复交替往返做上肢的旋转摇肩活动，开始旋转时幅度要小，然后逐渐加大旋摇活动的幅度和用力，以促使其恢复肩关节的活动功能，逐渐牵拉旋摇剥离患者肩周软组织的粘连。

（4）最后用拍打法，拍打肩部及上肢四面肌肉。

此法适用于治疗肩周炎中期，可解除肩周软组织的粘连，缓解症状，恢复肩部的活动功能。

按摩疗法三

（1）患者仰卧，施术者先用双手捏揉患侧肩部及上肢肌肉穴位，拨揉其粘连处，促使肌肉放松。

（2）用一手握住患肢腕部，另一手握住患肢肘部，双手协同用力，将患肢扳提抬举伸直，反复数次。

（3）再用爆发寸劲用力扳动患肢，尽力使其达到抬举180°，一次达不到的，也可分几次做到，以缓解肩周炎的抬举受限。

（4）用拿揉法，反复拿揉肩部及上肢肌肉，理气活血、放松肌肉、散风驱寒、解除粘连，恢复肩关节的活动功能。

按摩疗法四

（1）患者坐位，施术者站其身后，先用双手着力，反复捏揉拿揉肩部及上肢肌肉穴位，剥离其粘连，促使肌肉逐渐放松。

（2）患者双臂上举，双手握紧。施术者一手握住患者双手向后用力拉，同时另一手按在患者颈肩接合部用力向前推，双手协同用力，反复数次之后，再用爆发寸劲推拉 1 ~ 2 次，用以解除粘连。

此法又称"悬崖勒马法"，因其形象而得名。

胃炎——中脘、足三里助强身

胃炎即为胃黏膜炎症。人们常说，"人食五谷杂粮，孰能无疾"，而饮食入口，首先影响的就是胃。胃黏膜血管丰富，具有对食品的贮存、消化和运送功能，所以饮食不调是引起胃病的重要因素。

慢性胃炎是一种十分常见的消化道疾病，临床上的症状为：上腹部闷胀疼痛、嗳气频繁、泛酸、食欲减退、消瘦、腹泻等。中医学上将胃炎归为胃脘痛的范围。

胃炎的发病病因多因长期饮食不规则、饥饱失常，或饮食不节，喜食辛辣、生冷，损伤脾胃；或受精神刺激，心情不畅，气机逆乱，肝邪犯胃；或外邪内侵，劳累受寒，克犯脾胃等所致。本病发生常与饮食、情绪、气候变化有关，呈节律性。根据中医辨证和临床统计，以脾胃虚寒和肝气犯胃型胃炎为多见。

按摩疗法

取穴：中脘、足三里、胃俞、背部膀胱经循行线。

（1）以手掌按摩上腹部，做顺时针、逆时针摩动，连续按摩 5 分钟。

（2）按摩足三里、胃俞穴，各 100 次。

（3）施术者双手涂抹少量水杨酸甲醋、凡士林油膏，循背部膀胱经线路按摩 2 分钟，每日 1 ~ 2 次。

消化不良——掐按点揉足三里

消化不良是一种由胃动力障碍所引起的疾病，症状表现为断断续续地有上腹部不适或疼痛、饱胀、烧心（泛酸）、嗳气等。常因胸闷、早饱感、腹胀等不适而不愿进食或尽量少进食，夜里也不易安睡，睡后常有噩梦。

此病多因肝郁气滞、饮食不节所致，如暴饮暴食、时饥时饱、偏食辛辣肥甘生冷热硬食物，日久致损伤脾胃、久病体虚、营养不良、脾胃消化功能减弱。

按摩疗法一

取穴：中脘、气海、关元、内关、足三里。

（1）揉中脘。用双手手掌重叠紧贴在中脘穴，先以顺时针方向旋转按揉 1～2 分钟，再逆时针方向旋转按揉 1～2 分钟，到局部有温热舒适感为止。

（2）揉气海、关元。将双手手掌重叠贴于小腹的气海、关元穴上，先顺时针旋转按摩 1～2 分钟，再逆时针方向旋转按摩 1～2 分钟。

（3）推揉内关。用拇指指峰紧贴在内关穴上，推揉 1～2 分钟，左右两臂穴位交替进行。频率不宜过快，指力逐步深透。

（4）推揉足三里。患者取坐位，用右手拇指指峰贴在左侧足三里穴上按揉 1～2 分钟，再用左手贴在右侧足三里上，揉按 1～2 分钟，使局部有酸胀麻的感觉为止。

每日按摩一次，10 次为一个疗程。

按摩疗法二

取穴：上腹部、足三里、天枢、两胁。

（1）摩上腹。上腹部指肚脐以上的腹部。患者仰卧，以中脘穴为圆心，用掌根在上腹部轻轻摩动约 3 分钟，以腹内觉温热为宜。此法多用于脾胃虚寒的病症。

（2）点按足三里。足三里是足阳明胃经的合穴，五行属土，与脾胃相应。经常在足三里点按，可协调阴阳、保健和胃、防治疾病。患者取坐位或仰卧，用拇指抵住两侧的足三里穴，用力捻揉约 3 分钟，以酸胀感向足背传导为宜。

（3）揉天枢。患者取坐位或仰卧，双手示指分别抵住腹部天枢穴，由轻到重，用力按揉 1～2 分钟，以能忍受为宜。

（4）抚胁。端坐伸腰，举左手仰掌，右手抚按右胁，以鼻吸气，连续呼吸 7 次；再用右手仰掌，抚按左胁，其他与上法相同。此法具有清瘀畅气，消食和胃之功效。

每日或隔日治疗一次，每次按摩 15 ～ 20 分钟。

肠炎（泄泻）

肠炎在中医学中属"泄泻"，亦称"腹泻"，是指排便次数增多、粪便稀薄，或泻出如水样。古人将大便溏薄者称为"泄"，大便如水注者称为"泻"。

泄泻病变脏腑主要在脾、胃和大小肠。其致病原因，有感受外邪、饮食不节、情志所伤及脏腑虚弱等，脾虚、湿盛是导致本病发生的重要因素，两者互相影响，互为因果。

泄泻分急性和慢性两种，为外感、饮食不节所伤，多为急性泄泻，且发病急骤；脾肾不足，或命门火衰，不能温煦脾土，多为慢性泄泻，且反复发作，日久不愈。

按摩疗法一

（1）患者仰卧，施术者站立一侧，实症用顺时针摩腹法，虚症用逆时针摩腹法，以肚脐为中心掌摩 3 ～ 5 分钟，并用一指禅推法从中脘向下推至关元穴，往返操作 4 ～ 6 遍，并推揉梁门、天枢穴各 100 次左右。

（2）患者俯卧，施术者站立一侧，用滚法从上到下沿背部膀胱经反复操作 3 ～ 5 遍，指按两侧的华佗夹脊穴 2 ～ 3 遍，并用拇指按揉两侧的脾俞、胃俞、大肠俞穴各数十次。

（3）双手拿揉大腿部 1 ～ 2 分钟，按揉两侧的梁丘、足三里、上巨虚穴各数十次。

（4）久病体虚者加按揉脾俞、胃俞、中脘穴，加揉按丰隆、下巨虚数十次，并横擦脾俞、肾俞穴，斜搓八髎穴致其局部发热。

按摩疗法二

（1）患者仰卧，用手掌分别做顺时针、逆时针摩腹各 3 ～ 5 分钟，并用四指揉按中脘、天枢穴各数十次。

（2）手握空拳，以虎口处轻叩八髎穴处 2 ~ 3 分钟。

（3）按揉足三里、上巨虚、阴陵泉等处各数十次。

按摩疗法三

取穴：大陵、太渊、神门、外劳宫、外关、商阳、合谷、少商、曲池。

从大陵（总筋）向两边推至太渊和神门 60 次，逆时针方向揉外劳宫 60 次，然后逆时针揉外劳宫 3 次，再顺时针揉 1 次，连续 3 遍。

肾炎——按揉背部膀胱经

肾炎全称为原发性肾小球肾炎，是溶血性链球菌感染后引起的一种变态反应性疾病，在中医学上称为"水肿"。肾炎按时间长短分类，可分为急性肾炎与慢性肾炎。急性肾炎多见于儿童和青壮年，慢性肾炎多见于成年人和老年人。

中医学认为，肾是人体水液代谢的重要器官，纳气、生髓、藏精。因人体生命活动的基础物质是气、血、体液，所以心与肾、肝与肾、脾与肾，才能相互支配。从而，当肾脏发生炎症时，便会引起人体水肿、尿急、尿频、尿不出、尿血等症状。

肾炎初期，眼睑浮肿，随着病情加重，肿及四肢，甚至全身，出现高血压、贫血、血尿、小便不利、蛋白尿，到晚期出现眼底变化及肾功能不全等。急性肾炎多上半身浮肿，伴有恶寒发热、慢性肾炎以腰以下浮肿为甚，按之凹陷，迟迟不起。

按摩疗法一

患者取俯卧位，施术者站立于一侧，用手掌根揉按肾俞、脾俞穴各 5 分钟，然后从长强穴循脊椎提捏至大椎；揉按大椎片刻，即用右手小鱼际缓缓用力沿脊椎揉按旋推至长强穴。如此往返 30 分钟，再针刺足三里、三阴交，留针 30 分钟。每日一次。此法用于治疗慢性肾炎，效果颇佳。

按摩疗法二

取穴：三焦俞、肾俞、膀胱俞、腰俞、脾俞、水分、中脘、中极、气海、复溜。

患者仰卧，施术者站立一旁，先用双手手掌轻揉腹肌数遍，然后以拇指点按中脘、中极、水分、气海，手法由轻到重，以舒适为度，再用双手拇指点复溜，共费时约20分钟。

患者俯卧，施术者站立一旁，用双手拇指分别点按三焦俞、肾俞、脾俞各半分钟，然后用掌根搓擦腰背部数遍，以身体有热感为度，共费时约20分钟。

每日治疗一次，每次按摩40分钟，10次为一个疗程。

按摩疗法三

患者取俯卧位，以成人捏脊疗法在膀胱经和督脉循行线上施行，每一手法做3～5遍，动作轻缓。还可做搓腰动作，用两手掌根紧按腰部，用力上下擦搓，动作快而有劲，使身体局部发热。在肾俞、气海俞、大肠俞、小肠俞、腰俞、腰眼、命门等用力按揉，以酸胀为度。转而取仰卧位，在腹部气海、关元等穴揉擦，以局部发热为度。在血海、足三里等穴揉按，以酸胀为度。每日按摩一次。

便秘——按摩腹部、腰骶和四肢

便秘的经历相信不少人都有过，虽然它看似是一个小毛病，但却给人们的生活带来了很多烦恼。便秘又称"功能性便秘"或"习惯性便秘"，临床非常常见。其症状多为排便次数明显减少，每2～3天或更长时间一次，无规律，粪质干硬，常伴有排便困难感。

便秘多因排便动力缺乏，或津液枯燥所致，如年老体弱、气血双虚、津液不足、肾阳虚衰；或忧愁思虑、情志不畅、日久伤脾，脾运功能低下；或饮食太少，水分缺乏、食物缺乏纤维素；或多次妊娠、过度肥胖等，都可能导致便秘。

长期的便秘对于身体健康非常不利，可引起很多疾病的发生，如痔疮、肛裂、结肠癌等，更严重的是可诱发心绞痛、心肌梗死、脑出血等。可以说，便秘是危害中老年朋友健康甚至生命安全的一个潜藏杀手。

按摩疗法

（1）按摩腹部。

摩腹：仰卧于床上，用右手或双手叠加按于腹部，按顺时针做环形而有节律地抚摸，力量适度，动作流畅，3～5分钟。

按揉天枢穴：仰卧于床上，用中指指腹放在同侧的天枢穴上，中指适当用力，顺时针按揉1分钟。

掌揉中脘穴：仰卧于床上，左手的掌心紧贴于中脘穴上，将右手掌心重叠在左手背上，适当用力揉按1分钟。

推肋部：仰卧于床上，两手掌放在体侧，然后用掌根从上向下推两侧肋部，反复做1分钟。

按揉关元穴：仰卧于床上，用一手中指指腹放在关元穴上，适当用力按揉1分钟。

提拿腹肌：仰卧于床上，两手同时提拿捏腹部肌肉1分钟。

（2）按摩腰骶。

推擦腰骶部：坐于床上，两手五指并拢，以掌根贴于同侧的腰骶部，适当用力自上而下地推擦数次，直至腰骶部发热为度。

按揉肾俞穴：坐于床上，两手叉腰，两拇指按于两侧肾俞穴上，适当用力按揉1分钟。

（3）按摩四肢。

按揉合谷穴：以一侧拇指指腹按住合谷穴，轻轻揉动，以有酸胀感为宜，每侧1分钟。合谷穴是全身四大保健穴之一，也是清热止痛的良穴，可以有效缓解因便秘造成的头晕、饮食不振、情绪烦躁、黄褐斑、痤疮和腹痛等症。

按揉支沟穴：以一侧拇指指腹按住支沟穴，轻轻揉动，以有酸胀感为宜，每侧1分钟。支沟穴是治疗便秘的特效穴。

按揉足三里穴：坐于床上，两膝关节自然伸直，用拇指指腹按在同侧的足三里穴上，适当用力按揉 1 分钟，感觉酸胀为度。

按揉三阴交穴：坐于床上，两膝关节自然伸直，用拇指指腹按于同侧的三阴交穴上，适当用力按揉 1 分钟，以有酸胀为度。

此种自我按摩法能调理胃肠功能、锻炼腹肌张力，增强体质，尤其适于慢性便秘的人。但必须坚持早晚各按摩一遍，手法应轻快、灵活，以腹部按摩为主。

坐骨神经痛——找准肾俞和环跳

坐骨神经痛是指坐骨神经病变，沿坐骨神经通路即腰、臀部、大腿后、小腿后外侧和足外侧发生的疼痛症状群。坐骨神经痛属于中医学上的"腰股痛""腰胯痛""腰腿痛""腰痛""筋痹"等范畴。

中医学认为，此病的病因以正虚受邪、虚实夹杂为其特点，与体质强弱、生活环境、气候条件等密切相关。一般来说，此病的发生，以肝肾不足、气血两虚为内在因素，以风寒湿热之邪入侵为外在因素。一般初起以邪实为主，病位多在经络；久病则正虚邪肆，虚实夹杂，除气血不足外，亦会损及肝肾。

按摩疗法一

取穴：肾俞、大肠俞、委中、承扶、殷门、足三里、环跳。

施术者用右肘尖或左肘尖在患者腰、臀、腿等部位的明显痛点，由浅入深用力点按，并缓缓深揉 3 ~ 5 分钟之后，用肘尖深点按、缓拨揉肾俞、大肠俞和委中穴，再用同样方法点揉位于臀下横纹中央处的承扶穴，位于承扶穴下 18 厘米的殷门穴，位于胫骨外侧、膝下 20 厘米处的足三里穴，特别是要重点施术于肌骨上凹陷处的环跳穴，各穴施法 1 分钟。施术时，即使环跳穴及周围痛点等重力施术部位，也不可使用蛮力损伤该部位浅、中、深层各组织，以免给患者带来不必要的痛苦。穴位按摩应以局部酸胀或麻胀感为最佳效果。此法可活血化瘀，通经止痛。

按摩疗法二

取穴：肾俞、环跳、秩边、承扶、委中、承山、昆仑。

患者侧卧，病肢朝上。施术者先用按揉法，从腰骶、臀部、下肢后外缘，直至足跟，反复操作数次；然后施用滚法和搓法10次；捏拿患肢相应穴位及压痛点数次。

患者换仰卧位，施术者一手按住患肢膝部，另一手掌托住患足后跟，缓缓将下肢抬高，以患者能忍受为度，做牵拉活动并持续1～2分钟；再按照前面的方法，施术者一手拿患足昆仑穴，另一手握住足背部，做顺时针、逆时针方向摇动10次左右，最后由上而下轻轻按揉患者腰骶臀部数遍。

每日按摩一次，至痊愈为止。此法对于妊娠期坐骨神经痛，有显著疗效。

月经不调——肾俞、足五里来调节

月经不调是各种月经疾病的统称，指月经周期、经量、经质、颜色等非正常的病理性改变。现代医学认为，月经是子宫内膜的周期性出血，和卵巢激素有关。全身性疾病、营养失调、精神紧张、寒冷等都可以导致卵巢激素的分泌失常，从而导致月经不调。中医学认为，月经不调多因脏腑功能失调、情志内伤、胃肠积热、冲任受损所致，从而出现血热、寒凝、气滞、血瘀、气血亏虚等症状。

按摩疗法一

取穴：脊柱两旁膀胱经穴、肝俞、脾俞、肾俞、三阴交、气海及大腿内侧。

患者俯卧，施术者站立一侧，以滚法在患者脊柱两旁往返按摩3～5分钟，并在肝俞、脾俞、肾俞穴处加重手法。然后患者改仰卧位，施术者坐或站立一边，用手掌往返推摩患者大腿内侧，以发热为度。再点按两侧三阴交穴1～2分钟。最后以气海为圆心，单掌环形按摩5～10分钟。每日或隔日按摩一次，至痊愈为止。

按摩疗法二

取穴：八髎、肝俞、脾俞、肾俞、命门、阴廉、足五里、阴包、血海、阴陵泉、三阴交、气海及大腿内侧。

（1）患者俯卧，施术者站立一侧，以双掌相叠按揉八髎穴部位3～5分钟，在患者能忍耐的情况下可加重手法。

（2）以滚法在脊柱两旁的肌肉往返按摩3～5分钟，重点在肝俞、脾俞、肾俞穴上。

（3）双手拇指点按命门穴1分钟，使之有沉胀感，并向小腹传导。

（4）患者仰卧，施术者以拇指置于患者股上部外侧，其他四指置于股内侧，自股内上方阴廉、足五里穴向下拿揉，经阴包、血海穴至阴陵泉为止，按揉3～5分钟。

（5）往返推擦大腿内侧，以发热为度。

（6）点按、弹拨三阴交穴1分钟。

（7）以气海穴为圆心，做单掌环形擦法5～10分钟。

缺乳——按摩膈俞和乳房

缺乳，是指产妇产后乳汁甚少或乳汁全无。多因产妇平素脾胃虚弱，产时失血耗气，导致气血津液生化不足，乳汁生成无源；或素来抑郁，产时不顺，产后肝失条达、气机不畅、经脉滞涩，阻碍乳汁运行等。症状多表现为乳汁甚少或全无，或乳汁浓稠、乳房胀痛、心悸、气短、胸胁胃脘不舒、食欲不振等。多发生在产后两三天至半个月之内，也可发生在整个哺乳期，初产妇缺乳最常见。

按摩疗法一

（1）患者俯卧，施术者站立一侧，先用手掌着力，反复按揉背部及脊柱两侧3～5遍，再用双手拇指着力，反复点揉背部膀胱经厥阴俞、膈俞、膏肓俞等穴，对其压痛点多按揉几次。

（2）让患者仰卧，施术者站在患者头前或身侧，以滑石粉或润滑油为介质，用手掌推摩胸部及乳房周围，反复2～3分钟，然后用拇指或示指、中指点揉膻中、乳根穴，每穴 1 分钟。乳房部位有硬结者则多进行揉、推、抹法，先轻后重，以有乳汁排出为佳。之后患者体位不变，施术者坐在一侧，用手掌推摩脘腹部 2 ~ 3 分钟，再由上而下拿揉腹肌3 ~ 5 遍，横摩腹部 3 ~ 5 遍，拇指或中指轻揉中脘、天枢、少泽、合谷、足三里、三阴交穴，每穴半分钟。

（3）患者坐位，施术者站立于后，左手托住乳房，用右手小鱼际由乳根向乳头方向交替推抹、揉、捏。

按摩疗法二

（1）患者坐位，自己用手掌推摩胸部及乳房 3 ~ 5 分钟，然后双手托住乳房，反复揉捏上托，并点揉膻中、乳根、乳旁穴各 1 分钟。

（2）患者仰卧，用双手掌推摩脘腹部，由上而下推摩 3 ~ 5 分钟，点揉中脘、气海、关元、内关、合谷穴各半分钟。

（3）患者坐位，横擦胸部，斜擦胁肋，以温热为度。然后双手交替自上而下轻擦乳房两侧，至乳汁流出，自觉轻松为度。

产后腰腿痛——活动关节，恢复体力平衡

产妇分娩之后，发生与产褥有关的腰腿疼痛方面的病症，称为产后腰腿痛。妇女产后身体处于最虚弱的阶段，主要因产时用力过大，耗伤正气，或大量出血，耗伤阴津，致使气血虚弱，经脉失于濡养。此外，在机体抗病能力低下之时，风寒湿邪最易乘虚而入，或者因产妇自身调养出现问题，都有可能发生腰腿痛的病症。

按摩疗法一

（1）患者俯卧，施术者站在一侧，先用柔和的滚法在腰部按摩 2 ~ 3 分钟，然后以拇指按揉肾俞、腰眼穴，每穴 1 分钟。

（2）患者俯卧，施术者站在一侧，用虚掌拍打叩击患者腰骶部，力度由轻到重，每次拍击 1 ~ 2 分钟，并揉按命门、八髎、委中、承山穴，以患者感到酸胀为度。

（3）横擦腰骶部，以温热为度。

（4）患者仰卧，施术者坐在一侧，先以掌摩法顺时针摩腹 2 ~ 3 分钟，重点在小腹部，然后轻揉神阙、关元、气海穴，每穴 1 分钟。

（5）患者坐位，施术者站立其后，用双手拿揉患者肩井穴，拿揉力度稳定持久，使肩井有酸胀感，操作 2 分钟以上。

按摩疗法二

（1）患者仰卧，自己用掌摩法顺时针摩腹 2 ~ 3 分钟，然后用示指、中指揉中脘、气海、关元、神阙，每穴半分钟。

（2）坐或站立，双手掌紧贴腹部和腰背部，做上下直擦和左右横擦，以温热为度。

（3）坐或站立，两手叉腰，以双手拇指按揉肾俞、命门、大肠俞、八髎穴，每穴半分钟。

肥胖症——背俞穴位轻松点

肥胖症是由于人体营养不平衡和内分泌失调所造成的一种内分泌新陈代谢疾病。医学界认为，人体内脂肪贮存过多，如体重超过标准体重的 15% ~ 20% 即为肥胖。

肥胖症可发生于任何年龄，但 40 岁以上的人群比较多见，且女性多于男性。长期过度肥胖的人，很容易伴发糖尿病、高血压、高脂血症、动脉粥样硬化、冠心病、脑血管病、胆囊炎等，女性可伴有月经不调、闭经及不孕症。

肥胖症多因暴饮暴食、挑食、生活无规律、睡前进餐、饭后就睡；或过食油腻食物和甜食；或用药不当；或戒烟等因素所致，导致影响人体的自我调节能力，引起内分泌及新陈代谢失调，导致脂肪积累过快，同时，也与长期不运动有关。

按摩疗法一

取穴：脾俞、肝俞、大肠俞、肾俞、中脘、神阙。

（1）按摩足太阳膀胱经上的背俞穴的分布区域，以身体微红为度，重点按揉脾俞、肝俞、大肠俞、肾俞穴。

（2）横擦背部、肩胛骨之间，以有热感为宜。

（3）横擦腰骶部，以有热感为宜。

（4）在下肢厥阴肝经的足内侧，由上而下擦，或用毛刷刷之，各2～3分钟。

（5）在足内踝上方三阴交处，用拇指按压刺激5次，每次10～30秒。

（6）在足少阴肾经足内侧处，由上而下推擦5遍。

（7）摩腹，以中脘、神阙为中心，自上而下做顺时针方向、急速地摩动，时间5～10分钟。每日一次，以有肠鸣、胀气为佳。

此法每日进行一次，每次按摩20～30分钟，10天为一个疗程。适用于单纯性肥胖症，坚持下去，会有较好的疗效。

按摩疗法二

取穴：腹部、中脘、气海、肩、背、腰骶部、四肢、合谷、足三里、丰隆。

（1）患者仰卧，施术者站立一侧，单掌或叠掌置脐上，顺、逆时针方向，力量从小到大，再从大到小，用力摩腹5分钟。

（2）以一手掌指提拿中脘处肌肉组织，另一手提拿气海穴处肌肉组织。提拿时尽量面积大、用力深，拿起时可加捻压动作，放手时，动作须缓慢，这样反复操作20～30分钟。

（3）患者坐位，施术者站立其后，双掌在患者两胁下提拿腹部肌肉，一拿一放，拿起时应加力捻压，并渐次向上向下操作，反复操作20次。

（4）施术者双掌自患者胁下向腹部用力推擦，以发热感为宜。

（5）掌擦肩、背、腰骶部，以有热感为宜，并以虚掌从上到下拍击1～3分钟。

（6）患者取卧位，施术者捏拿按揉患者四肢部肌肉，力度适中，一般3分钟即可。

（7）按揉并弹拨合谷、足三里、丰隆穴各1分钟。

每日或隔日治疗一次，每次按摩20～30分钟，15次为一个疗程。

高血压——直推肩背及下肢有奇效

高血压是一种常见的世界性慢性心血管疾病，世界各国的患病率高达 10% ~ 20%，并可导致脑血管、心脏、肾脏的病变，是危害人类健康的主要疾病。

高血压可分原发性高血压和继发性高血压两种：原发性高血压称为高血压病，继发性高血压是由其他疾病引起的，如肾脏病、内分泌疾病、颅内病变等。其致病病因多为肝肾阴虚、肝阳上亢或肾虚、阴虚阳亢，或受精神刺激、大脑紧张等。

中医学中高血压属于"眩晕"范畴，多见于老年人，其临床症状为动脉血压增高、头痛、头晕、心慌、面红目赤、易怒等。高血压日久不愈，严重者可引起动脉硬化或诱发中风等病变。

按摩疗法一

（1）患者坐位，施术者站立于后，提拿风池穴及项后大筋 30 ~ 50 次，左右交替推桥弓各 30 ~ 50 次，并点按太阳、风池、百会穴各数十次，再站立在患者一侧，用点击法在患者两侧的颞部操作各数十次。

（2）患者俯卧，施术者站立一侧，用双手掌自肩背部向足跟方向做推法 5 ~ 7 次，并掌揉背部及揉拿下肢后侧 3 ~ 5 次，再点按肝俞、心俞、肾俞、涌泉穴各 1 ~ 2 分钟。

（3）患者仰卧，施术者站立一侧，用单手摩揉患者小腹数分钟，以局部有温热感为宜。

（4）患者仰卧，施术者站立一侧，双手揉拿上下肢 3 ~ 5 遍，并按揉曲池、内关、足三里、丰隆穴各 1 分钟。

久病体虚者可加揉太溪、太冲、阳陵泉穴各 1 分钟，搓摩胁肋至局部发热；头痛严重者，可用一指禅推法从印堂穴推至神庭、头维、太阳穴等。

按摩疗法二

（1）浴面分抹法。搓热双手，从额部经颞部沿耳前抹至下颌，反复 20 ~ 30 次。然后再用双手四指指腹从印堂穴沿眉弓分抹至双侧太阳穴，反复多次，逐渐上移至发际，再双手十指用力，反复抓拿头顶及两侧头皮。手法轻松柔和，印堂穴稍加压力以局部产生温热感为度。此法可降低血压，使面部有光泽。

（2）揉攒竹穴。用双手拇指端部分别按揉双侧攒竹穴约100次，用力要均匀。此法可减轻头痛、头晕等症状。

（3）抹桥弓。头偏向一侧，用双手四指指腹分别在对侧耳后隆起处沿大筋向下推抹至胸廓上口处，双手交替进行，反复多次。此法有显著的降压作用。

更年期综合症——摩腹、揉膀胱经来治疗

更年期是指妇女从生育能力和性生活正常时期转入老年期的一个过渡时期。由于精神心理、神经内分泌和代谢发生变化，其生育能力和性活动能力下降，月经稀少以至停止。更年期妇女的年龄因人而异，多数在 45 ～ 52 岁。多数妇女都能顺利度过更年期，但少数妇女可能会有自主神经功能紊乱为主的综合征，从而出现一系列程度不同的症状，如面色潮红、心悸、失眠、乏力、抑郁、多虑、情绪不稳定、易激动、注意力难于集中等，称为更年期综合征。

中医学认为，更年期综合征多因妇女将近经断之年，先天肾气渐衰、任脉虚、太冲脉衰、天癸将竭，导致机体阴阳失调，或肾阴不足，阳失潜藏；或肾阳虚衰，经脉失于温养而出现一系列脏腑功能紊乱的症候。

按摩疗法一

（1）患者仰卧，施术者坐在一旁，用手掌在患者下腹部做按压振颤 1 ～ 2 分钟，然后点按中脘、气海、关元、子宫穴各半分钟，最后以脐为中心做顺时针摩揉腹部，以温热为度。

（2）施术者坐在患者头前，以双手拇指从印堂穴至前额发际做推抹 2 ～ 3 分钟，然后从前额正中向两旁做分推至颞部，经耳上到后颈，做 5 ～ 8 遍。同时按揉印堂、头维、太阳、百会穴各半分钟。

（3）患者坐位，施术者站在后侧，拿揉颈项、肩背 3 ～ 5 遍，并点揉风池、大椎穴，提拿肩井穴，拿揉双上肢，点揉内关、合谷穴各半

分钟。

（4）患者俯卧，施术者站立一侧，先用手掌按揉脊柱两旁膀胱经5～6遍，并用拇指重点按揉心俞、肝俞、脾俞、肾俞、八髎穴各1分钟。最后擦肾俞、命门穴，以温热为度。

（5）患者仰卧，施术者拿住患者双下肢，再按揉足三里、三阴交、太冲、涌泉穴，以酸胀为度。

按摩疗法二

（1）患者自己以拇指或中指按揉印堂、太阳、百会、风池等穴各半分钟。

（2）双手掌摩擦面部2～3分钟，使面部有热感。

（3）双手掌搓摩胸胁部2～3分钟，顺时针摩腹3～5分钟，拿揉下腹部1～2分钟。

（4）用双手手掌轻擦腰骶部，以温热为度。

（5）患者坐位，由上而下推摩小腿肚，然后上下拿捏小腿2～3分钟。

自我养生保健按摩法

养生保健按摩，是一种历史悠久、种类繁多、易施可靠的古代健身法。古人重视养生保健，强调的是"上工治未病"。各种保健按摩手法就是为了增加人体的抵抗力，提高身体的免疫力，达到"有病治病，无病健身"的目的。

这些养生保健按摩手法操作简单、易于学习，长期坚持下去，效用巨大。只要每天利用闲暇时间做上一段，就能带来一个健康的身体，实是事半功倍的一种良方，何乐而不为呢？

手指灵巧——疏通经脉，调和气血

手是人体自身活动最多的部位之一，是地道的人体"谋生之官"。手是手三阴、三阳经的起止点，手指局部症候往往表现出内脏功能的状态。加强手部的按摩，可使手指敏捷、灵活，更能疏通手三阴、三阳经脉，使手臂及内脏气血调和，还可防治手指麻木僵冷、冻疮、上肢瘫痪、肩周炎等病。

按摩手法一

（1）搓擦浴手。两手合掌，聚精凝神，用力搓擦发热；然后两手交替搓擦手背，先直向搓擦，后横向搓擦，最后弧形搓擦如洗手状，以两手红润发热为度。

（2）掐揉手穴。一手以拇指指尖沿另一手腕掌侧掐揉太渊、大陵、神门、内劳宫穴及腕背的阳溪、阳池、阳谷、合谷、中渚穴。再循指端，以拇指少商穴为始，按手指顺序掐揉商阳、中冲、关冲、少泽穴。最后双手手指相对，用力掐十宣穴。双手交替进行，每次掐3～5次，或有酸痛感即可。

（3）顺经理指。双手分别逐指拔捋3下，再握拇指及其余四指牵拉3下，使其指关节松动后用捻法沿指关节每节捻3下，以酸胀感为度。

（4）攥伸灵手。静心端坐，双手自然放置胸前，目视手指。自拇指开始，逐指依次用力挺伸展张，再依次用力屈握，形似数数状。各做3遍后五指同时伸展，挺掌至最大限度后，用力攥紧握固3次，稍休息后再做松指、旋摇手腕动作。

按摩手法二

（1）一手握拳，另一手抱握拳之手，进行抚摸，两手相互交替，使手背皮肤充血光润，表层温度上升，每次数十遍，每日多次。

（2）一手伸直展平，用另一手伸平的四指拍打背侧及腕部皮肤，着力轻巧，频率快捷，以感觉舒适为宜，相互交替，每次数十遍，每日多次。

（3）施术者一手握住受术者的四个手指，用另一手的四个手指环摩其手背，或者用两拇指平推3～5分钟。

（4）按揉大陵、劳宫、内关、阳池、合谷等穴，每穴1分钟，以感到酸胀舒适为度。

（5）一手拇指、示指捏住另一手指，进行逐个拉扯捏揉，一拉一松，反复进行，每日多次，每次3～5分钟。

（6）双手屈肘，腕关节与肩部同高，掌心向前，进行前后摇掌运动，使腕关节及各个指关节都得到适中的摇动，每次数遍，3～5分钟。

双臂舒展——经络通达，滑利关节

在日常生活中，手臂是活动最多的部位，其运动的方向大多为向前或向侧。由于较少有向后的运动，因而手臂内侧容易造成肌肉松弛、脂肪沉积、缺少弹性，尤其是25岁以上，更能体会到双臂缺少弹力的尴尬。要想拥有富有弹性、体现健康的双臂还须面面俱到。

手臂有肩、肘、腕三个重要关节，是人体活动范围最大的关节，是手三阴、三阳经络循行的通道，因此需以通达为顺。下面我们要介绍的展臂功就具有通经活络、滑利关节的功能，同时还可以锻炼肌肉，防治手臂麻木疼痛、上肢瘫痪、肩周炎、网球肘等。

按摩手法

（1）擦浴臂膀。一手掌紧贴另一手腕内侧，沿臂内侧，即循手三阴经向上擦至肩膀腋下，再翻手腕由肩膀上顺着手臂外侧，即沿着手三阳经往下擦至手背。根据逆经为补、顺经为泻的原则，决定做单向还是往返擦浴，以身体有温热感为度。

（2）掐拿三节。以拇指、示指、中指为主用力掐拿腕节部太渊、列缺、阳池、大陵、内关、外关穴；肘节部的曲池、少海、尺泽、手三里穴；肩节部的肩髎、肩髃、肩井、秉风、臂臑穴。抬肩举臂，并配以捏揉叩点等手法，以手臂有酸、麻、胀感为度。

（3）展臂练法。平心静气，松静自如，端坐或站立，先用两手互搭两肩，卷臂缩肩，愈紧愈佳。再展臂扩胸，务求肩、肘、腕三节一线，或前伸、侧伸跷腕推掌，掌高不过肩，这是横向通臂。屈肘跷腕，举手托天，或做爬墙、摇橹之状，或卷臂，或甩臂，这是纵向通臂。两臂做前屈、背屈是为斜向通臂。两臂伸直，以肩为圆心，做正反大圆旋转动作，是为环向通臂。这些动作，可根据情况选择练习，练习时注意松缓舒展。

还可做以下动作作为补充。

双手交叉向前推，至两臂完全伸直，手心向前，保持静止 2 ~ 3 秒，做 10 ~ 20 次，双手旋转收回。目的是锻炼内臂，使之结实。

双手交叉放于脑后，双臂用力向上伸直、手心向上，保持 2 ~ 3 秒，放松收回，做 5 ~ 10 次，这对改善内臂的松弛十分有效。

双臂向前伸展，手心向下，手臂肌肉绷紧，同时外旋双臂至手心朝上，并渐向两侧打开，做 15 ~ 20 次，这组动作有助于锻炼上臂，使之匀称。

头脑清明——健脑安神，聪耳明目

头为一身之主宰，医学称为"精明之府"，百脉所通、诸阳交会，是生命的重要中枢。因此，头部按摩对大脑有健脑安神、聪耳明目的作用。按摩同时还能改善脑部的血液循环，提高大脑的摄氧量，有益于大脑皮质的功能调节，对益智健脑、养颜美容、增强记忆、缓解疲劳、消除紧张焦虑，使大脑重新获得充足的精力和体力有益处。头部按摩，还对防止失眠多梦、耳鸣耳聋、目眩眼花、面部痤疮等有较好的辅助治疗作用。

按摩手法

（1）推额梳发。两手自然屈曲，拇指分别置于头两侧的太阳穴，其余四指放在眉弓上，两手用力向上推，指尖微分，梳入头发后，鱼际、掌根随指尖推擦额部、头顶至脑后，两拇指抵住两个风池穴。然后两示指为领，其余手指逐渐随推行并拢一处，自百会穴向后下推擦至风府、大椎穴。

（2）擦耳抹目。接上面的动作，双手转腕，以小指为领，其余手指及大鱼际部跟随在后，自风池穴起，擦外耳，横抹眼球，中指指端抵达睛明穴处，无名指、小指到达鼻上，示指在眼部，拇指按在颧髎处。

（3）抹鼻浴面。接上面的动作，以中指用力，其余手指跟随，沿鼻两侧向下推抹。以掌贴面擦过口唇、下颌部结束，就如早晨洗脸一般。

（4）掐揉主穴。用一指、两指、三指或四指、五指同时取准穴位掐揉，如额部的太阳、印堂、阳白穴；头部的神庭、上星、百会、头维、天冲、脑户、玉枕、风府、风池穴；面部的下关、耳门、翳风、瞳子髎、颧髎、睛明、迎香、人中、承浆穴等。

（5）指叩头部。示指、中指、无名指、小指微曲，从前头向后头及头侧进行敲击，如此反复数遍，做 3 ～ 5 分钟。

（6）先用湿热毛巾对面部热敷 10 分钟，毛巾可多次替换，以保持面部持续恒温。热敷之后，面部皮肤逐渐湿润光泽，在此基础上，用双手掌心或示指、中指、无名指按揉面部，从承浆穴开始，经地仓、颊车至耳垂下缘，以螺旋式按摩手法向上推进，直到眼眶下缘外侧。接下来闭目，从睛明穴轻压眼球向外侧按抹至太阳穴，再从印堂经眉弓的鱼腰至太阳穴，由下而上，直至前发际边缘。着力宜适度，以舒适为准，反复多次，一般持续 10 分钟。

双眼明亮——清肝明目，精气外显

中医认为，肝开窍于目，目受血而能视。五脏六腑之精气均上注于目，若肝气充沛畅达，气行则血行，则目明眼聪。反之，肝气不舒、肝血瘀滞等，均会出现眼部不适，甚或导致眼疾。

现介绍一种养睛明目功法，此功法可以促进眼目气血畅通、消除眼睛疲劳、增强眼睛视觉功能，对防治头痛头昏、目眩弱视、近视、斜视、老花眼等，都有很好的疗效，具有清肝明目、提神醒脑之功。

按摩手法

（1）按揉眼周。两手握空拳，在眼周穴位做环形按揉，依次按揉睛明、攒竹、承泣、四白、丝竹空、瞳子髎、太阳穴，由里向外，轻重适宜，每穴按半分钟。再用示指、中指指腹，绕眼眶做正反方向按揉眼球8 周，至眼部有热胀感即可。操作完毕，闭目休息。

（2）捏抹眉目。双眼闭合，用两手拇指、示指指腹对捏眉部，自印堂穴向丝竹空穴方向进行，以酸胀为度。再以两手虚握，拇指按压两侧太阳穴，示指屈卷，用中节内侧缘，由眉内端向外刮抹至太阳穴，再刮抹眼球及眼眶下部。方向仍由内向外至太阳穴，次数自己决定，有热胀舒适感即可。

（3）练眼三法。抬头挺胸站立，松静自如，双手叠掌轻压小腹，入静稍息，然后开始眼部练习。一法：六方位运目法，即睁大眼睛做上、下、左、右直向盯视，然后再与之相反，做自下经左向上至右再向下的环视。这一方法要求尽量达到眼睛的最大视野，同时头颈不要转动。以上动作为一次，连做 6 次。开始练习时视线可能不能自主，因此允许自己伸一手做六种方位的导引练习。二法：怒目远望，将眼睁至最大限度，集中精力，尽量向远望。要求凝神注视，旁若无人状。若感到疲劳，可慢慢闭目，过一会儿再睁眼望远。三法：闭目养神，以上两法练习完毕，可双目半闭或轻轻闭合，留一线缝隙，目视鼻端，心无杂念，静听自己的呼吸之声，或意守丹田 10 分钟左右。

宽胸疏胁——疏达通运，强心缓急

胸胁为心脾所居、"清旷之地"，主管生血、呼吸吐纳，以胸怀宽阔为佳。两胁是肝脾所主，足厥阴、足少阳经脉循行两胁及腋下。胸胁上接颈项，下连腰腹，以疏达通运为益。

按摩胸胁，可防治胸闷胸痛、咳喘憋气、胸胁胀满、肝胃不和、心脏病、气管炎、肝炎等病症，有宣肺平喘、宽胸理气、强心缓急、舒肝健脾等作用。

按摩手法

（1）推擦锁骨窝。拇指放在天突穴部位，中指、示指并拢伸直，以中指指腹为主用力往返推擦锁骨窝处，两手分别交替换位推擦两侧锁骨窝，以有酸胀感为度。

（2）揉按要穴。以指或大鱼际部位同时或分别按揉云门、气户、华盖、膺窗、胸乡、膻中、鸠尾、期门、章门穴，其中尤以膻中穴最为重要。

（3）三向擦浴。单手或两手自然屈曲如爪形，以指腹着力，自咽喉向胸腹，由上而下做纵向直线推擦。再自左至右和自右向左做横向直线推擦。再沿胸胁间，由内向外做弧形斜向推擦。各做 6 次后变掌，再如上三个方向推擦。动作时，切忌憋气。适当配合指、掌或拳叩击胸胁部，但要注意力道轻重缓急，不要重力快速叩击。

（4）展臂扩胸。做展臂扩胸运动，随臂上举、外展、后摆等，配合呼吸节奏，用以加强胸部锻炼，提高心肺功能。

另外，胁肋部位为肝胆经脉（期门、章门）所交会，每日早晚单独按揉 60 次，亦有舒肝理气、清肝利胆之效。对治疗肝胆疾病和岔气、肋间神经痛有效。

强腰益肾——温补肾阳，培元固本

根据流行病学调查：习惯久坐的人群中，患腰痛的发病率较高。都市白领们一坐就是一整天，久而久之就会出现腰酸背痛。脊柱外科专家告诫人们：不宜"坐享清福"，久坐伤腰！长期坐位工作，尤其埋头弯腰，使腰背肌长期处于紧张状态，很容易患腰痛。

中医认为，腰为肾之府，全身重要经脉几乎都经过腰部，带脉环束腰际，腰部负重而动，故而很容易疲劳。

下面介绍的自我保健按摩方法，可防治腰膝酸软、腰扭伤、腰肌劳损、坐骨神经痛、骨质增生、椎间盘突出、遗精、阳痿、肾炎等症，具有祛风除湿、强壮腰脊、培元固本、温补肾阳的作用。

按摩手法一

（1）搓擦腰眼。两手掌或拳背抵住腰两侧，以肾俞穴为中心，上下往返搓擦，以发热微汗为度。

（2）叩击腰骶。屈臂于背后，以拳背或拳眼沿腰椎、骶椎往返交错叩击，以有酸麻胀感为度。

（3）六方动腰。平心定气，自然站立，做腰部的前俯后仰、左右侧屈，顺时针和逆时针方向活动腰椎。要求腿、臀固定不动，呼吸有序，身体放松，动作幅度尽量大，而速度宜缓。可根据自己的情况，量力而行。

按摩手法二

（1）摩擦足心法。每天晚上临睡前，用温水连洗带泡，边洗边用手摩擦双脚，约15分钟后擦干。然后先将左脚抬起，搁在右腿膝部，用左手握脚趾，尽力往外扳，用右手擦足底心，擦至发热为止，然后换脚。本法有滋肾阴降虚火之效。

（2）按揉腰眼法。两手握拳，手臂往后，用两手拇指的指掌关节突出部位，自然按于腰眼穴，然后向内逐渐用力做环形旋转按摩，以有酸胀感为好，持续按揉10分钟左右，每日早晚各一次。

（3）刺激腰椎法。取站立位，两足分开与肩同宽，双手拇指紧按第二腰椎两侧、第三腰椎两侧，每次约5分钟，每天数次。本法有促进性腺的内分泌功能，提高性反应能力的功效。

（4）捶腰背。通过对背部穴位的刺激，达到疏通经脉、调和脏腑气血之目的，可防治腰背酸痛、腰膝无力、阳痿等症。方法：双手握拳，用拳的虎口部敲击腰部脊柱的两侧。

健腿轻足——散寒除痹，通经活络

腿是主管人体运动和负重的主要肢干，有髋、膝、踝三大关节。常练腿功可使人步履轻盈、运动灵活，能防治腰腿痛、下肢拘挛、瘫痪、关节冷痛等症，具有利腰助肾、散寒除痹、活血止痛、通经活络、滑利关节等作用。

按摩手法

（1）点拿足经要穴。患者取坐位，身体放松，两手同时用中指或拇指点按足阳明经的髀关、阴市、足三里、丰隆、解溪穴；足少阳经的环跳、风市、阳陵泉、光明、丘墟穴。再用右手对左腿内侧，左手对右腿内侧交替施术，点按足太阴经的箕门、血海、阴陵泉、三阴交穴；足厥阴经的足五里、阴包、曲泉、膝关穴；足少阴经的阴谷、筑宾、复溜穴。用拿法在腿后沿足太阳经取承扶穴，经殷门、委中、承筋、承山到昆仑穴。操作时注意：用拿法需适当变换腿的位置和姿势。

（2）抱擦大腿。一手置于大腿根部外侧，一手置于腹股沟处，环抱腿部，用力下擦至踝部；再用力回擦至大腿根部。也可大小腿分开抱擦，操作以有热胀感为度。

（3）掐揉双膝。患者取坐位，双腿伸直或自然屈曲，双手按抚膝部，掌根对鹤顶穴，五指微屈如爪，各指分置在膝盖周围，示指、无名指分别放在两膝眼处，悬肘摇腕，指尖着力，随旋动掐揉，有酸胀感即可。

（4）捏提跟腱。患者取坐式，一腿屈膝压在另一腿膝上，也可两腿屈膝或跪式，足尖着地，足跟向上，以单手或双手沿小腿下端到足跟踝，捏提双足的跟腱数下，有酸胀感为宜。

（5）摇踝理趾。患者取坐式，一腿屈膝压在另一条膝上如"4"字形，一手扶屈膝的踝部，一手握足掌，做上下左右前后的六方位屈曲、拔伸及正反方向环旋摇动踝关节。然后用食指、中指屈曲，依次夹捏五趾拔伸。

（6）活动腿三节。一腿站立，另一腿髋、膝、踝之关节分别做六方位的摇、摆、踢、旋转等动作，尽量使三关节能活动自如。

摩腹运丹——强健脾胃，帮助消化

摩腹养生，在我国有悠久的历史，早在南北朝齐梁时期，达摩译的《易筋经》就记有摩腹三法。在唐代，享有 102 岁高寿的著名医学家孙思邈的养生之道就是"食后行百步，常以手摩腹"。

摩腹，实际上就是对肚脐的一种按摩。肚脐附近的"丹田"，被誉为人体的发动机，系一身元气之本。肚脐与十二经络、奇经、八脉、五脏六腑、四肢百骸、骨肉都息息相关。坚持按摩肚脐，能刺激肝肾之经气，达到祛病的目的。

中医学认为，摩腹能刺激肝肾之精气，促进恢复阴阳的动态平衡，从而达到祛病强身的目的。现代医学研究表明，用手掌恰如其分地摩腹，可促进腹腔内部的血液循环、刺激消化液的分泌，使胃肠蠕动加速，有利于腹部肌肉的强健，使粪便顺畅地排出。这样，可以减少便秘产生的有害物对胃肠的毒害，从而有效防止胃肠病的发生。如能长期坚持按摩腹部，对许多慢性病如肾炎、冠心病、肺心病、高血压等，都有辅助的治疗作用。

按摩手法

（1）摩腹。患者取坐或卧式，闭目内视腹部，自然呼吸。单手或双手叠掌置脐下腹部，男子左手掌心贴腹，右手覆左手上；女子相反。以脐为中心，两手绕脐，由小至大，男子先按顺时针方向做螺旋式转摩36圈，最大一圈的边缘，上至肋弓，下至耻骨联合。当最后一圈，叠掌于剑突下时，做S形转向，如太极图阴阳转换线般转至逆时针方向，然后由大至小，再摩转36圈，最小一圈，叠掌回至原处。女子则先逆时针方向由小圈转摩至大圈36圈，经阴阳转换线换向后，再顺时针方向由大至小摩转36圈。全过程需6～10分钟。摩腹毕，可起身散步片刻。

（2）点振神阙。患者仰卧，用中指振法在神阙穴施行，感到腹部胀麻、抖颤即可。也可根据需要选择腹部的中脘、章门、天枢、气海、关元穴等。

（3）捏提肚皮。两手同时用拇指、示指、中指三指自鸠尾穴沿任脉直达小腹部，逐一提捏肚皮，将其抖动，也可由下而上施行，往返3次。

本疗法极为简易，疗效确实，可单独应用，也可配合其他疗法同用。一般每日做3～4次。病症轻者，如一般食积、气滞腹胀等，一至数天即可缓解；病症较重或病程较长者，则须持续摩腹较长时间方见成效。

保健美容按摩法

美容按摩是通过按摩手法美化面容，延缓衰老。此术在很久以前就被人们广泛采用，而且已被科学和实践证明是行之有效的美容方法之一。

生命在于运动，按摩是刺激和滋养皮肤最积极的方法，既能使粗糙的皮肤恢复光滑柔细，又能延缓面部皱纹的出现，使已经出现的皱纹变浅、变少及防治面部色斑，延缓老年斑的出现。

随着经济的发展和人们生活水平的提高，人们对美的追求更加强烈，美容按摩已经走向社会，进入家庭，成为人们特别是女性保持皮肤健美、延缓衰老的生活需要。

双颊粉嫩——面部皮肤防皱按摩法

面部按摩在促进血液循环的同时，还能有效祛除角质和废弃物，并补充营养及水分，从而改善肤色，使皮肤得到完全的放松和恢复。

额部

两手示指、中指并拢，以指腹按于两眉之间，手指向上推摩至发际，重复10次，然后两手示指、中指按于额部中央，向两边做小圆圈形的旋转按摩，到太阳穴时轻轻按压，再还原至额前中央。往返一遍为一次，共做10次。

眼部

两手中指按揉攒竹穴10次，两手的示指按丝竹空穴、中指按瞳子髎穴，闭上眼睛，同时按揉两穴20次。然后仍按住两穴，向外上方轻推，直至眼睛倾斜，随后放松。如此重复10次。示指屈曲如弓状，以示指桡侧缘轮刮上下眼眶各10次。

眼周

两手示指、中指并拢，从内眼角起经上眼角到外眼角，再经下眼眶回到内眼角做圆形旋转按揉，共做5次。一手示指、中指将眼周皮肤撑开，另一手示指、中指并拢，在眼周围的皱纹上轻轻按揉，拍打眼周皮肤一分钟，以皮肤微红为度。

面部

两手中指按于听宫穴，示指按于翳风穴，同时按揉两穴30次。然后按揉两侧颊车穴30次，再以两手掌由下而上圆形按摩面部，如洗脸状，共做20次。

鼻部

两手示指、中指沿鼻梁及两侧，由上而下做圆形揉摩，每线路各做5次。

唇部

双唇紧闭成一直线，两手示指、中指分别从上、下唇中点向左右分抹至嘴角，上下各 10 次，然后在唇周围做圆形旋转按揉 5 次。

下颌

两手示指、中指并拢，按于下颌尖部，向两边斜上方分抹 10 次。

颈部

口微闭，头后仰，两手四指并拢，按于两侧颈侧方，从下而上至耳后做圆形摩动 10 次，两侧交替进行。

最后，两手四指并拢，以指腹按照额部、眼周、鼻旁、面部的顺序，依次拍打整个面部和颈部皮肤 2 ~ 3 分钟，以皮肤微红为佳。

容光焕发——晦暗脸色消除按摩法

中医云 "面部是五脏之镜"，只有维持相对的动态平衡，才能保持人体正常的生理活动；有气滞血瘀的人，往往会有肌肤粗糙、面色晦暗等现象。按摩面部，可以活血化瘀、补血益气，对粗糙、晦暗的皮肤具有比较好的效果。

按摩手法

按摩前，患者仰卧，全身放松，取毛巾包好头部，清水洁面，涂抹洁面霜，热毛巾敷面 3 次，每次 2 ~ 3 分钟，待面部温度升高，再用纸巾擦去水分，将按摩霜涂于面部，开始进行按摩。

（1）施术者坐在一侧，双手示指、中指、无名指并拢，放在患者前额正中，从印堂穴推揉至两侧太阳穴，反复 15 次。

（2）用四指从攒竹、印堂穴由下向上弹拨额部肌肉，动作轻快，反复 15 次。

（3）双手拇指点按睛明穴，其余四指分别固定在头侧，自睛明穴开始，先沿上眼眶由内向外抹至太阳穴，再沿下眼眶由内向外抹至太阳穴，如此反复 6 ~ 8 遍，动作要轻缓，力度要适中。

（4）双手示指、中指、无名指三指并拢，放在鼻部两旁，自内向外推抹到两耳前，反复 10 次。

（5）双手示指、中指、无名指三指略微分开，示指放在承浆穴，其余二指分别呈弧形托住下颌，向外侧沿下颔轻推至耳下，如此反复10次。

（6）点按睛明、攒竹、太阳、鱼腰、丝竹空、承泣、迎香、人中、地仓、承浆、颊车、听宫穴各30秒。

（7）施术者双手屈曲如鹰爪状，有节奏、轻快地由内向外、由下到上啄叩双颊1分钟。

（8）双手放在面颊两侧，用手心或大鱼际侧有节奏地向上、向外摩其面部。

按摩完毕，用热毛巾揩去过多的按摩霜，洗去污垢，用热毛巾敷面，然后再换上冷毛巾。

按摩要顺肌理、纹理的走向，从下而上、从内到外；手法的强度，以局部有温热感为宜，但体质弱、皮肤苍白的人可以用力大些，30岁以下的人用力大些。

秀发飘逸不是梦——护发美发按摩法

乌黑光亮、润泽柔软、富于弹性的头发，是容貌美丽的重要标志之一。按摩能刺激头皮的血管和毛囊，促进头发的生长和黑色素的形成，调节内分泌失调。对白发、脱发、头发干枯等，均有良好的预防和治疗作用，长期按摩可起到美发、护发的作用。

按摩手法一

（1）揉按头发。两手五指分开，从前发际开始逐次揉按头发至后发际，均匀按揉整个头部约2分钟，以头部有酸胀感为宜。

（2）搓叩头部。用示指、中指、无名指和小指，在头部从前到后，反复搓揉发根约1分钟。再以五指尖部逐次如雨点般叩击整个头部，约1分钟，以头部有轻松感为宜。

（3）揉按百会、头维、风池穴各10次，以有酸胀感为度。

（4）提拉头发。两手抓紧头发，不使滑脱，轻轻用力向上提拉，直至把全部头发都提拉一遍。

（5）拍打头部。双手四指并拢，拍打整个头部约2分钟。

（6）梳推头发。两手五指分开按在头部前发际，向后梳推至后发际，如梳头状，反复操作20次。

美发护发按摩时应注意，按揉头皮的力量要均匀、柔和，提拉头发时切忌过度用力，以免头发大量脱落。

按摩手法二

（1）将手指合拢，指尖轻轻按在太阳穴上，以顺时针方向打圈6次；再以逆时针方向打圈6次。

（2）将双手并放在额头上，以排列整齐的手指指腹，从眉心中线开始按压，到额头中线、头顶中线、头顶中心和枕后发际凹陷处风池穴。

（3）将双手并放在额头上，以排列整齐的手指指腹，从眉心中线开始轻轻地往两侧按压，一直到达太阳穴为止。此动作重复做6次。

（4）以双手四指指腹，从后脑枕骨开始，用轻而深的向上螺旋动作按摩头皮，逐渐往上走，一直到按摩完整个头皮为止。直到感觉头皮已经放松、消除紧张感即可。

（5）将两手盖住两耳，手指放在脑后，左右两手的手指要尽量靠拢，接着用四指像钢琴一样弹打后脑勺，心里默数36下。

（6）将双手张开手指插入头发里，尽量贴着头皮，接着用力将手掌紧闭握拳，拉撑头发。持续这个动作直到整个头皮都拉撑过了为止。

（7）最后，做个"梳发"动作，方法是将双手十指微屈，由前额发际将头发梳往脑后，一面梳理头发一面摩擦头皮。重复此动作至少10次。

不要让眼袋成为面貌杀手——祛除眼袋按摩法

眼袋多见于三十岁以上的人，其症状多为上下眼睑组织膨大突出，眼睑皮肤松弛下垂，形似袋状，严重影响容貌及精神状态。通过按摩，可以减轻松弛症状，推迟眼袋出现的年龄。

按摩手法一

（1）微闭双眼，用示指和中指按住眼下部的肌肉，稍稍用力由两侧推向鼻梁，保持10秒钟后复位。

（2）点按揉承泣、四白、太阳、鱼腰、睛明穴各1分钟。

（3）用拇指指腹轻摩上下眼睑，由内向外各30次。

（4）双手搓热后用虚掌盖在眼眶上，反复10次。

（5）用两手的食指指腹自睛明穴开始沿鼻翼外侧轻抹至地仓穴，再自睛明穴开始沿下眼睑轻抹至太阳穴，来回5～8遍。按揉人迎穴3～5分钟，以自觉面部潮热为度。

按摩手法二

（1）轻弹眼袋。用两手中指和无名指指腹交替轻弹眼袋部位1分钟。左右手的中指和无名指并拢，分别交替沿鱼尾纹方向和垂直鱼尾纹的方向轻揉15次。

（2）按揉攒竹。两手示指分别按在眉头凹陷处的攒竹穴上，以指端着力，一按一松，连续21次。然后两手示指指腹分别在攒竹穴揉动，顺时针方向按揉1分钟，逆时针方向按揉1分钟。

按摩手法三

（1）在眼周皮肤上涂上眼部按摩霜或眼部营养霜。

（2）用无名指按压瞳子髎、四白、睛明、鱼腰、迎香，每个穴位按压3～5秒后放松，连续做10次。

（3）用中指和无名指（中指放在上眼睑，无名指放在下眼睑）由内眦向外眦轻拉按摩，连续10次。用示指、中指、无名指指尖轻弹眼周3～5圈。

保持面部光滑——祛除雀斑按摩法

雀斑的确是令人烦恼的东西，星星点点地散布在面部，让人难堪。生成雀斑的原因有许多种，体内新陈代谢不正常时，肌肤由起粒至有痒感，皮肤粗糙、脱落，最后生成雀斑。这是一种皮肤病，多与精神和情绪不稳定有关系。

按摩手法一

（1）患者仰卧，施术者用示指、中指、无名指三指指腹从睛明穴开始沿鼻翼外侧按摩至迎香、地仓穴，再从睛明穴经承泣穴至太阳穴。

（2）患者俯卧，按揉心俞、肝俞、肾俞、膈俞穴，每穴 1 分钟，直推督脉（大椎至长强）8 ~ 10 遍，或往返擦鱼际穴 5 ~ 8 遍。

（3）拿肩井穴、斜方肌、风池穴 3 ~ 5 遍。

（4）按揉人中、迎香穴各 3 ~ 5 分钟，以自觉面部潮热为度。

（5）双手搓热，用大鱼际或掌根部按揉鼻翼两侧，重复 10 遍。

按摩手法二

（1）按擦膀胱经足跟外侧穴位，由上而下刺激 5 次。

（2）用拇指按压束骨穴，每秒 1 次，共 5 次。

（3）在背部中线部位，由上而下做经线刺激 5 次，再以脊柱为中线，左右分别向外，用手掌或毛刷做局部刺激 10 次以上。

（4）由双大腿内侧向双脚跟部，用毛刷刺激 10 次。

（5）沿着肝经循行，从足至腿由下而上按摩，用毛刷或摩擦手掌柔和地做局部摩擦法 5 次以上。

（6）用拇指刺激双膝内侧血海穴，每秒按压 1 次，共 5 次以上。

（7）左、右肩胛骨之间由此而下做经线刺激 5 次，再从经线向外做局部刺激 10 次以上。

（8）用手中 3 指指腹，沿面部下颏、双口角、双鼻侧、双眼球、额部、脸部，如此反复沿线按摩 5 次以上。

（9）放松肩部，右手做甩手反弹向上时，右腕内侧经下颏弹向左肩上部，再甩手向后，反复做 10 次。

（10）弯曲右手，并拢于右腰肋侧，手向肩摸作为基本动作，平衡地向后弯退，共做 10 次。

（11）沿足少阳经，用手掌或毛刷由下而上做轻微的局部刺激。

（12）用拇指指腹按压三阴交 60 次。

（13）肩胛骨之间至腰部之间的脊背中线，由上而下做经线刺激 5 次。然后，左、右双侧向外侧局部刺激 10 次以上。

减肥按摩

现代社会，由于人们生活水平的提高、紧张而无规律的生活状况等原因，有越来越多的人出现了身体发胖的现象。医学上，人体内脂肪堆积过多而引起体重超过正常人标准体重的 15% ～ 20% 便被视为肥胖症，并认为肥胖会影响人们的身体健康。所以，减肥就成了当下很多人的头等大事。

按摩减肥是一种独特的减肥方法，通过近几年实践证实，按摩能够大量消耗和祛除附着在人体血管壁上的脂类物质，增加血液流量、改善微循环，有利于增强机体的抗病能力。故按摩减肥实属增强体质、恢复健美身材的一种好方法，受到越来越多的人的青睐。

小脸楚楚——脸颊减肥按摩法

肌肤随着年龄的增大而逐渐失去弹性，适当的按摩则会有效地增强肌肤的弹性，延缓肌肤衰老。能使脸颊消肿的穴道有：听会、巨髎、大迎、颊车。其他的经外奇穴有：玉火、马金水、木枝。针对这些穴道常常指压、按摩，能畅通经络、活血化瘀、消除脸部浮肿，使皮肤更紧实有弹性。如果觉得以上的穴道烦琐又难记，现教你一个简单的方法：以左右两边鼻孔旁为准，沿颧骨边缘，指压时特别感觉酸麻的地方就是穴道。

按摩手法一

（1）患者仰卧，施术者坐在头前，双手示指、中指分别点按攒竹、瞳子髎、承泣、四白、迎香、地仓穴各 1 分钟，然后用大鱼际按揉面颊 2 ～ 3 分钟。

（2）双手从前额部向太阳穴方向来回推抹 20 ～ 30 次，再推抹太阳→颊车→地仓→迎香→睛明→太阳穴 20～30 次。

（3）用双手示指、中指、无名指三指并拢自下颏两侧向上至面部做推抹法 20～30 次，可防治双下巴。

（4）用小鱼际推揉颈部。

按摩手法二

把示指或者中指的第一关节和第二关节弯曲 90°，主要是用弯曲的第二关节来按摩肌肤，给肌肤虽然有些疼痛但是很舒服的适当力度。

（1）两只手都准备好正确的姿势，拇指固定在耳朵根处，两手的示指由内而外按摩下巴底部 3 次。

（2）同样的姿势由内而外按摩下巴的上部 3 遍。这样的效果是塑造清晰的脸形。

（3）手的姿势不变，将拇指固定在太阳穴，示指由内而外按摩脸颊 3 次。这样做的效果是紧实脸部肌肤，使嘴角更加流畅。

（4）拇指仍固定在太阳穴位置，用示指由内而外按摩眼睛下面的肌肤，重复 3 次。

（5）拇指仍然固定在太阳穴，用示指由内而外按摩额头 3 次。

（6）用两手的拇指和示指夹起脸颊的肌肉，用示指固定，拇指有节奏地向上堆积起肌肉然后再松开，重复 5 次。

（7）把手握成拳头，拇指藏在手心里。用拳头在耳朵下面的脸颊处来回按摩整个脸颊。

（8）用两手手指按照下巴、脸颊、额头的顺序分别向上按摩，提升脸部肌肉。

下颌尖尖——双下巴消除按摩法

双下巴是令许多人烦恼的问题，主要是由于年龄增长、缺乏运动等原因，使下巴肌肉松弛、脂肪积聚过多所致。松弛的双下巴，以推拿的按摩治疗效果最好，不但使血液循环良好，还能消除脂肪，此外能更加活化、分解下颌的脂肪，消耗热量。

按摩手法一

（1）仰卧位，以两手示指、中指从下巴尖部开始，向两边做圆形推揉，到耳后部，然后再推揉回到下巴尖部，往返一遍为一次，共做 5 次。

（2）保持以上姿势，用两手的示指、中指、无名指从下巴尖部开始，分别向颈部、肩部各个方向推抹，从一侧到另一侧为一次，共做 5 次。

（3）继续保持以上姿势，用一手的拇指和示指、中指揉捏下巴的肥大部分，同时转动下巴，共揉捏 20 次，再用两手大鱼际按于两侧颊车穴处，同时向耳后上方推按 10 次。

按摩手法二

（1）推拿双下巴。进行下颌按摩前，均匀涂抹一层按摩霜以增加效果。接着，以拇指、示指、中指将下颌的皮下脂肪往下拉抬，并以剪夹方式按摩下颌尖端。

（2）抓住皮下脂肪，向上推压，用力剪夹皮下脂肪，手从下颌中央至耳朵方向运作，然后利用第二关节指头，推压皮下脂肪。左右各反复 2 ~ 3 次。

（3）利用左右手背，从脖子根处向下颌尖端推揉按摩，有节奏地慢慢进行 20 ~ 30 次。此法对于下颌松弛的情形颇为有益。

按摩手法三

指压穴位法：指压的位置，并没有正统经络的穴道可按，但是可以从下颌角开始到下颌骨着手，也就是抬头时下巴与脖子交会处那块骨头。沿下颌骨的骨侧边缘，从左至右、由下往上，是消除下巴赘肉最有效的部位。四指并拢，指尖朝上，大拇指放在下巴颏下（下颌骨与肌肉交接之处，颌骨边缘），指压时，轻轻地往上一顶即可。

指压完毕后，眼睛直视正前方，双手自然下垂；肩膀不动，腰挺直，下巴尽量往下伸展，最好能够碰到胸前；然后回复动作。肩膀以下保持不动，脖子尽量往后压，停留 2 ~ 3 秒，最后回到动作。

平坦小腹——腹部减肥按摩法

按摩对腹部有较好的减肥作用。实践证实，按摩能够祛除附着在血管壁上的脂类物质、扩张毛细血管、增加血液流量、改善微循环，不仅可以恢复健美身材，还能减轻心脏负担、增强机体的抗病能力。

按摩手法一

受术者仰卧，施术者坐在旁侧，在施术部位涂抹药物以增加手法疗效。先用掌摩法，以肚脐为中心，由内向外做顺时针摩腹 2 ~ 3 分钟，力度逐渐渗入，使腹部逐渐产生温热感。

点按气海、关元、天枢、上脘、中脘、下脘穴各 2 分钟。

用双手掌横抹腹部 2 ~ 3 分钟，以下腹部为重点，并轻轻拿捏腹部两侧腹直肌 10 ~ 20 遍，以局部有酸胀感为宜。然后再用双手掌推运下腹至上腹，并斜向两侧推胁肋 5 ~ 8 遍，推完毕，在腹部振颤 2 ~ 3 分钟，再顺时针摩腹 5 分钟。

按摩疗法二

（1）预备式。平卧床上，双目微闭，呼吸调匀，左手掌心叠放在右手背上，将右手掌心轻轻放在下腹部，静卧 1 ~ 3 分钟。

（2）按揉中脘穴。将右手拇指指腹按在中脘穴，适当用力揉按 0.5 ~ 1 分钟。此法具有疏肝和胃、止痛止吐的功效。

（3）分推胁下。将双手四指并拢，分别放于同侧剑突旁，沿季肋分推 0.5 ~ 1 分钟。此法具有调中和胃、理气止痛的功效。

（4）团摩上腹。左手掌心叠放在右手背，右手掌心贴在上腹部，适当用力顺时针环形摩动 0.5 ~ 1 分钟。以上腹发热为佳。此法具有宽胸理气、健脾和胃的功效。

（5）直推腹中线。左手掌心叠放在右手背，将右手掌心贴在剑突下，适当用力从剑突下沿腹中线向下推至脐部，反复操作 0.5 ~ 1 分钟，以腹部发热为佳。此法具有推积导滞、通便降气之功效。

（6）拿捏腹肌。将双手拇指与其余四指用力对合，拿捏腹正中线

363

两侧肌肉，从上腹拿捏到下腹部，反复做 1 ~ 3 分钟。此法具有调中和胃、补肾纳气之功效。

（7）团摩脐周。左手掌叠放在右手背，将右手掌心贴在肚脐下，适当用力绕脐做顺时针团摩腹部 1 ~ 3 分钟，以腹部发热为佳。此法具有健运脾阳、和胃理肠之功效。

（8）按揉关元穴。右手半握拳，拇指伸直，将拇指指腹放在关元穴上，适当用力按揉 0.5 ~ 1 分钟。此法具有益气壮阳、调理气机之功效。

（9）分推脐旁。将双手中指分别放在脐旁，适当用力向两侧分推至腰部，反复做 1 ~ 3 分钟，以腹部发热为佳。此法具有消积导滞、通腑泄热之功效。

（10）推腹外侧。将双手分别放在同侧的腹外侧，以掌根从季肋向下推至大腿根部，反复做 1 ~ 3 分钟，此法具有健脾和胃、推积导滞之功效。

（11）按揉丰隆穴。将左（右）下肢平放在对侧膝关节上，用右（左）手中指指尖放在丰隆穴上，拇指附在对侧，用力掐 0.5 ~ 1 分钟。此法具有消食导滞、化痰消脂之功效。

每天早晚坚持做一遍，要持之以恒，同时配合做收腹提肛运动 20 ~ 30 次。适当参加体育锻炼，饮食应有节制，少食肥腻油炸食品。

按摩手法三

（1）受术者仰卧，放松腹部。施术者坐在受术者身侧，用一手掌放置于任脉的气海穴，以此穴为中心，按顺时针方向进行环形推揉，着力沉稳透入，反复做多遍，一般用时 3 ~ 5 分钟。

（2）受术者仰卧，施术者站在受术者身侧，用单手拇指按压任脉的气海、石门、中极等穴位，着力由轻到重，逐步深入腹腔，使穴道附近产生胀痛感，每穴按压 1 ~ 2 分钟。

（3）取位如前，施术者双手掌交叉重叠，掌心置于受术者气海穴，随其呼吸进行振动式按摩，其振动感要透入腹腔内部，一般每次 1 ~ 3 分钟。

（4）取位如前，受术者放松腹部，施术者一手五个手指并拢成半盒状，对准神阙穴，由上到下、由左到右，进行有节律、有弹性的拍击，反复多遍，使下腹产生强烈振感，一般每次3～5分钟。

曲线玲珑——腰背减肥按摩法

腰部是人体容易引人注目的部位。若腰部臃肿肥胖，就很难有修长的身体曲线。但是，腰部是平常极难活动到的部位，非常易于积存脂肪。合理刺激腰腹和背部的经络、穴位、肌肉，才可逐渐消除腰部肥胖。

此外，腰背减肥按摩不仅可以美化人体，还可促进局部血液循环、增强新陈代谢、改善脊神经营养，而且通过点按经络俞穴的反射作用，可增加五脏六腑的功能，疏通带脉，防治腰背部肌纤维组织炎、肥大性脊柱炎、腰肌劳损，以及腰背部某些器质性病变引起的局部酸麻胀痛等症状。

按摩手法一

受术者俯卧，施术者站在一侧，先用柔和深沉的滚法在腰背部骶棘肌施术3～5遍，然后用掌按揉法按揉膀胱经3～5遍，并用双手拇指按揉脾俞、胃俞、肝俞、肾俞、气海俞、大肠俞穴各30秒钟，以酸胀感为宜；再双手拇指与其余四指相对用力拿捏腰眼、肾俞穴，并用指拨法拨揉约3分钟。

用鱼际擦法直擦督脉、膀胱经，横擦腰骶部，以透热为度。

滚法、掌揉法在臀部顺肌肉走向施术3～5分钟。

按摩手法二

（1）推抚法。受术者俯卧位，施术者两手全掌着力，从大椎至腰骶部按摩，反复3分钟。

（2）揉法。施术者单手掌指或两手掌指重叠着力，由大椎穴至肩井穴，由肩井至腰骶部，自上而下沿脊柱及两侧揉按5分钟。

（3）捏脊法。施术者两手的示指、中指横抵在尾骶骨的长强穴上，交替沿督脉循行或向前推进，每捏捻三下，上提一下，直至大椎穴为止，反复施术 3 ～ 5 遍。

（4）点按肩井、膏肓、肺俞、肝俞、肾俞、环跳穴，每穴约半分钟。

（5）擦法。施术者两手交替着力，一手指掌面置于骶髂关节八髎穴处，反复擦摩至皮肤微红，有温热感为宜。

整个操作需时约 10 分钟。手法要求轻而不浮、重而不滞、刚柔相兼。

长腿高挑——腿部减肥按摩法

腿是人整个身体的主要支撑，髋、膝、踝三关节是人体承重和行走的三个重要关节。同时，腿部也是足三阳经和足三阴经的通道。由此可见，腿部保健对人体健康十分重要。

每个人都希望有两条纤细修长的腿，偏偏它就是很容易变粗。有些人单纯是肥腿或壮腿，有些人可能是肥腿兼浮肿，或壮腿兼浮肿。中医按摩腿部减肥，快捷、健康、自然，可以尝试。

按摩手法一

受术者俯卧，施术者站在一侧，滚揉大腿、小腿后侧 3 ～ 5 遍，再拿揉上述部位 3 ～ 5 遍，并点按风市、委中、承山穴各 1 分钟。然后患者换仰卧位，施术者滚揉大腿内侧、外侧 3 ～ 5 遍，再拿揉大腿股四头肌，搓揉大腿，由上至下，反复 3 ～ 5 遍。

点按血海、阳陵泉、足三里、三阴交、涌泉穴各 1 分钟，最后运动髋、膝、踝关节数次。

与下肢垂直方向横擦下肢前后侧，从大腿根至踝关节。

从臀部向下分别沿下肢外侧、上侧、下侧面直推 3 ～ 5 遍，要求力量深透。

按摩手法二

（1）搓揉腿肚。以双手掌紧夹一侧小腿肚，边转动边搓揉，每侧揉动 20 次左右，然后以同法揉动另一条腿。

（2）扳足。取坐位，两腿伸直，低头，身体向前弯，以两手扳足趾和足踝关节各 20 ～ 30 次，此法能锻炼脚力，防止腿足软弱无力。

（3）扭膝。两足平行靠拢，屈膝微向下蹲，双手放在膝盖上，膝部前后左右呈圆圈转动，先向左转，后向右转，各 20 次左右。

（4）甩腿。一手扶物或扶墙，先向前甩动小腿，使脚尖向上翘起，然后向后甩动，使脚尖用力向后，脚面绷直，腿亦尽量伸直。在甩腿时，上身正直，两腿交换各甩数十次。

小儿保健按摩

小儿按摩，也称"小儿推拿"，是中医按摩的一个分支。其历史悠久，早在隋唐时期的《千金方》中就有相关的记载；在明清时期，已形成独特的体系。

小儿生理主要表现为生机蓬勃、发育迅速，然而脏腑娇嫩、形气未足。医学中提出了"稚阴稚阳"的观点，认为小儿"稚阳未充、稚阴未长"，需要特别呵护。

根据以上特点，在小儿身上特定部位或穴位施以不同的保健按摩手法，可以疏通经络、活络关节、畅通气血、扶正祛邪，调整小儿脏腑功能，促进各器官、骨骼的发展，增强机体的抗病能力，达到防病和治疗某些常见疾病的目的。

小儿按摩概述——"稚阴稚阳"需呵护

小儿按摩是中医按摩的一个分支，一般称为"小儿推拿"，是根据小儿的生理病理特点，在其体表特定的穴位或部位施以手法按摩，来防病治病或助长益智的一种外治疗法。由于婴幼儿体质特殊，故与成人按摩有所区别。

小儿生理主要表现为生机蓬勃、发育迅速，然而脏腑娇嫩、形气未足。小儿自出生后一方面在不断地生长发育、成长壮实，但另一方面小儿又如初生的嫩芽，脏器柔弱、血气未充、经脉未盛、内脏精气未足、卫外机能未固，阴阳二气均属不足。因此，医学中提出了"稚阴稚阳"

的观点，认为小儿"稚阳未充、稚阴未长"，在物质基础和生理功能方面都是幼稚和不完全的，正处在不断生长发育过程之中，需要特别呵护。同时，由于小儿肌体生长发育迅速，年龄越小，生长越快，营养的需求量相对越大。前人据此提出了"纯阳"一说，认为小儿生机旺盛，发育生长迅速，对水谷精气需要迫切，常见之为"阴之不足、阳之有余"。

关于小儿推拿的历史，早在隋唐时期的《千金方》中就有"小儿虽无病，早起常以膏摩囟上及手足心，甚辟寒风"等记载，《外台秘要》也说："小儿夜啼至明不安寐……亦以摩儿头及脊验。"

虽然推拿方法防治小儿疾病早有记载，但小儿推拿形成其独特的体系却是在明清时期。当时有很多这方面的专著及经验总结，最早的小儿推拿专著是《小儿按摩经》。

清朝时期，推拿治疗虽未受官方重视，但因其治疗效果显著，仍广为流传于民间，并不断有所发展和创新，并有不少推拿专著陆续问世。其中著名的有熊应雄的《小儿推拿广意》，骆如龙的《幼科推拿秘书》，张振鉴、周于藩的《小儿推拿秘诀》《厘正按摩要求》等。这些著作不仅在当时的儿科著作中有相当大的比重，在整个推拿文献中也占重要地位。

解放后，中医学中的小儿推拿得到了新生，很多小儿推拿著作也随即被重印再版。随着社会和科学的不断进步，小儿推拿也必将日臻完善，并为人类医疗保健事业作出更大的贡献。

小儿按摩的适应证、禁忌证——护理周全助成长

小儿病理特点

（1）发病容易，传变迅速。

小儿脏腑娇嫩，形气未充，对外邪的抵抗能力弱。加上小儿对寒热不能自调、乳食不能自节，一旦调护失宜，则外易为六淫之邪侵袭、内易为饮食所伤，故容易生病。小儿发病容易，突出表现在肺、脾、肾系疾病及传染病方面。

肺为娇脏，小儿之肺气宣发肃降功能不完善，六淫外邪之气不论是从口鼻而入，还是从皮毛而受，均易先犯于肺，引发感冒、咳嗽、肺炎

喘嗽、哮喘等肺系病症，使肺系疾病成为儿科发病率最高的一类疾病。

小儿"脾常不足"。脾为后天之本，气血生化之源，需为小儿迅速成长提供物质基础。小儿脾胃的功能状态与小儿快速生长发育的需求常常不相适应，故而由于乳食失节、食物不洁、脾运失健等因素导致的呕吐、泄泻、腹痛、积滞、厌食等脾系病症较为常见，其发病率在儿科仅次于肺系病症而居第二位。

小儿"肾常虚"，是针对小儿"气血未充，肾气未固"而言的。肾藏精、主骨，为先天之本。它直接关系到小儿骨、脑、发、耳、齿的功能及形态，关乎生长发育和性功能成熟。因而临床多见到肾精失充、骨骼改变的疾病，如小儿五迟、五软、解颅、遗尿、水肿等。

小儿形气未充，御邪抗邪的能力较弱，易于感受各种时邪疫毒。邪从鼻入，肺卫受袭，形成麻疹、流行性腮腺炎、水痘等传染病；邪从口入，脾胃受邪，导致痢疾、霍乱、肝炎等传染病。传染病一旦发生，又易于在儿童中相互传染，造成流行。

（2）脏气清灵，易趋康复。

与成人相比，小儿脏腑少七情之伤、无色欲之念，加之小儿的机体生机蓬勃、脏腑之气清灵、随拨随应，对各种治疗反应灵敏；又小儿宿疾较少，病情相对单纯。因而，小儿生病虽具有发病容易、传变迅速的特点，但一般说来，病情好转的速度较成人要快、疾病治愈的可能也较成人要大。例如：小儿感冒、咳嗽、泄泻等病症多数发病快，好转也快，小儿哮喘、癫痫、阴水等病症虽病情缠绵，但其愈后状况较成人相对要好。

小儿按摩的适应证、禁忌证

（1）适应症

小儿按摩疗法适用的对象一般是6个月以上、9岁以下的小儿，尤其适用于6个月至3岁的婴幼儿。9岁以上的孩子也可以应用此法，但因为随着年龄的增长，机体对按摩的感知力下降，所以疗程相对要长一些。

小儿推拿的治疗范围广泛，可治腹泻、呕吐、疳积、便秘、腹痛、脱肛、发热、咳嗽、惊风、遗尿、肌性斜颈、斜视、小儿瘫痪等症。

（2）禁忌证

有重大疾病的小儿，如心脏病、肿瘤、皮肤感染性疾病，以及有肌肤破损、烫伤、正在出血的部位等症状的孩子，不宜采用推拿疗法。

小儿按摩注意事项——小心谨慎保平安

按摩前的准备

（1）在给幼儿按摩时，施术者应将两手的指甲剪短，以免损伤小儿细嫩的皮肤。

（2）施术者应双手洗净并保持温暖，以免污染或刺激小儿的皮肤，同时应摘去戒指、手镯等饰物。

（3）提前配备滑石粉、葱汁、姜汁等，对幼儿皮肤娇嫩者或视病情状况、手法需要等，酌情选用这些按摩介质。

按摩时的注意事项

（1）施术者在按摩时态度要慈祥和蔼，多用言语行动与小儿交流感情，以避免小儿哭闹影响治疗效果。

（2）施术者选穴要准，手法要轻快柔和、平稳着实，切忌手法过重，一般情况下不能有强刺激的动作。

（3）一般情况下，小儿按摩一次总的时间为10～20分钟。但由于病情和小儿年龄的不同，在按摩次数和时间上应有一定的差别。年龄大、病情重者，按摩次数多、时间相对长；反之，次数少、时间短。一般每日1次，重症每日2次。需长时间治疗的慢性病7～10天为一个疗程。一个疗程结束后，可休息数日，然后进行下一个疗程的治疗。做保健性按摩，针对不同的系统，可以进行每日1次或隔日1次的规律性按摩。

（4）按摩应在小儿进食的10～40分钟后进行，按摩完成30分钟后才可以吃饭。

（5）给小儿按摩时，应选择避风、避强光、噪声小的地方；室内应保持清静整洁、空气清新、温度适宜。按摩后要注意避风，忌食生冷。对有汗的小儿，需在擦干汗液后才可进行按摩治疗。

（6）在给小儿按摩时，需注意其体温、脉搏、呼吸、神志及全身状况，如有异常情况的，应该查清楚症状后再决定是否继续实施按摩。

（7）小儿按摩手法的操作顺序：一般先头面，次上肢，再胸腹腰背，最后是下肢；也可先重点，后一般；或先主穴，后配穴。"拿、掐、捏、捣"等强刺激手法，除急救以外，一般放在最后操作，以免小儿哭闹不安，影响治疗的进行。小儿按摩手法操作时间的长短，应根据病情、体质而定，因病因人而异。在临床实践中推法、揉法运用较多，做摩法用的时间较长。运用掐法、按法时，手法要重、少、快。如果仅按摩一侧手部穴位，可不论男女，均按摩左手。

（8）按摩前应根据小儿的病情、所取的穴位以及施术者运用手法的需要，使小儿保持一定的体位，以便于手法操作和使小儿舒适为原则。一般3岁以下可由别人抱着按摩，3岁以上小儿可单独采取坐位、仰卧位、俯卧位或侧卧位等。

（9）每次给孩子按摩最好只针对一个毛病，如果保健和治疗目的太多、按摩的穴位太杂，会影响最终效果。

（10）最重要的一点是，小儿按摩治疗前，必须有明确的诊断。如果家长不能肯定，请先送医院就诊。小儿疾病，瞬息万变、刻不容缓，请家长不要疏忽大意。

小儿疳积（营养不良）——推脾摩腹化积滞

疳积是积滞和疳症的总称，是婴幼儿的常见病、多发病。积滞和疳症二者是同一病症的两种不同病理阶段，前者轻，后者重。积滞是指婴幼儿伤于乳食，脾胃受损，运化失常，积滞于中焦。积滞日久不愈，进一步发展，以致气阴耗伤、体虚瘦弱、面容枯槁、精神不振等，即为疳症。所谓"无积不成疳"，小儿患积滞者较多、疳症者较少。

本病与西医所说的小儿营养不良相似。营养不良是因蛋白质、能量摄入不足所引起的一种慢性营养缺乏症。其主要由于喂养不当或摄入不足所致。本病多见于3岁以内的小儿。营养不良会影响孩子的生长发育：体重增长缓慢或停滞，甚至下降；皮下脂肪消失，出现进行性消瘦。患儿多表现为面色苍白、乏力、厌食、肌肉松弛、头发干枯等症状。

按摩疗法一

（1）患儿取俯卧位，施术者立于其旁，用手沿脊柱两侧膀胱经路线自下而上，反复揉按 3 ~ 5 遍，重点揉按脾俞、胃俞、三焦俞、长强至大椎穴，捏脊以皮肤发红为度。

（2）患儿取仰卧位，施术者摩揉胁肋，拿揉腹部，按揉中脘、天枢、神阙、丹田等穴，然后再揉按下肢脾经、胃经路线，重点按揉足三里、梁丘、三阴交穴。

若积滞伤脾，重点按揉中脘、足三里、四缝穴。

若积滞日久化热，可点按肾俞、涌泉。脾胃虚寒搓命门，揉神阙、丹田，推三关（前臂桡侧，阳池与曲池成一直线的距离）。

按摩疗法二

（1）施术者以拇指的指腹面紧贴小儿拇指末节指腹面脾土穴，做顺时针方向旋转 100 次，也可以用拇指桡侧沿小儿拇指的外侧缘，从指尖向指根直推 100 次。

（2）用拇指按揉膝眼下的足三里穴，一般取双穴，每穴旋转按揉60 次。

（3）以手指从两肋弓交叉处开始，向下直推至脐，两手交替推50 ~ 100 次。

（4）以两手掌分别置于小儿两腋下胁肋部，前后搓摩 50 ~ 100 次。

（5）用掌根贴在小儿的腹部，以脐部为中心，绕脐按顺时针方向旋转按摩，60 次；也可顺时针摩腹 30 次，再逆时针摩腹 30 次。

（6）小儿俯卧，在其脊柱两旁行捏脊法。具体做法：双手拇指分别置于脊柱两侧，两手示指、中指和拇指用力捏拿皮肤，同时拇指向前推进，从臀部至颈部为一遍。第二遍每捏三次上提一次，直到颈部，第三遍和第五遍方法同第一遍，第四遍方法同第二遍。

（7）用示指、中指的指腹从第七颈椎至尾骨，自上而下直推50 ~ 100 次，低热者尤为适宜。

小儿厌食——运内八卦，治厌食症

小儿厌食是指小儿较长时间见食不香、食欲不振，甚则拒食的一种常见病症。本病无明显的季节性，但暑湿当令，因脾阳易受困遏可使症状加重。本病好发于 1～6 岁儿童，城乡儿童皆有发生，但以城市儿童发病率为高，这主要与城市家长经常给小儿吃零食、喝冷饮有密切关系。

中医学认为小儿脾胃功能薄弱，如果过食生冷、肥腻的食物，或者进食不定时、饥饱无度等，都会损伤脾胃，导致厌食症。另外，有些小儿先天禀赋不足，脾胃虚弱；或者疾病迁延，损伤了脾胃功能，使消化、吸收功能低下，也可导致厌食。其常见症状为不思纳食，或时感食物无味，拒进饮食；面色少光泽，形体消瘦或略瘦；一般精神状态正常，大小便也基本正常。

按摩疗法一

（1）点揉中脘、天枢穴各 1 分钟。

（2）患儿仰卧，施术者把手掌轻轻放在患儿腹部，以肚脐为中心，逆时针方向揉摩 3 分钟。注意不宜用力压小儿腹部，以免引起胃胀、腹痛等不适感。

（3）反复捏脊 10～15 遍。患儿俯卧，施术者先用双手拇指、示指、中指的指腹拿捏小儿骶骨及尾骨处皮肤，然后缓缓向上，边捏边推，一直到大椎穴为止。

按摩疗法二

（1）推脾土。脾土穴位于拇指桡侧面。操作时，施术者沿拇指桡侧缘从指尖推向指根，连续 100～300 次。此法有健脾胃、进饮食、除湿热之功效。

（2）清胃经。胃经穴位于大鱼际外侧，赤白肉际之间。操作时，施术者沿赤白肉际，自腕横纹推向掌指横纹，100～500 次。此法具有调胃、和胃、化积清热之功效，能治疗食少、胃痛、呕吐、腹胀、泄泻等。

（3）揉脾俞。脾俞位于背部第十一胸椎棘突下，旁开1.5寸。操作时，用拇指或中指点揉此穴10～50次。此法可调理脾气，治疗食积、痰饮等症。

（4）揉胃俞。胃俞位于背部第十二胸椎棘突下，旁开1.5寸。操作时，用拇指或中指点揉此穴10～50次。此法可和胃降逆，治疗呃逆、呕吐、胃痛等。

（5）运内八卦。以内劳宫为圆心，以圆心至中指根横纹约2/3为半径形成的圆圈，运300～500次，此法能宽胸和胃、调理升降，对治疗咳嗽、厌食、腹胀有良效。

（6）揉四横纹。四横纹即示指、中指、无名指、小指掌面第一指间关节横纹。操作时，掐揉四横纹从示指纹至小指纹，每揉3～5次掐1次。此法具有化积消疳之功效，能治疗胃痛、腹痛、厌食、消瘦等。

另外，家长也要注意培养孩子正确的进食习惯，纠正偏食、挑食、零食的不良习惯，饭前不要给孩子食用高糖、高热量或不易消化的食物；如发现小儿较长期食欲不振，应去医院仔细检查，排除器质性病变，才能确诊为厌食症；缺锌能导致小儿味觉减退、食欲降低，形成厌食、偏食，所以适量补锌也可以改善小儿厌食症状。

小儿咳嗽——按揉膻中，推肺经

咳嗽是小儿疾病中常见的一个症状，其致病因素常为外界气候的冷热变化。一年四季均可以发病，冬、春季节尤为多见。本病相当于现代医学所称的支气管炎、支气管扩张、感冒、部分以咳为主的肺炎等疾病。中医认为此病的发生和发展，与风、寒、暑、湿、燥、火等外邪的侵袭及肺、脾、肾三脏功能失调有关。

临床上一般将咳嗽分为外感咳嗽和内伤咳嗽两大类，小儿以外感咳嗽多见。症状主要以咳嗽为主，伴有发热、鼻塞、胸闷气短、干咳少痰或咳嗽痰多、神疲等。

按摩疗法一

（1）患儿俯卧，施术者用小鱼际按揉患儿背部的肺俞穴5分钟，然后向两侧分推肩胛骨100次。

（2）患儿仰卧位，施术者用拇指点揉天突穴50次，揉膻中1分钟。

（3）按揉并弹拨患儿足三里、丰隆穴各1分钟。

按摩疗法二

（1）按揉膻中穴2分钟。

（2）患儿仰卧，施术者在其头前，两手拇指相对，其余四指分开，自胸骨顺一至四肋间向外分推至腋中线，操作3分钟。

（3）患儿俯卧，施术者用拇指按揉肺俞、脾俞穴各2分钟，最后轻揉肩胛骨内侧结束治疗。

按摩疗法三

（1）将中指放在膻中穴上，按顺时针方向旋转揉动50～100次，也可以用双手拇指自膻中向外分推。

（2）用双手拇指从膻中穴向下直推至肚脐，或用手指从膻中向肚脐摩擦，操作50～100次。

（3）用拇指、示指相对用力捏拿肩上大筋肩井穴，双手同时操作，捏拿20～30次。

（4）以手指置于小儿脊背正中，从第七颈椎下的大椎穴向肩胛下角连线中点的至阳穴摩擦50～100次。

（5）以拇指置小儿无名指掌面，从指根向指端来回直推肺经100～300次。

（6）以拇指置于小儿足三里穴，揉掐穴位50～100次。此法对咳嗽痰多的小儿尤为适宜。

小儿夜啼——按摩告别"夜啼郎"

夜啼是指小儿白天一切如常，入夜则啼哭不安；或是小儿每夜定时啼哭，甚则通宵达旦哭啼的一种疾病。此病多见于3个月以内的初生婴儿，民间常称此病患儿为"夜啼郎"。

引起小儿夜啼的原因很多，如发烧、受惊吓、虫症、口疮、饥饿以及尿布潮湿，等等。其中有些是小儿的一种正常反应，有些则是病态。对于因饥饿或尿布潮湿引起的小儿夜啼，只要及时给小儿吃奶或换尿布，夜啼即可停止。另有一些小儿有夜间开灯睡眠的习惯，当关灯后便啼哭不止，复开灯则哭自止。这是由于家长常在夜间工作，又不能将小儿分屋而眠，无意中产生的小儿不良习惯。此种情况下，家长应逐步将室内灯光调暗，让孩子慢慢习惯灯光的变化，直至最后关掉电灯。

对于因病引起的夜啼，只要祛除病因则啼哭自止。中医认为，小儿夜啼多为脾胃虚寒、心头内盛，或惊骇所为，当以温脾散寒、清心导滞、镇惊安神为治疗原则。

按摩疗法一

（1）补脾经、清心经、清肝经各 200 次。

（2）患儿仰卧位，施术者用掌心顺时针摩腹、揉脐各 3 分钟。

（3）按揉足三里穴 1 分钟。

按摩疗法二

（1）患儿仰卧，施术者用大鱼际顺、逆时针摩腹各 1 分钟。

（2）患儿俯卧，按揉背部脾俞、心俞、至阳穴各 1 分钟。

（3）点揉神门、足三里、三阴交穴各 1 分钟。

按摩疗法三

（1）用拇指指端置于小儿大鱼际中点，按揉 100 ~ 300 次。

（2）用中指指端置于小儿掌后腕横纹中点大陵穴，揉 9 次、点按 3 次，反复操作 3 遍。

（3）用手指从小儿两肋弓交叉处开始，向下直推至脐，两手交替操作 50 ~ 100 次。

（4）两手掌相对搓热，用一只手掌放在小儿肚脐上，顺时针揉摩 30 次，再逆时针揉摩 30 次。

（5）用拇指在小儿背部两肩胛骨与脊柱之间，沿肩胛骨内侧缘从上向下分推，操作 50 ~ 100 次。

（6）用手掌根旋转揉摩小儿脊背部，从颈部至腰骶部，每次操作 3 ~ 5 遍。

小儿发热——推天河，无副作用见效快

小儿发热是指小儿体温异常升高为主的疾病，是最常见的小儿易患疾病之一。小儿体温容易受外界环境影响，气温过高（中暑）、穿衣太多、喝水过少、水分丢失（流汗、腹泻）、房间空气不流通等都可能引起发热。被病毒和细菌感染而引起的发热也很常见，如呼吸道、胃肠道、泌尿道感染等。另外，能引起发热的疾病还有很多，如长期发热可见于一些风湿免疫性疾病、血液系统疾病、恶性肿瘤等，家长应注意观察孩子发热的规律和伴随症状，及时到医院检查，以便及早治疗。

上述众多因素中，由感冒引起的小儿发热最多，这是因为小儿抗病能力不足，对冷热感受不敏感。如果家长护理不周，很容易被风寒外邪所侵，而小儿保卫身体的阳气还不太强壮，所以孩子常会因邪气入侵导致发热。

发热症状表现：体温异常升高，小儿额头、手足心发烫。常伴有面赤唇红、烦躁啼哭、食欲不振、大便干结或泻下秽臭；或伴有鼻塞流涕、咳嗽喷嚏、形体消瘦、盗汗等症状，有的会出现指纹鲜红或紫红的现象。

按摩疗法一

（1）小儿俯卧，施术者用示指、中指的指腹，从小儿第七颈椎向尾骨端直推，操作 100 ~ 300 次。

（2）用中指指腹或掌根贴在小儿第七颈椎下大椎穴，做顺时针方向旋转揉 100 次。

（3）以拇指置于小儿两眉中间直推至前发际处，两手交替自下而上直推 30 ~ 50 次，此法适用于感冒发热者。

（4）用两拇指从眉头向眉梢分推 30 ~ 50 次，感冒发热者适宜。

（5）用示指、中指指腹置于小儿前臂内侧，从腕横纹向肘横纹直推 100 ~ 300 次。

（6）以拇指从小儿胸部往下直推至脐，两手交替操作50～100次，此法对感冒、食积发热者均有良效。

按摩疗法二

（1）推攒竹（开天门）。两拇指由眉心向额上至发际交替直推10～20次。

（2）捋眉梢（推坎宫）。两拇指自眉头向眉梢分推10～20次。

（3）揉太阳。用中指端揉该穴或运太阳。当运太阳时，向耳的方向揉为泻，向眼的方向揉为补10～20次。

（4）按揉迎香。用右手示、中二指同时按揉迎香穴10～20次。

（5）揉大椎。以右手中指端揉大椎穴10～20次。

（6）推天河水。以左手持患儿之手，使掌心向上。再以右手拇指桡侧面或示指、中指并拢，自腕横纹推向肘横纹，双手交替操作，反复10～20次。

（7）推六腑。以左手持患儿左手，以右手拇指，或示指、中指面自肘推向腕部；然后再交换双手，按摩另一侧手臂。反复10～20次。

小儿盗汗——心、肺、肾经来帮忙

盗汗也称寝汗，常见症状为睡时全身汗出，醒则汗止，常兼五心烦热、口干口渴等。特别爱出汗不一定就是盗汗，活泼好动的孩子，白天运动量大，产生的热量多，机体未能将多余的热量散发出去，晚间体温可达38℃左右。入睡后通过出汗散发多余热量，以保持正常体温，这种出汗称为"生理性出汗"，不必过于担心。

少数孩子夜间出汗是疾病所致，其中比较常见的是佝偻病。判断孩子夜间出汗是不是因为疾病所致，可以观看孩子有没有睡眠不安、烦躁、惊跳等症状；同时，小儿可能伴有低热、咳嗽、消瘦、无力、脸色潮红等症状。这种症状多因孩子阴阳失调、皮肤毛孔不牢固而导致汗液外出异常，多与心、肺、肾三脏阴虚有关。所以，按摩可以专门针对心经、肺经、肾经来治疗。

按摩疗法一

（1）补肺经，在小儿无名指面顺时针方向旋转推动200次；清心经，施术者用中指端，在小儿的中指末节面，向手掌方向直推200次；补肾经，在小儿的小指面顺时针方向旋转推动200次。

（2）补脾经，在小儿的大拇指面顺时针旋转推动200次；推六腑，六腑在小儿前臂阴面靠小指那条线，施术者用大拇指面或示指、中指面自肘部推向腕部，操作200次。

（3）揉涌泉，涌泉穴在小儿脚底板的前三分之一凹陷处，操作30次。

（4）捏脊5～10遍。

若小儿阴虚火旺，施术者可以在上面的基础上再加一些辅助手法：

清天河水，施术者用示指、中指沿天河水从腕部推至肘部，做100次。

清肝经，将小儿示指伸直，施术者由指端向指根方向直线推动，操作200次。

按揉百会穴100次。

按揉神门穴200次，神门穴在对应小指的腕横纹上。

按摩疗法二

（1）点按、弹拨足三里、太溪穴各1分钟。

（2）患儿仰卧，施术者以大拇指和其余四指相对，揉拿四肢内侧面2～5分钟。

（3）患儿俯卧，施术者以大拇指按揉心俞、肺俞、脾俞、肾俞穴各1分钟。

（4）以大拇指掐阴郄穴30次。

此病需注意患儿日常生活调理，增强小儿体质，注意饮食营养，多进食高蛋白和蔬菜类食物，忌食辛辣刺激性食物。在按摩过程中，还可配合滋阴清热止汗的中药，以加强疗效。

小儿腹泻——点揉神阙，调理脾胃

小儿腹泻又称消化不良，是脾胃功能失调而导致的一种消化道疾病。

本病四季皆有，以夏、秋季较为多见，多发生于2岁以下的婴幼儿。

中医认为小儿脾胃薄弱，凡喂养不当、饥饱无度、饮食生冷或不洁、外感风寒、过热或受凉，均可导致脾胃运化失调，从而引起腹泻。对于发病急骤、病程较短的称为暴泻，多由外邪所感，或饮食无节所致；对于病程较长、病情相对缓和的称为久泻，多由体质虚弱、病后失调所致。

小儿腹泻相当于现代医学的婴幼儿消化不良、脂肪泻、肠吸收不良综合征、病毒性肠炎等病症。其症状表现：大便次数增多，粪便溏薄，甚至稀如水样；常伴腹部胀痛、恶心呕吐、发热、食欲不振、消瘦等症状。

按摩疗法一

（1）患儿平卧，施术者用生姜汁为介质推脾经穴300次，揉板门穴200次，推大肠穴100次。

（2）用拇指或示、中二指推三关穴，一直推到皮肤发红为度。

（3）暴露腹部，用小鱼际摩腹，从中脘穴至神阙穴周围，直到皮肤发热，施术者手部发热即止。

（4）患儿俯卧，施术者用拇指推七节骨穴，从第四腰椎到长强穴，推到皮肤发红。重揉龟尾穴10次。

（5）用拇指掐两侧足三里穴2分钟。

按摩疗法二

（1）用拇指指腹置于小儿拇指末节指腹面，旋转按揉100次。按顺时针方向旋转为补脾土，适合久泻；按逆时针方向旋转为泻脾土，适合暴泻。也可以用拇指桡侧沿小儿拇指桡侧缘，从指尖向指根直推100次，或从指根向指尖直推100次，前者补脾土，后者泻脾土。

（2）用拇指置于小儿食指桡侧，从指尖至指根来回直推100～300次，补大肠。

（3）用拇指按揉膝下足三里穴，每穴按揉60次，或用拇指、食指、中指在小儿膝眼下，胫骨外侧部位往返捏揉胃经50～100次。

（4）以两手拇指从小儿肋弓交叉处的顶端开始，沿两侧肋弓下缘分推 50 ～ 100 次。

（5）两手掌相对搓热，用一只手掌放在小儿的肚脐神阙穴上，揉摩 100 ～ 300 次，也可用中指点揉小儿肚脐 100 ～ 300 次。

（6）小儿俯卧，用拇指指腹从尾骨端至命门穴，上下直推七节骨，操作 100 ～ 300 次。只做从下往上的手法为补，适用于久泻小儿；只做从上往下的手法为泻，适用于暴泻小儿。

（7）捏脊 5 遍。

小儿遗尿——叠神阙、点中极，尿床从此绝

夜间遗尿亦称"尿床"，是指 3 周岁以上的小儿，睡眠中小便自遗，醒后方觉的一种病症。

此病多由于肾气不足、下元虚寒，或病后体虚、脾肺气虚，或不良习惯所致。有些家长对小儿照顾不周，训练不当，多用"尿不湿"，致使孩子有尿随时随地尿，日久天长影响膀胱贮藏量、膀胱泌尿反应的形成，以及排尿习惯的形成，这也是遗尿原因之一。亦有因憋尿不及时排尿，滞碍膀胱气化，尿液久留化生湿热，湿热客于膀胱，也可造成遗尿，尤其 8 ～ 9 岁儿童更为多见。

肾气虚寒型常见病症表现为尿频、小便清长、四肢不温、胃寒体弱、腰膝酸软；湿热下注型常见病症表现为遗尿、小便黄赤、心烦炽热、睡眠不足、舌红苔黄等。遗尿症的治疗以培元补肾、健脾益气、泻肝清热为主。

按摩疗法一

（1）患儿仰卧，施术者用拇指用力按揉患儿双下肢的三阴交穴，要有强烈的酸胀感，并保持 1 分钟。

（2）用三指拿法或五指拿法，在前正中线上提拿肚脐至耻骨联合处一线的小腹部筋肉，拿住后提起，放下，如此自上而下反复操作 10 遍。

（3）用手掌贴在患儿小腹部微逆时针方向环旋摩动 10 分钟，手法宜轻柔缓慢，以患儿小腹部有温热的感觉为宜。

（4）施术者用小鱼际在患儿两侧小腹部位由外上向内下方向用力做来回摩擦，以皮肤微红发热并有热感深透为度。

（5）患儿俯卧，施术者用一手掌在其腰部做横向的来回摩擦，以皮肤微红发热并有热感深透为佳，再用小鱼际摩擦其两足底的涌泉穴，均以温热为度。

按摩疗法二

（1）患儿俯卧，施术者在患儿第一腰椎至第五腰椎两侧华佗夹脊穴进行连续压迫法，反复按摩，以在局部触痛明显处为按摩重点。

（2）在患儿腰部命门、肾俞等穴用大鱼际搓至发热或皮肤微红。

（3）用小鱼际侧面搓患儿双足心至热，再揉涌泉穴。

（4）叠神阙穴法：将患儿置于仰卧位，按顺时针方向掌揉小腹部，叠神阙，以压到腹部有动脉跳动感为宜，放松后局部有发热感。

（5）点揉中极穴，至会阴部有胀感，然后点揉小腹穴。

（6）掌推大腿内侧，从血海穴到气冲穴，反复按摩，然后揉同侧血海和三阴交穴，并点压两穴。

另外，家长也要注意让孩子养成按时排尿的习惯，避免过度疲劳；晚饭及睡前少吃流质食物，少喝水；睡前让孩子排空小便；睡后注意遗尿时间，按时唤醒排尿；勿使小儿精神紧张，培养和加强小儿治愈疾病的信心；注意给孩子忌口，寒凉、生冷、燥热之食品尽量少吃。

历代保健按摩功法精要

按摩，是我国古老的治疗手段之一。保健按摩功法，就是通过按腹、摩头、揉颈、擦臂、搓胸、捶腰、擦臀、揉腿、擦足等各种按摩动作，调节人体的阴阳气血之平衡，达到促进新陈代谢、振奋精神、补脑安神、养心宽胸、滑利关节、健脾和胃之功效。

历代养生家创造出不少行之有效的保健功法，并把它们编成套路，以利于推广和流传，下面我们向大家介绍几种最具代表性的保健功法。

按摩十八术——抵抗外邪，补益长寿

健身按摩十八法是根据祖国的经络学说和传统的按摩方法，通过自我按摩进行的一种运动保健方法。人们通过操练此法可使经络畅通，从而起到缓解疼痛、稳定情绪、增强人体机能、提高免疫力的作用。

预备式：可坐可站，但要全身放松、心情轻松、呼吸平静、没有杂念。

（1）揉发梳头。用十指梳头，经前发际到后发际，18～36次。

（2）双鸣天鼓。将两掌心按紧双耳，用示指弹打风池穴18～36次。

（3）推拉双耳。用掌心推拉耳的正反面，同时用示指和中指夹拉外耳轮，18～36次。

（4）运目养神。两手虎口交叉，将掌心按在丹田（脐上），正反运转双目18～36次。

（5）刮眼明目。两拇指点按在两侧太阳穴上，用示指刮上下眼眶18～36次。

（6）捋鼻防感。用两拇指关节沿鼻唇沟上下按摩18～36次。

（7）浴面生华。用两掌心在面部做旋转按摩18～36次。

（8）叩齿固肾。两手虎口交叉，将掌心按在丹田，轻轻叩打门牙、边牙各18～36次。

（9）搅海吞津。两手虎口交叉，将掌心按在丹田，用舌在口腔内正反搅动各18～36次。将所生津液一鼓作气吞下。

（10）竖拉肩井。两掌左右轮换拍拉肩井，即左手拍拉右肩井，右手拍拉左肩井，18～36次。

（11）横摩胸肋。两掌左右轮换横摩胸肋，左手横摩右胸肋，右手横摩左胸肋，18～36次。

（12）正反揉腹。两掌相叠，用掌心旋转按摩腹部，正转36圈，反转24圈。

（13）背搓腰际。两手同时在背后由上向下推搓两侧腰际和臀部18～36次。

（14）敲打命门。双手轻轻握拳，有节奏地轮换敲打前后命门（脐中为前命门，背后与脐中相对的位置为后命门）18～36次。

（15）按摩上肢。两手左右轮换按摩上肢的正、反面18～36次。

（16）按摩下肢。两手左右轮换按摩下肢的正、反面18～36次。

（17）按摩涌泉。用掌心分别按摩两足的涌泉穴和脚背18～36次。

（18）全身拍打。用拳或掌在腹部、胸部、腰部、背部、肩部、颈部、头部、面部、上肢和下肢做轻松而富有弹性的拍打。

收式：放松、平静站立，合眼帘、闭口唇，呼吸平静，两手自然下垂，直至心静自在，心情愉快为止。

练习次数：若全套按摩，每节按摩36次，约20分钟，若选择某几节按摩，仅需5分钟，每日可锻炼1～2次。

注意事项：骨折、创伤处用力要得当；要因人、因时、因病而异。

"延年九转"按摩法——揉腹保健康

延年九转摩腹法是一种比较简便的医疗保健功法，易学易练，老少皆宜。该法原是清代新安人方开手辑，于雍正年间经颜伟绘图列说广为流传。清潘霞的《内功图说》中十二段锦里亦有载述。

本功法原旨：以动化静、以静运动，分理阴阳、调和气血、通达三焦，实五脏、祛外邪；注重按摩任脉、肾经、胃经、脾经、肝经、胆经等经脉穴位，以此治疗胃肠功能紊乱病症。

按摩手法

体位：仰卧，矮枕，正身，凝神静虑。出差旅行亦可采用坐位，但是腰部必须高过膝。

第一转：以两手中三指按心窝（鸠尾穴），由左顺时针圆转按摩21次。

第二转：以两手中三指由鸠尾穴沿任脉且摩且走，直下到曲骨穴（脐下高骨，即耻骨联合处）。

第三转：两手中三指分别沿腹前正中线旁开1.5厘米双侧肾经，且摩且走到幽门穴。如以治疗胃肠病为目的，两手指可沿胃经由气冲穴上至不容穴。

第四转：接上式，两手中三指并回鸠尾穴。然后，沿任脉同第二转，直推到曲骨穴，反复21次。

第五转：以右手指或手掌、掌根由左顺时针绕脐摩腹21次。

第六转：以左手同第五转反向，即由右逆时针绕脐摩腹21次。

第七转：以左手大拇指向前，四指托后，经捏左边软胁下腰肾处（熟悉穴位者前按章门穴，后捏京门穴尤佳），同时用右手中三指自乳下（乳根穴）直推到大腿夹（腹股沟冲门穴）处，反复21次。此按摩兼及肝、胆、脾、肾诸经穴，以缓慢进行为好。

第八转：同第七转反向进行，即以右手轻捏右侧软胁下腰肾处，同时用左手中三指自乳下乳根穴直推到冲门穴处，反复亦21次。

以上八转练习完毕，称为一度。一般开始前3日每次应连做3度。再3日，每次应连做5度。第7日起按常规连做7度。

第九转：起身盘坐，坐位原坐式，以两手握固（余四指握大拇指成拳）分按两膝上。两足十趾稍屈曲（钩曲，古称挂地）。其后，头胸自左转前，胸肩过膝，摇伏膝上由前右归位，如此反复21次。继后，再右向摇转21次。左右摇转，复位时注意先腰，后胸，再头颈，这样上身关节都能有所运动。此外，摇转需缓慢进行，舒适可宜，不要过于用功，或急摇猛转。

上述九转全部做完，称为一课。清晨醒来做叫早课，中午做叫午课，睡前做叫晚课。一般早晚课不可少，中课量情而定。

延年九转摩腹法用于消化系疾病，特别是功能性疾病颇好。此法也曾用于头痛、失眠、更年期综合征及其他慢性病康复或保健练习，效果也良好。

床上八段锦——身体素质弱者的福音

八段锦是一套独立而完整的健身功法，历史悠久，流传广泛，深受人们喜爱。早在北宋时已有记载，至今已有800余年历史。

床上八段锦对身体素质比较弱的人有特别的功效，不论男女老幼，常年坚持床上八段锦练习，对保持精力充沛、强身健体、延年益寿，都有极实用的保健功效。

预备式

姿势：可以在床上做，也可以在椅子上做，最好是挂上窗帘，效果好。

意念：排除杂念，耳不旁听、目不远视、心静神凝。

呼吸：进行几次深呼吸，然后，是自然呼吸。

第一段：干沐浴

浴手：两手合掌搓热。因手是手三阳经和手三阴经的起止点，所以，干沐浴从手做起。

浴臂：右手紧握住左手腕里面，然后用力沿臂内侧向上擦到肩膀，再翻过肩膀，由臂外侧向下擦到左手背。如此往复共擦 10 次为佳。然后换用左手如上法擦右手臂 10 次。

浴头：两手掌心按住前额，稍用力向下擦到下颌，再翻向头后两耳上，轻轻擦过头顶，还到前额，此为一次，共擦 10 次。然后用十指肚或指甲均匀地轻柔按摩整个头部的发根 10 ~ 20 次。随后用两拇指由太阳穴附近向头上部捋，捋至头顶后，即五指靠拢向下捋，到顶部，算一次，这样捋 10 次。

浴眼：两手轻握成拳，两拇指弯曲，用拇指背分擦两上眼皮各 10 次；然后用两拇指分按两侧太阳穴旋转揉动 10 次；再向相反方向揉动 10 次；最后，用右手拇指和示指捏住两眉头中间部位，揪 10 次，与此同时，用左手从后头发际向下捋到项部 10 次。换手同上动作 10 次。

浴鼻：两拇指微屈，其余四指轻握成拳，用拇指背沿鼻梁骨两侧上下往复用力擦 10 次（上擦到眼下部，下擦到鼻孔侧）。

浴胸：先用右手掌按在右乳部上方，手指向下，用力推到左大腿根处；然后再用左手从左乳部上方，手指向下，用力推到右大腿根处；如此左右手交叉进行；一左一右为一次，可擦 10 次。

浴腿：两手先紧抱住左腿大腿根，用力向下擦到足踝，然后擦回大腿根。一上一下为一次，如此上下来回擦 10 次。擦右腿法同左腿，也擦 10 次。

浴膝：两手掌心紧按住两膝，先齐向外旋转 10 次，后齐向内旋转 10 次。

第二段：鸣天鼓

两手掌心紧按两耳孔，两手中间三指轻击后头枕骨（小脑部）10 次。

然后手指紧按后头枕骨不动，掌心掩按耳孔后，再骤然抬离，这样接连开闭 10 次。最后，两中指或示指插入耳孔内转动 3 次，再骤然拔开，算一次；共进行 3 ~ 5 次。

第三段：旋眼睛

端坐凝神，头正腰直，两眼向左旋转 5 ~ 6 次，然后向前注视片刻；再向右旋转 5 ~ 6 次，然后向前注视片刻。朝夕认真做两遍，日久效果奇佳。

第四段：叩齿

心静神凝，口轻闭，上下牙齿互相轻轻叩击 30 次。

第五段：鼓漱

闭口咬牙，口内如含物，用两腮和舌做漱口动作，漱 30 次。漱口时，口内多生津液。等津液满口时，分 3 次慢慢下咽。久练，津液自增。

第六段：搓腰眼

两手对搓发热后，紧按腰眼，用力向下搓到尾闾部分，然后再搓回两臂后屈尽处，此为一次。共用力 30 次。

第七段：揉腹

先用左手叉腰或放在左大腿根（仰卧做时手的位置不限），右手从心窝左下方揉起，经过脐下小腹向右擦揉，还原处为一次，共揉 30 次；然后右手揉法同上，方向相反。女性做法与男性不同，手掌搓热，左手叉腰（拇指在前，四指在后），右手掌心由心口窝处，向左下方旋转，旋转一周为一次，共 100 次。然后右手叉腰，左手掌心自肚脐处，向右下方旋转，旋转经过小腹耻骨边缘回到原处，一周为一次，共 100 次。

第八段：搓脚心

两手对搓发热后，搓两脚心，各 80 次。

《左洞真经》按摩导引法

《左洞真经》按摩导引法，是我国古代流传的一种自我保健按摩导引法，共十三式，具有较好的医疗保健作用。

（1）转胁舒足。平坐于床上，两下肢伸直，双膝屈伸各 18 次。再以两手抱头，左右转胁各 9 次。

（2）导引按矫。姿势同上，双手交叉抱住项后，仰面，手与颈项争力，颈部左右旋转各 18 次。再以左手握住右足拇指，右手握住左足拇指，往回扳，使下肢后侧绷紧，约行 1 分钟。

（3）捏目四眦。自然盘坐，闭目，以两手拇指揉按目内眦 27 次，再以两手拇指揉按目外眦 27 次。

（4）摩手熨目。自然盘坐，两手侧位，掌面相互摩擦搓热，睁开双眼，两手内劳宫对准两目导引，约行 2 分钟。

（5）对修常居。姿势同上，以两手拇指指面揉按眉后丝竹空穴，各行 18 次。

（6）俯按山源。姿势同上，以两手示指、中指指面揉按鼻中膈两旁，各行 18 次。

（7）营治城郭。姿势同上，以两手拇指和示指二三节的外侧面，捏住耳郭，由上至下揉按各 9 次。

（8）击探天鼓。姿势同上，两手掩住耳道，手指放在脑后部，用第二指压中指向下滑动，轻弹脑部，行 24 次。

（9）拭摩神庭。姿势同上，两手搓热，以面前侧由下而上擦，再由前额从面部两侧由上而下擦，上下共行 18 次。

（10）上朝三元。姿势同上，以两手掌从前额向下，向后摩发，行 24 次。

（11）栉发祛风。姿势同上，两手指成梳状，从前额向上、向后梳发，行 49 次。

（12）下摩生门。姿势同上，先吸气下沉丹田，两手掌重叠，内劳宫对准外劳宫穴，贴于脐中，按摩 36 次。

（13）运动水土。姿势同上，以左手按摩右胁，从上往下导引 12 次，右手按摩左胁、从上往下导引 12 次。再以两手内劳宫按摩背后肾俞穴各 12 次。

《左洞真经》按摩导引法，可以行气血、行关节，祛病延年。

长寿秘诀二十九法

按摩在我国已流传了两千多年，有调节神经功能、促进血液循环、提高机体抗病能力、舒筋活络、消炎散瘀止痛的作用。下面给大家介绍长寿秘诀二十九种按摩法。

（1）浴头。两手掌心按住前额，稍用力擦到下颌部，再翻向头后两耳上，轻轻擦过头顶，还复到前额，这算一次，共擦10次；接着用指肚均匀地轻揉整个头部的发根10次，能调和百脉，使气血不衰，面色红润，减少皱纹。

（2）叩攒竹。用拇指弯曲的突出部左右交替叩击双侧攒竹穴，每穴15～20次，用力以微感不适为度。有消除额痛、眼胀、恢复视力疲劳等作用。

（3）旋眼睛。端坐，两眼向左旋转5次，然后向前注视片刻；再向右旋转5次，前视片刻。对保护视力极有好处。

（4）点睛明。以两示指分别点按双侧睛明穴15～30秒，以微感不适为度。有止眼痛和明目的作用。

（5）揉眼皮。以两手拇指轻按于双侧眼皮上，然后旋转揉动，顺逆时针各揉20次。有消除眼痛和明目的作用。

（6）按太阳。用两手示指端分别压在双侧太阳穴上旋转，顺逆时针各揉按10～15次。有止痛醒脑的作用。

（7）叩牙齿。口轻闭，上下牙齿相互轻叩20～30次。有防止牙齿松动脱落，促进消化功能的作用。

（8）磨鼻背。用拇指背用力摩擦双侧鼻背至局部发热。有助于通气，预防感冒。

（9）干洗面。两手十指互相并拢，由额向下洗脸20～30次。有醒脑、降压的作用。

（10）假梳头。两手指尖接触头皮，从额到枕后，从头顶到颞侧进行梳头，以头部有热感为度。有醒目、止痛、降血压的作用。

（11）鸣天鼓。两手掌心紧按两耳孔，两手中三指轻击后枕部10次，然后掌心掩按耳孔，手指轻按后枕部不动，再突然抬离，接连开闭10次，最后两示指插入耳孔内转动3次，再突然放开。这样算做1次，共做3～5次。有醒脑、增强记忆、强化听力、预防耳病的作用。

（12）揉胸脯。以两手掌按在两乳外上方，旋转揉动，顺逆时针各揉10次。有加速血流，减少胸肌疲劳的作用。

（13）抓肩肌。以右手拇指、示指、中指配合捏起左肩肌，左手则捏起右肩肌，交叉进行，各 10 次。有松肩去疲劳作用。

（14）点膻中。以拇指肚稍用力压两乳头连线中点处（膻中穴），约 30 秒后突然放开，如此重复 5 次。有豁胸、顺气、镇痛、止喘作用。

（15）苏华盖。端坐，心神宁静，深吸一口气，然后慢慢呼出，重复 10 次。有吐故纳新、健肺顺气、改善呼吸功能的作用。

（16）豁胸廊。两手微张五指，分别放于胸前两旁的胸壁上，手指端沿肋间隙从内向外滑动，重复 10～15 次。有开胸顺气、止痛止喘作用。

（17）舒大肠。一手叉腰，另一手五指张开，指端向下，从心口窝，沿脐两旁向下腹部，再向右向上至右肋下再向左，即沿大肠走行方向擦揉 10 次。有疏通大肠、增进消化、预防便秘的作用。

（18）分阴阳。以肚脐为中心，两手虎口相对，平置于脐眼左右，两手向内向外揉抚，共 10 次。有顺气、消胀、增进消化功能的作用。

（19）揉环跳。坐位或站位，左拇指端揉左侧环跳穴，再用右手拇指端揉右侧环跳穴，交叉进行，各 10 次。有通经活络、壮筋强足的作用。

（20）搓腰眼。两手紧按腰眼，用力向下搓到骶尾部，左右手一上一下同时进行，共 30 次。有壮腰强肾、防治腰痛的作用。

（21）甩双手。两臂自然下垂，向前向后甩动 30～50 次。有放松肩、臂、腕、指关节，通畅气血，增强手臂功能的作用。

（22）捶两肩。左右手握空拳，在对侧上肢从肩到手腕扑打共 20～30 次。有通经活络、灵活关节、防止关节炎及手臂酸痛的作用。

（23）顶十指。两手掌心相对，左右手指用力相顶共 10 次。有活动指关节、促进手部功能的作用。

（24）捏虎口。以右手拇、示指捏左手虎口，再以左手拇、示指捏右手虎口，各 10 次。有增进手部功能、治疗头面部疾患的作用。

（25）旋膝盖。两手掌心紧按双膝，先向外旋转 10 次，再向内旋转 10 次。有灵活筋骨、增强膝部功能以及防止关节炎的作用。

（26）擦大腿。两手抱紧一侧大腿根部，用力下擦到踝部，然后擦回大腿根部，来回共 20 次。有促使关节灵活、增强腿肌、防止腿病等作用。

（27）揉腓肠。以两手掌夹紧一侧小腿肚旋转揉动，每侧 30 次。有疏通气血、加强肌力的作用。

（28）掐跟腱。以拇指、示指掐跟腱，每侧掐20次。有改善足部功能、消除下肢疲劳、增强脚力的作用。

（29）搓脚心。两手搓热后，用手搓两脚心，左右各搓80次。有导虚火、舒肝明目的作用。

老子按摩法——吐故纳新，养生有妙招

老子按摩法始载于唐代孙思邈的《备急千金要方·养性·按摩法》，孙思邈对养生保健颇有研究，他收集了前人的养生经验和方法，包括居处法、按摩法、调气法、服食法、房室术等，几乎囊括了传统养生学的内容。

在"养性"节"按摩法"中收录了两套动功，即天竺国按摩法和老子按摩法。明高濂《遵生八笺》也载有老子按摩法，只不过易名为"太上混元按摩法"。现简要介绍如下。

（1）两手按住大腿，上体向左右扭动14遍。

（2）两手按住大腿，向左右扭肩14次。

（3）两手抱住头项，向左右扭腰14次。

（4）向左右摇头14次。

（5）一手抱头，一手托膝弯成三折状，左右相同。

（6）两手托头向上3次。

（7）一手托住头项，一手托住膝外侧，并由下向上扳3次，左右相同。

（8）两手扳头向下俯3次，然后顿足。

（9）两手相捉，一手引另一手从头上过，左右各3次。

（10）两手相叉，掌心向胸，收回；然后反转向胸，连收回3次。

（11）右手曲腕、捶肋，左手挽引右肘，两手交换动作，各做3次。

（12）两手先由左右两侧往中间挽引，然后由前后往身体拔牵，各做3次。

（13）伸开手指，挽引头项（颈部），向左右侧各3遍。

（14）翻转左手，掌心按右膝上，右手挽引左肘，然后按在左手上，两手相叠。左右交换动作，各做3次。

（15）左手由上而下按摸右肩，左右相同。

（16）两手握虚拳，向前捶击3次。

（17）两手掌心向外振动3次，向内振动3次，向下振动3次。

（18）两手相叉，来回搅动腕关节，左右各7次。

（19）摩擦、扭动十指3次。

（20）两手翻掌，正反摇动3遍。

（21）两手反叉，上下运动使两肘扭动，做无数次。单独练习，做10次呼吸的时间即可。

（22）两手相叉，向上耸伸3次，向下顿接3次。

（23）两手相叉从头上过，向左右分别牵引伸肋10次。

（24）两手握拳，反捶脊背上下各3次。

（25）两手反背上相捉，上下往来推脊3遍。

（26）手掌按搦腕内，向外振动3次。

（27）两掌向前推3次。

（28）掌心向下，两手相交叉成横位，向下按3次。

（29）两手掌心向下，横向对直，向上耸举3次。如有手患冷病，可以从上到下拍打身体，手得热，病便除。

（30）伸左脚，右手托在左膝弯，左手从上而下推捺下肢，3次。右手推脚，也如此。

（31）站立，向前、向后、向左、向右扭转足踝关节各3次，前后反向扭足3次。

（32）伸脚3次，转动髋关节3次，向内外转动足踝各3次。如有脚冷者，用手打热便除。扭动关节时，用意念注之，顿脚3次，再伸脚3次。

（33）如虎踞地，头向左右肩回顾，各3次。

（34）一手托天，一手按地，左右交替，各做3次。

（35）两手向左右如排山一样外推，做3次。背如负山，两手如拔树一样牵引3次。

天竺国按摩法——百病并除，行如奔马

天竺国按摩法是一套由十八节动作组成的保健功法，主要通过一系

列导引动作，达到理气活血、疏通经络、祛病强身之效。

　　本功法较早见于唐代孙思邈的《备急千金要方》，名为"天竺国按摩"。之后宋代的《云笈七签》《圣济总录》和明代的《遵生八笺》等均收录本法，但名称与基本内容略有出入。"天竺"是古印度国名，本法是否源于印度，尚无确据。观其内容，各节操练动作与中国古代导引法似同出一源，并无明显异国色彩，故冠以"天竺"，恐系托名。

　　第一节：站或坐式，两手交替互握，并摩擦扭捏，如洗手状。本节主要活动上肢，尤以腕、指关节为主。

　　第二节：两手十指交叉，按向胸部，然后翻掌向前，再覆掌向胸，反复进行。本节主要活动上肢和肩、胸部。

　　第三节：站式，两手相握，按向一侧小腿，左右交替进行。本节主要拉伸腰背和腿后侧。

　　第四节：坐式，两手重叠，按于一侧腿上，身体慢慢向另一侧扭转，左右交替进行。本节主要转动腰背。

　　第五节：两手如拉硬弓状，左右交替。本节主要运动上肢，强壮肩背及胸部。

　　第六节：两手握拳，左右交替向前击出。本节意同上节，但运动肌群不同。

　　第七节：单手如托石上举，左右交替。本节意同第五、六节，但运动肌群不同。

　　第八节：两手握拳，左右手同时向后摆动，以拉开胸部。

　　第九节：坐式，上身如排山般向左右两侧后方交替倾斜。本节主要拉伸腰胁。

　　第十节：坐式，两手抱头，俯身贴近腿上，然后使头身向左右交替扭转，以抽引两胁。

　　第十一节：站立，两手按地，俯身弯背（同时曲肘），然后使身躯向上挺举（同时伸肘）。本节主要活动肩背，强壮腰脊。

　　第十二节：两手左右轮流反捶背上。本节可活动上肢各关节，强壮背脊。

　　第十三节：坐式，两脚交替前伸。

　　第十四节：站立，两手着地，转头向左右两侧交替怒目后视，称之为"虎视法"。本节主要活动颈项，并可增进视力。

第十五节：站立，身躯后仰再挺直为 1 次，连做 3 次。

第十六节：两手紧紧交叉，同时以一脚踏手中，然后放开手脚；再叉手，以另一脚踏手中，两脚交替进行。

第十七节：起立，两脚轮流向前后空踏步。

第十八节：坐式，伸两脚，一手钩住对侧脚置另一腿膝上，以另一手按压同侧腿膝。本节主要开胯兼活动四肢。

本功法适用于中老年人养生保健或多种慢性病患者的自我调摄，尤适用于软组织劳损和肢体关节等病变的治疗，如颈椎病、肩周炎、腰肌劳损、风湿性关节炎、类风湿性关节炎、坐骨神经痛、脊椎增生、椎间盘突出症等。如属全身性疾病，则以全套操练为宜；如局部病变，则可有针对性地选练几节；如颈项疾病，可选练第十、十四节等；胸胁疾病，可选练第二、六、九、十节等；肩臂疾病，可选练第一、五、六、七、十二节等；腰腿疾病，可选练第三、四、九、十五、十六、十七、十八节等。

本功法操练时，动作幅度应由小渐大，每节操练次数除注明者外，一般由少渐多。整个操练过程应量力而行，不可用力过猛，高血压、心脏病或肝硬化等患者尤宜谨慎。本功法主要适用于慢性病或无病者养生保健，一般急性病或慢性病急性发作期间不宜应用。本功法不宜于空腹或饱食后即练，至少在食后半小时方可行之。

本功法动作简便，易学易练，只要遵循注意事项，一般不会产生不良反应。《备急千金要方》原载：凡"能依此三遍者，一月后百病除，行及奔马，补益延年，能食、眼明、轻捷、不复疲乏"，可说明本法确具良效。

第七篇　这样按摩最有效

正确的按摩方法

均匀而稳定的压力

有很多脚底按摩工作者，常有这样的困惑：找到反射区的结晶后，要以哪个方向、怎么按压才是正确的。

以前的方法是在找到痛点时，就前后反复用力地按压，经常让人在按摩后，皮肤上留下"青一块、紫一块"的受伤现象。不仅效果不佳，而且病人还得忍受肌肤之痛。有鉴于此，过去的二三十年来，人们致力于寻找一种正确、有效而不费力的按压法，并且能用物理学的理论来解释，以使人们在接受按摩治疗时，免受过去那种"肌肤疼痛"之苦，且有良好的疗效。

物理学上认为，按摩压力的传递及其产生的作用有两种形态。其一是"主动的压力"，当我们对反射区施压时，便是给该反射区一个主动的压力。此时，反射区的组织部分，因受压缩而产生刺激的能量。其二是"被动的压力"，当我们对反射区施予"主动的压力"后，则该受压缩部分的组织在停止施压时，即因压力解除而恢复原状。这部分的组织细胞便借着"恢复原状"的反力，产生另一种刺激的能量。

"脚底按摩"就是因为这两种"主动、被动"的压力交互作用，产生能量刺激作用而达到治疗的效果。了解上述的"物理学压力说"后，自然能体会到在按摩时，要用"均匀而稳定"的压力来按摩反射区位，以病人能忍受的程度来决定施力的大小，压放一次2～3秒，反复运作让反射区在主动、被动交互的物理刺激中传递能量，达到有效的按摩功能。

同时，可在同一痛点，以顺时针或逆时针的方向，施予压力按摩。但是，绝不可在同一点上，前后连续地快速按压，否则能量传递必然会受到遏阻而分散。至于按摩的方向应该是由左至右、由右至左、由上往下，还是由下往上，应以按摩手指的所在处，和反射区的排列位置而定。另外，当某反射区有痛点时，应仔细找出同一区位的其他痛点。因为同一反射区可能有不同的痛点，也就是说结晶沉积的地方，可能散布在同一反射区不同的部位。所以，找到散布在不同区位中的所有结晶，施予均匀而稳定的压力，自然能收到预期的治疗效果。

正确的按摩技巧

任何物理治疗，技巧正确是最重要的。"脚底按摩"也是一样，有好的技巧，才能找到正确的反射区加以按摩，达到保健强身、治疗疾病的目的。

在此要强调的是，虽然能靠阅读书籍了解如何做脚底按摩，但是，更需要实际的练习，方能体会手指按摩的要领，以收疗效。"练习，并不表示能做得完美；只有以正确的方法来练习，才能达到完美"。所以，希望大家均能参考本书，学得正确的脚底按摩技巧，持之以恒地继续练习，自可精益求精，完全发挥它的效果。

有许多病人接受脚底按摩不下百次，可是效果一直不显著，于是开始怀疑脚底按摩的效果。后来四处求治，医师很惊讶地发现，他们脚上有很多结晶痛点从来没被发觉，一经询问，方知帮他们按摩的师傅技巧不对，不了解按摩的物理原则，难怪病情一直没有起色。经过以正确的技巧按摩后，病情果然减轻不少。因此，练习正确的技巧来按摩，才能达到应有的疗效。

基本按摩法

"脚底按摩"系利用手指来按摩脚底的反射区。大拇指有力，活动性高，是最常用到的手指头，其他如示指、中指也常用到，适合用于脚背上较敏感的反射区位。

按摩时，大半是以指头顶端的指腹部位来按压，有些较坚硬或长茧的地方，如脚跟等的反射区，可用指关节按摩。但是，指关节的触觉没有指腹敏锐，所以当你用指关节按摩时，很难感觉到反射区结晶的存在，只能依据病人的反应，判断是否已按压到正确的反射区位。指腹则不然，透过指腹敏锐的触感，很快便能查出结晶痛点所在与形状，施行有效的按摩。

因此，正确的基本按摩法，应该是以"指腹为主，指关节为辅"，在脚底反射区位上反复操作。

双手共同操作的技巧

"脚底按摩"是以"双手同时"操作的按摩技巧。通常，一只手的主要功能是按摩，称之为"按摩手"；另一只手则用来稳定及调整被按摩的脚，使按摩手能正确地按压到反射区位，称为"稳定手"。如果稳定手不能稳定、调节脚的位置，则脚底按摩是很难做好的。

一位优秀的脚底按摩师，需经由临床练习体会出纯熟而正确的按摩技巧，使手指及指关节能适度地在反射区位上按压，且不致因施力不当或姿势不对而感到疲累。透过敏锐的观察、纯熟的技巧，让被按摩的人们获得健康。

稳定手基本的手法

最基本而常用的稳定手法，是以一只手的大拇指，轻轻地压在脚趾头基部，大拇指指尖与脚的大拇指内沿齐；其他四只手指头则压在脚背上约前1/3的部位，看起来就像是用手把脚趾头包起来一样。如此一来，便能很有效地控制这只脚，在按摩进行时，适当地辅助前后移动，稳定地调整脚的位置。

大部分反射区的按摩皆适用这个方法。

大拇指基本的按摩技巧

大拇指是最基本的常用指头，在按摩时，大部分反射区宜用大拇指来做。

按摩时，大拇指的第一关节应弯曲，呈 45°。把手自然放在桌上，你会发现大拇指会自然地弯曲，与桌面接触的地方是大拇指的外侧。按摩时大都以此外侧按摩，但是也可视情形而用指头前端按摩。若是大拇指弯曲超过 45°，手指的力量会减少；弯曲度过小，则与反射区接触面太大，无法正确地按摩到区内的结晶。

大拇指要以稳定、持续而均衡的力量，在结晶痛点上按摩，以顺时针或逆时针方向来按压都可以。若结晶面积较大，应一小部分一小部分地依序按压。向大拇指前端的方向，一步一步地往前移，不要倒退或往旁边移动。初学者可能会有手指抽筋的现象，这是因为不习惯的缘故。一段时间后，手指肌肉将会较为强劲，双手也能熟练地交替操作，不再感到抽筋或酸痛，大拇指的按压技巧也会日益巧妙。

其他手指的支撑作用

用大拇指按摩时，其他四只手指的"支撑"作用也是非常重要的，称为"杠杆支撑指"。当大拇指在按压时，其他四只手指头就在脚的另一面，以一个轻微的均衡力量，压于大拇指按压的反方向。此时，脚就夹在大拇指与四指之间。同样的，任何一只手指在按压时，其他的手指便都是"支撑指"。你可以做个试验，把右手大拇指放在左前臂上，不让其他四只手指碰到左前臂，只用大拇指压；然后，把其他四只手指放在左前臂上，再用大拇指按压，你就会发现其间力量的差别。这就叫作"手指的支撑作用"。

练习之初，可先在脚底中央按压，以学得支撑手的技巧。当按压反射区时，手指要随时保持在自然的位置，否则，支撑力量便会消失。大拇指与其支撑手指，必须在相对位置，才能达到最好的按摩效果，所以当大拇指移动时，支撑手指也要随着动。

示指与中指的按摩技巧

基本上，示指与中指的按摩技巧和大拇指是一样的。第一个关节须弯曲，其他部分伸直，而大拇指就变为"支撑手指"了。以示指按摩比较常见，但脚背则要用示指和中指一起按摩，以增加压力。脚背、脚踝附近的肌肉较少，比较敏感，用示指或中指来按压较好。同样的，第一关节的弯曲若不恰当，将造成关节太大的压力，导致酸痛；而且被按摩的人，可能会被按摩工作者的趾甲搓到。脚底皮肤较厚或较深的地方，可用示指的第二关节来按摩。

倒钩的按摩技巧

倒钩按摩技巧，又称为"大黄蜂刺入法"。有些反射区位非常小，如垂体反射区，在脚的大拇指腹的中央较深处，约只有大头针的针头大小。如果使用一般手指按摩技巧，很难按到正确的反射区，于是便须用倒钩法来按摩。

倒钩技巧与大拇指技巧一样，第一关节自然弯曲，只是在压到那微小的反射区结晶时，大拇指要向手掌方向钩进来。要注意的是，当手指钩进来时，不可滑离反射区。这种倒钩技巧，对垂体、盲肠、胆囊反射区等微小的部位最适合。

脚绕动的按摩技巧

特别敏感的反射区，最好使用本法。找到这些反射区的结晶后，用手指按压在结晶痛点上，以稳定手辅佐，把脚向按摩手指的方向弯曲、旋转、绕动。这种方式可增加大拇指按压的力量，且可转移病人对痛点的注意力。用此种方法按摩子宫、卵巢、睾丸等反射区，效果特别好。

弯曲、伸张的按摩技巧

当按摩腹腔神经丛、肾上腺、肾脏等反射区位时，先以均匀、稳定的力量压着，然后用稳定手将脚往按摩手的方向弯曲、伸张，这一伸一弯的反复动作，可以增加按摩的压力，而且可以帮助接触到反射区更深处的结晶。另外，对于某些较感疼痛的反射区位，利用弯曲、伸张的按摩技巧，可减轻病人的心理负担，承受治疗的压力，以达良效。

放松的痛

不论采用那一种按摩法，切勿使病人觉得疼痛难忍，随时观察病人的反应、表情，调整按压的力量。

有经验的按摩工作者，不需用太大的力量，就能敏锐地触压到反射区结晶，进行治疗。

正确的脚底按摩，会让病人有种"轻松的痛"的感觉，也就是说，虽然有痛的感觉，却又痛得舒畅、快活。痛过之后，浑身轻松，会想再一次地体验这种痛的感觉时，就可以称作"放松的痛"。

有效按摩的要点

脚底按摩概论

（1）不是头痛医头，脚痛医脚。

在解释脚底的各反射区及其按摩的方法之前，有一个很多脚底按摩工作者会有的错误观念要先澄清，那就是他们往往只给病人按摩造成疾病症状的器官的反射区。例如：患者头痛，只按摩他的头部反射区的痛点；腰痛，就按摩他的腰部反射区。这种做法是错误的。一个健康的身体，必须体内的器官及腺体都很健全，并相互维持在一个平衡的律动状态。当病人经由科学仪器检验及医师的临床检查，诊断出其体内某器官或腺体异常时，并不表示只有这异常的器官、腺体需要治疗而已，身体其他可能造成这器官、腺体异常的部位也需要治疗。如此才能真正地消除病根，恢复健康。

一个有经验的脚底按摩者在为病人按摩治疗时，除了按摩已发现病变的器官的脚底反射区外，也要在其相互关联部位的反射区，做辅助按摩，才能得到彻底根除病痛的效果。否则，"头痛医头，脚痛医脚"，只能暂时止住病痛，虽然可"治标"，却无法达到"治本"的疗效。于是病人的情况就时好时坏，无法痊愈。

举个例子来说，当一个人经临床医师诊断，证明确实罹患肝炎，则其脚底的肝脏反射区必有痛点，只要按摩该痛点，必能恢复肝功能，治好"肝炎"。但是，如果病人因气喘病求治，你没有仔细检查他的脚底反射区的结晶，或是不了解造成气喘的真正原因，只在气管反射区加强按摩治疗，必然无法治愈患者的"气喘病"。因为气喘是体内免疫系统对于外界不同的刺激不协调，引起气管收缩、呼吸困难的一种现象，和内分泌腺系统，尤其是肾上腺功能失调，有很密切的关系。几乎所有的气喘病人的肾上腺反射区，都有结晶痛点，要治疗一位"气喘"病人，除了按摩气管、肺的脚底反射区外，也要按摩肾上腺反射区，才能获得很好的疗效。以上述病例而言，就医学理论来看，正统医学是以施予药物来抑制"气喘"的发作；而脚底按摩却能在早期就从病人的脚底反射区察觉到他的气管有了毛病，同时肾上腺也出了问题。因此，便可以"边治疗、边预防"地在脚底的气管、肾上腺反射区位加以按摩，治愈此人的气喘毛病，恢复内分泌系统的肾上腺功能。

另外，还要特别注意一件事，就是不要轻易地对病人下"诊断"。不要因为给他做了脚底检查，在某部位发现结晶，就很肯定地告诉他得了某种病。你只能依检查来判断，某一部位的器官、腺体可能有问题。一个脚底按摩工作者，不能从反射区位的结晶，判断患者得了什么特定疾病。例如，某个人的肺反射区有结晶反应，你不能因此而说他得了肺炎，或是肺癌、肺气肿，只能说他的肺有毛病。因此，我们总是要求我们的病人，去做详细的医疗检查，经专科医师讨论病情后，再配合施行"脚底按摩"治疗法，这样比较正确可靠。有些疾病，可能还是需要靠药物和紧急的外科处理，才能使病情好转。

所以说，"脚底按摩"治疗法应与临床医师的诊疗措施相互配合，以科学的验证为根据，持久地追踪病况，如此才能达到满意的效果。

（2）由哪个反射区开始按摩。

施行脚底按摩时，该由哪个反射区、哪只脚开始按摩，至今没有一致认同的规则。很多人提出不同的理论，以解释为什么该由某反射区、某只脚开始按摩。大部分人都提倡应由肾脏、输尿管、膀胱反射区按摩起，因为这些器官是排泄按摩后所产生的毒素的主要器官。

而我们个人的经验和习惯，是由病人的神经系统及内分泌系统的反射区开始按摩。因为一个功能正常的健康身体，必须体内的各细胞组织都能分工合作才行。而神经系统及内分泌系统，便是控制这些细胞组织的主角。

神经系统可以快速地将周围的讯息传递到身体的各部位；内分泌系统则经由血液循环，将激素分送到全身，以调节体内各器官的功能。脊椎是中枢神经的枢纽，按压该反射区，可促进体内各器官的神经放松，得以正常运作；而按压内分泌系统的反射区，能调节新陈代谢，维持血液循环的正常。

正因为按压神经及内分泌系统的脚底反射区，能放松紧绷的神经，对体内各器官、腺体也有稳定与均衡的作用，可以"有病治病，没病强身"，所以，应该先从这些反射区按摩起。之后，才开始针对病人异常部位的反射区，施予按摩治疗，清除结晶痛点。

最后，再按压泌尿系统的反射区，以帮助排泄按摩刺激反射区所产生的废物。

至于应由哪一只脚先按摩，依个人的习惯而定。只要让自己能以最舒服的姿势、最习惯的方式来按摩，倒不必硬性规定由哪一只脚开始。

一般的习惯是先"完全地"按摩一只脚10分钟，再完全地按摩另一只脚10分钟，接着两脚交替按摩。这样，一方面能让按摩的手得到交换休息的机会；另一方面也可让病人的痛感，轮流获得缓解，完全发挥脚底反射区按摩的疗效，使病人脱离病痛。

（3）治疗的时间。

每一次按摩治疗所需的时间，以各人对反射区痛点的忍受度及其对按摩所产生的反应而定。当然，和按摩工作者的技巧及其学理基础也有很大的关系。

一般病人每次治疗时间30～40分钟。假如病人的反射区结晶非常痛或面积很大，表示"毛病由来已久""病情严重"，如此，刚开始接受按摩时，按压的时间最好不超过15分钟，然后，再在治疗过程中，逐渐把时间拉长。由于毛病由来已久，表示反射区的器官功能失调也大，所需要排除的毒素也多。所以，按摩脚底反射区就是要刺激该器官的生命力，促进增强功能，将体内积聚的毒素排除掉。但是该部位器官也要慢慢地适应，经过一段时间的调整，才有可能出现效果。因此，治疗的时间最好由短短的15分钟开始，再逐渐增长时间。

那么，应该多久按摩一次？一般来说，每周2～3次就够了。由于每个人的反应不同，按摩次数亦可弹性调整，反应强烈的人，次数应减少，然后依经验判断，再慢慢地增加次数。

　　进行按摩时，应避免在同一定点按压太久，尤其是第一次的时候。按摩工作者应该在痛点与痛点间，轮流施予压力，这样做，病人比较能接受与适应。很多时候，当痛点再接受按压，你会发觉痛已消失了。

　　（4）反射区在哪里。

　　皮肤下面的神经末梢附近，就是反射区所在。有些反射区像柠檬一样大，如肝脏反射区；有些则小如大头针的针头一般（甚至更小），如脑下垂体反射区。大体上，反射区的大小和其对应器官的大小成正比。

　　当体内器官或腺体异常时，其反射区就会有结晶沉积，成为痛点。每个痛点的触觉反应不同：有的摸起来像沙子，有的呈现颗粒状，有的只有肿胀的感觉。按摩经验丰富的人，可以在病人还没叫痛之前，就感觉到结晶的存在。这种感觉反应，对于那些因某种疾病而丧失痛觉，或痛觉迟钝的病人而言，在治疗上尤其重要。因为这时只能靠手指来感觉反射区结晶的存在，并予以按摩，做出最正确的诊断与治疗。

　　（5）如何找到反射区的结晶。

　　脚底反射区仿佛是通往身体各器官的能量通道的按钮，按摩它们便能刺激各器官，其重要性就像是电器用品的开关按钮一样。

　　当你感到不舒服，却又找不出病因时，可以用手或按摩辅助器，小心而稳定地按摩脚底，试着找出能告诉你身体讯息的按钮，如此就可查出毛病根源了。切记一定要仔细地从每个方向按摩双脚脚底的每一部分，不得有疏漏。因为结晶的排列，有一定的方向，有时候从这边按摩不痛，从另一边按压却疼痛异常。所以，必须按摩每一个方向，才不致因漏失而影响病情的判断。

　　（6）病人在按摩时与按摩后的反应。

　　病人在接受按摩时，对于痛的反应都不一样：有的痛得大叫，有的泫然欲泣，有的则紧张不安。这些反应都是不好的。我习惯问接受治疗的人，是否觉得疼痛难忍？我不希望他们在接受治疗时，因为太痛而紧张、感到有压力，甚至把神经拉紧，这都与脚底按摩的"放松"原则相反，会影响按摩的效果。有效的脚底按摩，是要在轻松的环境中接受按摩，并且放松心情，如此才能享受脚底按摩的自然疗效。

　　接受按摩时的痛感的反应程度，与结晶的大小、多寡及聚集的时间长短有直接的关系。当我们在这些痛点上按摩时，就是不断地打碎这些结晶进入肌肉组织，然后由血液循环带到排泄器官，排出体外。有时，第二次或第三次的按摩会比第一次痛，这是因为结晶被打碎后分散到各处，因而引起较大范围的痛。几次以后，当结晶消失了，就不再感到疼痛，此时，疾病痊愈，失常的器官或腺体的功能也就复原了。

有些人在接受按摩时，会觉得反射区相对应的器官有抽动的感觉，这是因为经反射刺激所引起的神经传导，使得该器官的血液循环增强的缘故。有的人则会有皮肤湿湿的感觉，这是因反射刺激而由皮肤排泄毒素所致。

替患者做完脚底反射区按摩后，了解并追踪病人可能有的反应是非常重要的。每个人接受按摩后的反应都不太一样。大多数人在按摩后，会觉得全身轻松、有活力。但是有些人在接受治疗后的头几天，会觉得异常疲倦。这是正常的反应，因为身体在接受反射区按摩后，器官或腺体会释放出聚集的毒素与废物，要清除这些毒素与废物是非常费精力的。因此，有些人会感到疲倦，这大都发生在病情严重或患慢性疾病的病人身上。

有的人在按摩后几天，大、小便次数增加；有的人像染上感冒般，会咳嗽、流鼻水；有的人流的汗有酸臭味；有的人的眼睛分泌物增多了。这都是排泄系统在排泄经反射按摩所产生的废物的现象，只有一二天而已。

有一种较为"罕见"的现象，称为"病愈前的危机"。典型的症状是在接受按摩后不久，会有头痛、拉肚子、恶心、鼻窦胀痛的感觉，浑身不舒服。不过，这些现象在一天内都会消失的，可解释为一种"脚底反射区按摩"后的有效反应。古时候也有一种现象和这种反应很相似，就是"某些疾病在痊愈前的'恶化'假象"，随后病就治好了。

（7）按摩的环境。

要使脚底反射区按摩达到最佳疗效，必须身、心放松。因此，按摩的环境是非常重要的。

最自然的脚底按摩的环境，是与几世纪前的人一样，走出户外，脱掉鞋子、袜子，赤足在山上、海边走路，不要避开石头、树枝，尽可能地踏在上面，自然地让双脚与大地接触。痛是一定的，尤其是某器官的反射区有结晶沉积时，走起来更痛。不过，你一定要走，让大地来按摩刺激这些反射区，一步步地"走"向健康之路。

如果没空到户外赤足走走，也可以随时利用室内现成的环境来替代，如踏在桌角、椅子、家具等物体突出的部分，或是买市面上所出售的脚底专用按摩器或按摩棒回家使用。

如果你已学得脚底按摩的技巧，更可以随时随地地提起脚，自己做脚底按摩，或为家人服务。如果你选择让脚底按摩工作者来做，那么，一定要找有经验、技巧正确的人才好。

不管你采取何种方式的脚底按摩，最好能在愉快的环境、气氛中接受按摩。有的人喜欢来点音乐，有的人要求安静的环境，皆随各人喜好。大多数的脚底反射区按摩中心都有特制躺椅，很适合让病人躺下来，舒舒服服地接受脚底按摩。

我们可以把脚底反射区按摩师比做一位电子工程师，那按摩就好比是工程师在检查电子网络一样，须经常保持该网络系统的畅通无阻。如果发现某一部位出现短路或阻碍，应立即找出坏掉的地方，予以修理，使电路传导恢复正常。同样地，你也可以随时随地地按摩脚底，不仅能治疗身上不舒服的地方，更可借此检查身体，预防疾病发生。

初学者最好能先认识各系统的反射区位，待熟悉正确的按摩技巧后，再依照前面所提到的顺序来按摩，这样便不难达到自我诊疗的效果。

脑与神经系统

神经系统包括脑、脊柱（中枢神经系统）及周围神经系统。中枢神经将脑所下达的指令传递给周围神经，敦促其分布所在的器官或腺体运作，以完成中枢神经的指令。这组复杂的神经网路，能在瞬间有条不紊地完成脑中所想的事情，一旦其中的某个地区的传导受到阻碍，它的功能即受到影响。有人把脑神经系统比喻成一栋房屋的电路系统，当屋内的电气用品功能正常、使用方便时，没有人会去注意电路系统的安全与重要性；一旦电器发生故障，或线路不顺时，人们才会想到这些线路的重要。

（1）大脑反射区。

脑分成大脑、小脑、间脑及脑干等四部分。大脑有四叶，负责运动、感觉、传导讯息，并控制着十二对脑神经的功能。这十二对脑神经主要是传递大脑和头、颈、胸、腹间的讯息。如第二对脑神经负责传导大脑皮质与眼睛的感光功能，产生视力；传导大脑皮质与眼部肌肉的感觉而产生眼球运动。大脑皮质掌管身体的许多精细功能，诸如精神意识、个人情绪及各种触觉等。所以脑与神经系统有着密不可分的关系。

大脑分左、右两部分，控制人们的思想、感觉及动作。左脑主控右边身体，右脑主控左边身体。

大脑的主要反射区位在双脚大拇指指腹前端，至于其他四只脚趾头的顶端，也都是脑部反射区，掌管较精细的功能。按摩时，以大拇指的基本按摩法操作；也可用大拇指第一关节的背部来按摩，从双脚大拇指的内侧按压到外侧，再由外侧按压到内侧，一定要把大拇指的前 1/3 部分全部按压完毕。

有一点要特别强调的是，右大脑的反射区在右脚大拇指，左大脑的反射区在左脚大拇指。有很多脚底按摩工作者，认为大脑分布到身体的神经既然在颈部交叉，那么按摩右脚反射区应刺激左大脑，按摩左脚反射区则刺激右大脑。这种理论源于解剖学上的神经系统论：脑部掌管运动的神经在中脑附近交叉。其实，这是错误的！因为除了掌管运动的神经外，其他的脑神经都没有"交叉"。

再者，在前面提及的脚底按摩的区位理论中亦曾明确指出，脚底反射区的传递路线和经络的传递一样，和神经系统的传递不一样。脚底反射区的传递没有交叉，所以"右边大脑的反射区在右脚，左边大脑的反射区在左脚"。

因为大脑掌管身体运动的神经在中脑交叉，所以当左半边麻痹时，可知是右边大脑受到压迫与阻塞所致，按摩右脚的大脑反射区可以治疗麻痹的症状。

中风系因脑血管阻塞或破裂，引起脑部血流受阻或血块压迫，导致脑细胞受损，无法将指令传送到它所掌管的身体部位，因而造成身体麻痹，无法正常运动。"脚底反射区按摩"具有刺激身体相关部位的血液循环畅通的功能，所以轻微中风或初期中风的病人，用此法治疗效果最好。也可以说脚底按摩是中风病人非常需要，且是能使脑细胞功能恢复的疗法之一。

目前医学对中风病人的治疗，系采用一般物理治疗来协助恢复部分功能，再配合血栓溶解剂畅通血管，恢复脑部的血液循环，其中道理和按摩刺激的原理是一样的。脚底反射区按摩疗法能帮助病人迅速地恢复血液循环，而没有药物后遗症的顾虑，因此，欧美各地不少医院的复健中心，均利用脚底反射区按摩法，来帮助中风病人做复健，效果非常好。

如果是因为高血压、胆固醇过高等因素而造成中风的病人，除了要按摩脑部反射区外，也需按摩造成这些因素的反射区，才能防止"再度中风"。

（2）脑干反射区。

脑干是大脑皮质与脊柱间的转运站，能将脊柱感觉神经的讯息传到大脑皮质，并将大脑运动神经的讯息传到脊椎。

脑干同时也是生命的中心枢纽。如心脏、呼吸系统及血管的反射中心都在脑干，控制着心跳、呼吸及血压。

脑干反射区在大拇指指腹基部的稍上方，亦即颈部反射区的上方，对于心跳、呼吸、血压的平衡，意识的清醒都有很大的功效。一般是以大拇指基本法按摩，也可用食指的关节来按摩。

（3）小脑反射区。

小脑位于脑后叶的正下方，是人类脑部组织中的第二大部分，主司身体的运动及平衡。如小脑内有肿瘤，则走路时无法平衡，肌肉功能失调而无法做好运动，更不能保持良好的姿势。

小脑反射区在大拇指垂体反射区的下方，脑干反射区的上方。按摩技巧与脑干反射区的按压法一样。

（4）脊柱神经反射区。

脊柱神经系统是中枢神经系统的一部分，是大脑与周边神经的联络站，负责彼此间讯息的传送。它包围在脊椎骨里，所以任何脊椎骨的伤害，都将影响脊柱神经。

脊柱神经系统共有25对神经，包括7对颈椎、12对胸椎、5对腰椎及1对尾椎神经。任何一个脊柱神经，都含有感觉及运动神经，掌管全身运动和感觉的功能。

脊柱神经反射区位于双脚脚底内侧，自大拇指基部一直延伸到脚跟部位，计分4个部位：颈椎占7，胸椎占12，腰椎占5，尾椎占1，共有25个反射区。由于这些神经系统分布在全身各部位，所以按摩脊柱神经反射区，对全身的器官、腺体帮助很大。按摩时，一般是施以大拇指基本按摩法。

（5）腹腔神经丛反射区。

腹腔神经丛位于腹腔上部，在胃的后方、横膈膜的前方。它控制腹部以下的器官、腺体的神经组织，大大地影响腹腔器官、腺体的功能。此外，人们情绪或精神上的压力，对腹腔神经丛也有很大的影响。因此，如果工作忙碌、精神压力大时，就会出现胃痛、腹泻或胃酸过多等现象。

它的反射区在横膈膜线中央，按摩该部位，对整个腹部以下的器官、腺体的神经，有松弛、平衡的作用。按摩时，以大拇指按压住该反射区，再用稳定手缓缓地旋转脚。

实例

脑中风

A先生，46岁，中风1年，造成右半边身体麻痹，右脸颜面神经受损。经过1年的物理复健治疗后，只能以拐杖辅助走路，行动不便；脸也歪斜，无法正常地吃东西。他很有耐心、毅力地接受物理治疗，毫不气馁地努力做复健工作，但是进展缓慢。他的主治大夫深受感动，却又爱莫能助。

后来，他的神经科主治大夫得知很多的这类病人做脚底按摩，且效果良好，就建议他做"脚底按摩"。他满怀信心地前去找专业按摩医师，医师详细地帮他检查身体状况，发现右手、右脚的肌肉已逐渐萎缩，右手有些变形；血压在药物控制下，维持在正常的范围内；但右脚大拇指指腹的颜色较深，有很多结晶沉积；脚底的肾上腺及腹腔神经丛反射区，也有多处的结晶痛点，这可能是间接造成中风的原因。

于是，便针对有结晶的部位，为他做脚底按摩。不到2个月，A先生带着喜悦的笑容告诉医师，他的颜面神经功能有进步了，可以正常进食，也不再歪嘴流口水了。4个月后，已可抛掉拐杖走路，虽然右半身肌肉的力量仍然较弱，但已能自行开车了。半年后，再做电脑断层扫描检查时，发现原来阻塞的血块已变小很多。如今，A先生已逐渐走向康复之路。

脑瘤

M先生是位成功的工程师，约6个月前，每天清晨起床后，开始有头痛的现象。3个月后，视力减退，性情变得暴躁不安。有一天，突然全身抽筋，被家人送往医院，经电脑断层扫描检查，发现在中脑部位有一肿瘤，压迫到视神经。经开刀取出肿瘤，并接受放射线治疗，病情已见好转；惟头痛及视力减退的情形，始终没有改善。视力弱到只能看见

2 米以内的物体。于是抱着姑且一试的想法接受"脚底按摩"治疗。医师在他的脚底的脑下垂体及眼睛等反射区给予按压，他觉得该反射区疼痛异常。经过 6 周的治疗后，他的头痛症状消除了，视力也恢复正常，这样的效果令他的家人及医师感到万分惊讶。

不过，在此要特别说明，M 先生脑中的肿瘤是开刀切除的，然后再配合脚底按摩的方法，才使头痛、视力减退的症状消失。事实上，脚底按摩并无法消除肿瘤，最好的效果是维持其体积不扩大、蔓延，并使身体不适减到最低程度而已。肿瘤还是需要依赖专业医师的诊治，开刀切除才行。

偏头痛与失眠症

E 先生长期患有偏头痛与失眠症。每次头痛就无法集中精神工作，于是使用止痛药来控制病情，加上长时间的失眠，精神变得越来越差。

他曾怀疑是否脑子有问题，但是经过脑部扫描及脑波检查，结果显示正常。他看过精神科医师，诊断是因工作压力、生活紧张所引起的症状，只要多休息、把心情放松就会好的。然而，由于工作性质及环境因素使然，一直无法有效缓解紧张的情绪。

有一次，有人与他谈到脚底按摩的疗效，他表示愿意尝试。于是，专业医师便为他按摩脚底，在头、颈、肠胃反射区都找到结晶痛点，经过三次治疗以后，他的偏头痛好了，失眠症也痊愈了。一个长期郁郁寡欢的人，因脚底反射区按摩而重拾生机，过着幸福快乐的生活。

癫痫

E 小姐从 4 岁开始出现癫痫症的症状，经脑波检查，发现右脑部位有不正常的电波反应。曾有一个晚上发病十几次的记录，情况相当严重。多年来，一直依赖药物控制病情，结果，产生注意力不集中、终日昏昏沉沉、想睡觉的副作用；可是一停止用药，症状就发作，抽筋得很厉害。

她的双亲忧心忡忡，不知如何是好，朋友建议他们试试"脚底按摩"法。他们很怀疑能有什么效果，抱着"死马当活马医"的心态接受专业医师的指导，学习脚底按摩的技巧，好在家里为女儿做"按摩"。1 个月后，她的父母很高兴地告诉同事，她好像完全变了个人似的：活泼有朝气，注意力较能集中，懂事、乖巧多了。于是，我便试着将她的癫痫药减少一半分量，也不再出现抽筋的现象。继续按摩 6 个月后，她已经可以在非常少量药物的控制下，不再发作。1年后，不需要再服药，而脚底的结晶也消失了。

颜面神经麻痹

颜面神经麻痹发生的原因，至今仍无法在医学理论上找到一个可靠的依据。大部分的医师认为它是因感染病毒而引起的一种"短暂性功能失调"的疾病，和中风所引起的颜面神经麻痹，并不相同。

对于此种疾病，可以按摩患者脚底的三叉神经反射区，位于双脚大拇指外侧稍上方，大都可以获得很好的疗效，几天内便可以完全康复。

骨骼、肌肉系统

骨骼与肌肉是支撑身体构造、保护体内器官、使身体能灵活运动的主要器官。例如：头骨保护脑；肋骨及胸肌保护心脏、肺脏等胸腔内的所有器官。

骨骼藏于肌肉和结缔组织中，是可以移动且是有生命的器官，会随外面环境的改变而改变。比如说人长高或变胖时，骨骼里的细胞也会随着成长与改变。此外，骨骼也是维持血中磷与钙平衡的器官，当血中钙浓度太高时，钙会跑到骨里贮存起来；当血中钙浓度太低时，钙就从骨里跑到血液中，以维持血中钙的浓度。骨骼中心是骨髓，也就是造血的基地，供应血液中必要的红细胞、白细胞、血小板等主要成分。

肌肉系统总计含有500个以上的肌肉组织，控制、主宰人体各种不同的动作，如眨眼、微笑、做运动等。一个人总体重的1/3为肌肉，肌肉是由很多纤维所组成的，分为随意肌及不随意肌两种。借着肌肉纤维收缩与放松，使肌肉的功能充分发挥，像心肌的收、放，使血液循环达及全身；肠、胃均衡地蠕动，完成新陈代谢作用等。

肌肉的功能，更因随意肌的自然收缩、放松，维持人体的最佳姿态，平衡体重，使韧带与骨骼不致太累或受伤。同时，对于体温的保持也有很重要的作用。

脚底反射区按摩对于治疗肌肉、骨骼疼痛的效果非常好，许多以止痛药或物理治疗也无法解除疼痛的肌肉受伤或发炎等症状，改用"脚底按摩"法来治疗，都能得到有效而迅速的疗效，疼痛很快就解除了。

（1）脊椎反射区。

脊椎乃由许多形状不同的脊椎骨相连，构成一个伸缩弧形，分成四大部分：7对颈椎、12对胸椎、5对腰椎、1对尾椎。它们相互排列成一定的弧度，而这种弧度和脚底的弧度很类似，在颈及腰部向前弯曲，在胸部及尾椎向后弯曲。就是这一定的弧度，主控身体的所有姿势与活动，让人们站着、坐着均能平衡有力。

脊椎被许多肌肉、肌腱、韧带和神经群包围住，当这些组织因受伤或姿势不良而增加张力时，将造成脊椎压力而引起变形，因而产生腰酸背痛的毛病，或因软骨突出压迫神经而导致坐骨神经伤痛。

脊椎骨反射区位于双脚内侧，正好在脚内侧骨头的下方，亦即在脊柱神经反射区的内侧一点。

（2）颈椎反射区。

从双脚内侧顶端到大拇指基部，是颈椎骨的反射区。所有颜面神经，包括视觉、嗅觉、三叉神经等，均由颈椎神经分布而来。因此，按摩这些反射区，可治疗颈脊椎及附近肌肉的酸痛感，对耳朵、眼睛及颜面部位神经也很有帮助。

第6及第7对颈椎神经分布于手臂及肩膀，所以，按压它们的反射区，对于手臂及肩膀的疾病很有疗效。其正确按摩技巧为，以示指及大拇指按压法操作。

（3）胸椎反射区。

胸椎骨有12对，其反射区位于双脚大拇指基部至脚腰线的地方。按摩此反射区，对于治疗背部肌肉酸痛有很大的帮助。其按摩技巧，请参照胸椎神经反射区的按摩方法。

（4）腰椎反射区。

腰椎骨反射区在脚跟线及腰线之间的内侧，对于腰痛的治疗，非常重要。大部分的腰椎受伤，多发生在第四、五对腰椎骨部位，因为这两处脊椎骨，比其他的脊椎骨支撑更多的重量。坐骨神经是由此脊椎内分布出来的，因此，按摩此反射区对于治疗坐骨神经痛有绝对的效果。按摩技巧与腰脊柱神经反射区按摩法相同。

（5）尾椎反射区。

尾椎骨反射区位于脚跟及脚跟线中间的内侧部位。本区位皮肤长有厚茧，需要施以较大的力量，方法参照腰椎骨反射区按摩法。

（6）肩膀及手臂反射区。

在脚外侧，从横膈膜线部位，往上至第四、五趾接合处之间，就是肩膀及手臂的反射区。用稳定手把第五趾略向后推，使第四、五趾间打开，按压此反射区。根据经验，按摩脚底或脚背都有很好的效果。

（7）背中央反射区。

在脚背的踝关节与胸腔反射区中间，便是背中央反射区。所占的面积很大，也很敏感，用示指及中指来按摩较适宜。

（8）臀部、膝、脚反射区。

此反射区位于脚踝外侧下前方，略呈三角形。因该区位很敏感，故不需用太大的力量来按压，宜用示指或中指来按摩，一方面也是让大拇指有休息的机会。除了可以治疗臀部、膝及脚的毛病外，对治疗腰痛也大有益处。

（9）臀部反射区。

位于脚踝外侧后方，在突出骨旁的条状区，便是臀部反射区。按摩此反射区，对于治疗臀部疼痛很有帮助。由于该反射区也很敏感，所以按摩技巧与膝、脚反射区的按摩法一样，你会发现，此反射区经常出现痛点。

（10）坐骨神经反射区。

坐骨神经是人体最大的神经，约有3厘米宽。自腰椎分出，沿着大腿背面向下延伸，至大腿1/3处再分为两支，遍布双脚，供应下肢及骨骼的神经分布。

脊椎骨弯曲、椎间盘突出、便秘等，都将造成坐骨神经受压迫。当坐骨神经受压迫时，它的血液循环便不顺畅，因而导致神经发炎，引起疼痛，这种疼痛是很难受的。

坐骨神经的主要反射区，是横向走在脚跟中央较深部位的条状区。另外，在脚踝外侧后方呈上、下走向的条状地带，是它的辅助反射区。

坐骨神经有病变的人，其反射区位将会非常疼痛。有些人刚开始接受治疗时，轻轻一碰就痛得受不了。其主要反射区带，一般人很难用手指按压到，所以没有经验的人，可用按摩辅助器协助。辅助反射区则较浅且长，应小心轻巧地按压。按摩时，以示指及中指各在一侧，由上往下、由下往上按压。

实例

腰痛

有位职业网球高手，某次参加在洛杉矶举行的职业网球锦标赛，于半决赛时，为抢救险球而伤及腰部。虽然咬紧牙关奋战，并进入决赛，但是赛后却感觉腰痛难忍，无法挺直腰走路。

经他的物理治疗师施以冰敷及腰部按摩，情况稍有改善，但仍感疼痛。他被送到医院，经 X 线摄像检查，诊断为肌肉拉伤，医师开了止痛药及药膏给他，并建议他停止比赛几天。他不想放弃决赛，心里非常着急，遂医师建议他试试"脚底按摩"法。征得他的物理治疗师的同意后，脚底按摩中心医师便在他的腰椎反射区按压约 20 分钟。

第二天早上，他打电话给医师，说腰痛情况改善了许多，就请另一位物理治疗师去帮他按摩。结果，他终于继续比赛，并赢得冠军奖杯。此后，他的物理治疗师也加入了脚底反射区按摩研究会，并利用脚底按摩法来为其他的运动员治疗运动伤害。

坐骨神经痛

C 先生的坐骨神经痛已有 1 年之久，发作时经常要在床上躺几天也不能工作。试过各种治疗方法，总是无法根治。这次来看女儿，疼痛又发作了，在女儿的坚持下，抱着怀疑的态度来求诊。

脚底按摩中心医师试着从他脚底找出造成疼痛的原因，首先按压脊椎反射区，看是否有脊椎方面的毛病，却没有结晶痛点的反应；接着再按压坐骨神经反射区，在他的双脚内侧有好几个非常痛的结晶点。

此外，腰椎反射区也有一处很大的痛点，这表示他的腰椎有毛病。可能是因为腰椎有毛病，才引起坐骨神经痛。接受几次按摩后，他的坐骨神经痛问题被解决了。

关节炎

H 女士是位中年妇女，一年多来深受关节炎所苦，尤其是膝关节，因关节炎而肿胀积水，无法伸直或支撑力量。深爱她的丈夫，不辞劳苦带着她四处求医，看过无数位医师，吃过无数种药物，做过各式各样的物理治疗，可惜都不见疗效。

她的丈夫表示，多年的积蓄为了替她治病而用光了，夫妻俩无法正常地工作，孩子又没人照顾，这一切都令他们感到非常沮丧。由于太过烦恼，加上精神压力大，致使她的关节炎病情更加严重。

当 H 女士来到脚底按摩中心就诊时，医师发现她的膝关节、踝关节及双手指关节，都已肿大、变形。每天分分秒秒都得忍受关节炎的疼痛，肠胃功能又因吃了太多止痛药而变得很糟。医师们都告诉她，她的关节炎是治不好的了，只能使用药物勉强控制病情。

当她开始接受脚底按摩后，病情有了转机。1 个半月以后，她不用再吃止痛药，关节疼痛几乎已经完全消失了。2 个多月后，已经可以正常的走路。看着她面带笑容地走进按摩中心，实在很难想像在 2 个多月前，她还坐在轮椅上动弹不得呢！

内分泌系统

你是否曾经听过"巨人症""侏儒""糖尿病""甲状腺肿大"等因内分泌腺功能失调而引起的疾病呢？由这些病名就可以知道，内分泌腺对身体发育与健康的重要性。

内分泌腺包括垂体、甲状腺、甲状旁腺、肾上腺、胰腺、睾丸、卵巢，分布在身体不同的部位。内分泌腺分泌激素，借血液与淋巴液带到各组织、器官中，对细胞产生作用。这些腺体互相配合、互相依赖，若是激素分泌失调，那么，组织、器官的细胞活力将受影响，造成身体上、精神上的疾病。

医学上对于内分泌腺所做的研究相当多，但是，因为这些腺体的功能及其激素的分泌相当复杂，因此，至今仍有许多解不开的谜。也因为如此，很多原因不明的疾病都被归于内分泌失调所引起。

脚底反射区按摩对于恢复这些腺体的功能，具有绝对的效果。服用药物治疗内分泌系统的疾病，只能控制病情，却无法根治。相反的，利用脚底反射区按摩，简单又自然，靠着刺激腺体促进血液循环，并排除迟滞其中的废物与毒素，就能达到恢复功能的目的。

（1）垂体反射区。

垂体位于大脑基部中央，是人体最重要的内分泌腺体，有"腺体之王"的称呼，是内分泌系统的总部。由垂体所分泌的激素，可控制性腺的发育，使生殖细胞成熟，控制乳腺的分泌及甲状腺、甲状旁腺、胰腺及肾上腺的功能。垂体更与人的情绪、精神有很大的关系。

垂体反射区位于双脚大拇指的中央，约只有大头针针头般大小。没有按摩经验的人，除非是结晶很大，否则很难按到此反射区。当垂体有病或老化时，可在此区找到结晶，按压它，会有种"针扎"的感觉。

按摩时，可用"大黄蜂按摩法"，以大拇指或大拇指第一关节按摩。由于垂体控制全身活动，所以，按摩该反射区能促进身体健康，增强活力，恢复记忆力。另外，当人们发烧或昏倒时，按摩它，亦可收立竿见影的疗效。

（2）甲状腺反射区。

甲状腺由很多腺状组织所组成，是长、宽各约6厘米，重约30克的软性腺体，共有两叶，分别位于气管前端的两侧，在喉结下方，两叶的下端有一带状腺体相连。反射区也是两脚都有。

甲状腺与其他内分泌腺的关系非常密切，当甲状腺功能失调时，其他内分泌腺也会连带受影响，尤其是垂体及肾上腺。它所分泌的甲状腺素，几乎可影响体内的每个细胞，关系着体内新陈代谢能量的供应，会加速细胞能量的释放，对人的体力、成长、肌肉张力、发育及精神状态，有着密不可分的重要性。分泌过多，会有心跳加速、怕热、皮肤湿热、高血压、情绪不稳、吃得很多，但体重减轻等现象；分泌过少，又会出现怕冷、食欲不振、体重增加等现象。

甲状腺位于颈底部，它的反射区亦在双脚大拇指基部。以大拇指基本按摩技巧，由左到右按压几遍后，换手反方向再做几遍，如此能完全地按压到所有部位。

另外，在大拇指与第二脚趾间的脚底部位，还有一处甲状腺辅助反射区。由脊椎与横膈膜反射区交叉处，沿大拇指及第二脚趾间的部位，往上达到两趾连接处，就是此反射区所在。需用较大的力量，才能按压到正确的反射区，同样地，也是用大拇指基本按摩技巧来做。

（3）甲状旁腺反射区。

甲状旁腺是4个附着于甲状腺后面的微小腺体，每一个的直径不足1厘米，却是维持体内钙与磷均衡的主要内分泌腺。当钙、磷的浓度不正常时，肌肉、骨骼及神经系统便不能正常运作。

其反射区与甲状腺反射区的位置相同，不过在较深处。按摩甲状腺反射区应该就能按摩到甲状旁腺反射区，但要用大一点儿的力量。技巧和按摩甲状腺一样。

（4）肾上腺反射区。

肾上腺位于肾脏上方，左右各一，约6厘米长、2厘米宽。其外围是皮质，内围是髓质。

肾上腺皮质大约分泌出50种激素，主要有三类，总称为"肾上腺皮质激素"，主宰体内电解质的平衡、糖类与能量的代谢及性器官的发育。其中有一种叫类固醇的激素，具有抗发炎、抗过敏的作用，现在我们使用合成类固醇来治疗关节炎、皮肤病及哮喘等疾病，就是依据此原理研究所得。另外，当身体遇到外来的紧急情况，如手术感染或情绪变化极端时，肾上腺皮质的分泌也会增加，使身体产生比平常多的能量，以应付这些状况。因此，肾上腺又称为"作战腺"。

肾上腺髓质主要分泌两种激素，对于情绪和压力的反应有相当的作用。例如，当医师告诉你，病情严重，需要开刀时，你的心情可能因而紧张起来，这时，这两种激素马上增加分泌，引起体内不同器官的快速反应，如心跳加速、血压升高。这便是肾上腺受到刺激的表现。当你疲劳时，只要刺激肾上腺反射区，立刻变得有活力、精神好。

其反射区在韧带线内侧肾脏反射区上面一点儿的地方，与解剖学上的位置相吻合。用稳定手把脚略推向脚背，显露韧带线后再将脚向脚底弯曲，如此便能很容易地找到肾上腺反射区的位置，并加以按摩。

肾上腺的分泌也受垂体所分泌的激素的影响，因此，按摩肾上腺反射区时，也要一并按压垂体反射区，如此方能获得效果。对罹患气喘、过敏等免疫性疾病的病人，疗效特佳。这和现代医学使用"肾上腺素及类固醇"来治疗气喘的方式不谋而合，有其科学根据。

（5）胰腺反射区。

胰腺位于腹部，在胃的后下方、脊椎前，约20厘米长，兼具内分泌腺与外分泌腺双重功能。外分泌腺可分泌消化液，分解蛋白质、脂肪及糖类，使胃传送过来的食物，利于小肠吸收。内分泌腺分泌胰岛素与升糖素，控制体内血糖浓度的正常与均衡。这两种内分泌激素产生相抗衡的作用，由胰腺内的胰岛细胞所分泌。胰岛素能降低血液中糖的浓度，升糖素则增加血糖浓度。当胰岛细胞分泌的胰岛素减少，血糖浓度无法降低，便会增高，糖尿病就是这样产生的。但升糖素分泌太少，又会导致血糖浓度过低，因而产生低血糖症。

胰腺的 2/3 位于腹部左边，1/3 在腹部右边，故其反射区大部分位于左脚，大约在腰线上方一点儿的地方，呈带状横跨左脚与右脚的内侧部位，部分与胃、肾及十二指肠的反射区重叠。大部分患有胰腺失常病症，如糖尿病的病人，其反射区均有大块结晶，很容易发现，且脚底肤色较浓。按摩时，应以大拇指轻轻地以同一方向，由外侧往内侧，缓缓地横向揉按。

按摩后，大部分病人的体力都可逐渐好转，而口渴、爱吃、疲倦的情况也会消失。

当糖尿病患者接受脚底反射区按摩时，胰腺的血液循环会增加，使得胰腺分泌的胰岛素增加，血糖因而跟着降低。糖尿病患者的胰岛素比正常人低，需要以吃降血糖药、注射胰岛素来降低血糖浓度。所以，在按摩期间要常测血糖浓度，与你的医师讨论药量的增减。

大部分病人在接受治疗的头几次，尿糖有增加的现象，这是因为体内正在排除血中过多的血糖，所以验尿时会出现尿糖浓度增高的现象，而血糖浓度则逐渐降低。此外，糖尿病患者因为血糖高，所以循环到各器官、腺体的血液，含糖量也高于正常值。高血糖很容易造成器官、腺体的病变，尤其是肾脏、眼睛及末梢血管，必须特别注意追踪治疗。垂体与糖分的代谢也很有关系，因此，其反射区也要加以按摩。

很多糖尿病患者是因遗传而来，目前的医学只知道是基因不正常，造成胰岛素的分泌减少，却找不出根治的方法。这些病人须一辈子靠注射胰岛素来控制病情，但在接受脚底反射区按摩治疗后，只要使用非常微量的胰岛素，就能维持正常的血糖值。这实在是令人万分欣喜的结果。

实例

甲状腺分泌过多与肿大

M 小姐是位家庭主妇，有两个孩子。两年前突然开始有心跳加速的现象，经常在睡眠中因心跳加快，感觉心脏像要跳出来似的而醒来。她以为心脏有毛病，到心脏科就诊检查，结果显示心脏功能正常。医生认为可能是不明原因的心跳加速，开了一些减慢心跳的药给她。服了1个月，情况有改善，但是2个月后，心跳又加快了，且情绪不稳、容易流汗、怕热。

脚底按摩中心医师听完她的病史后，认为这些症状很像是甲状腺功能亢进症，建议她抽血检查甲状腺功能，并为她检查脚底反射区。脚底按摩中心医师在她的甲状腺反射区找到很多结晶，当医师找到这些结晶点时，她痛得跳起来，使医师更肯定她的甲状腺有问题。5天后，甲状腺功能检查报告出来了，果然，她的甲状腺素值非常高，的确得了甲状腺功能亢进症。

她去看内分泌科医师，并开始吃降甲状腺素的药，却没有接受脚底按摩的治疗。1年后，内分泌科医师试着减少药量，但是，药量一减，症状又不受控制了。如此又过了半年，医师建议她开刀取出甲状腺，或改服另外两种含有辐射的碘化合物的药物。两种方法她都不想尝试，于是做脚底按摩。

按摩数次后，甲状腺功能亢进症的症状好转很多，她再去检试甲状腺功能，甲状腺素值果然降低了许多，这个结果令她非常欣慰。半年后，她能在服用极微量抗甲状腺药物的情况下，维持甲状腺的正常功能。现在，她已完全不需要吃药了。

糖尿病

P先生，60多岁，罹患糖尿病已有20年的病史了。他是个很不合作的病人，喜欢吃甜食，又拒服降血糖药，血糖浓度经常居高不下。

每次他因受不了而来求救时，血糖浓度总是很高，医生只好帮他打针，以降低血糖浓度。他的末梢血管因长期血糖过高而受损，皮肤一受碰撞就淤青，不容易恢复。对温度的反应迟钝，经常被烫伤；肾功能开始衰竭，导致水肿。1年前，他的脚趾头开始溃烂、发炎，不得不住院治疗，右脚的三根脚趾头因溃烂太严重，外科医生考虑开刀切除，吓得P先生变成最合作的病人。

以后的2个月，他下定决心按时服药，且少吃甜食，可是血糖值还是居高不下。外科医生建议他做脚底反射区按摩，他很乐意一试。按摩专业人员在他脚底的胰腺反射区找到大块的结晶，轻轻一按，他就痛得掉出眼泪。只好小心地帮他按摩，打碎结晶，几次以后，反射区的结晶点变小了，而且痛的程度也减轻很多。血糖浓度也降低了，有体力，不常觉得口渴，水肿现象消失了，血液循环获得改善，脚趾长出新的肌肉及皮肤。他终于保住了他的脚。

垂体瘤

B 太太现年 45 岁，两年前突然出现脸发热、脾气暴躁、小便及行房时会痛、皮肤变粗糙等现象。本以为是更年期症状，也就不以为意，一段时间后，却有头痛、乳房分泌乳汁的情形出现。她到妇产科就诊，经抽血检查，发现血中的泌乳激素值过高，这种激素是由垂体分泌出来的。在医师的建议下做了脑部 CT，发现垂体处长了几粒非常小的肿瘤。

经与神经、外科医师会诊，建议她先试服药物 3 个月，再观察肿瘤的变化。3 个月后，症状是改善了，但肿瘤却增大了。因此，神经科医师决定开刀取出肿瘤，B 太太为此紧张不已。

她在朋友的推荐下，决定试试脚底反射区按摩。按摩专业人员一接触她的垂体反射区，非常惊讶地发现结晶竟如此大。一般而言，垂体反射区都较深，而且只有大头针头般大小，通常不太容易找到。而 B 太太的反射区却非常突出，结晶痛点也很大。

她每天去按摩 1 次，每次 20 分钟，不久后，结晶越来越小，症状也改善很多，头痛、分泌乳汁等现象几乎消失了。2 个月后，她再做抽血检查，血中的泌乳激素值已恢复正常。脑部 CT 更显示出肿瘤已不见了，这真是奇迹。

心脏血管系统

心脏血管系统，是人类维持生命的最重要器官。它输送氧气和养分到各细胞、组织，又将经新陈代谢作用所产生的废物送到排泄器官，排出体外。

但是，心脏病却是 20 世纪人类的头号杀手，患者年龄层也有逐年降低的趋势。多年来，科学家、医学研究者不断努力研究，致力于心脏病的防治工作，却仍无法削减其对人类的威胁。

（1）心脏反射区

心脏由肌肉组成，左右都各有心房、心室。心脏本身也需要血液的供应，通过左右两条冠状动脉输送血液与氧气到心肌，以维持心脏的收缩功能。很多人因这两条冠状动脉硬化或阻塞，使心肌缺氧，因而死于心脏病。

心脏大部分位于人体中央偏左的部位，小部分在中线右边，所以它的反射区也位于左脚，在第二、三、四足骨的位置，介于横膈膜线与脚趾基部中间，小部分在右脚大拇指基部下方。因它夹在胸、肺中间的较深层处，故须使用较大力量，方能压到正确的反射区位。

心脏反射区的面积很大，所以，按摩痛点时必须连同附近所有的痛点一起按，才能彻底地治疗，预防日后再犯。同时，颈椎、胸椎反射区及肾上腺反射区，也不容忽视，一起按压，效果更好。

当我们为心脏病患者按摩心脏反射区时，病人反映说他们觉得心脏有刺痛感，像神经被刺激一样。由此可证明脚底反射区的确与心脏相通，存在着某种电子生理反应。有人曾与一些脑神经科医师讨论过这种感觉，目前在医学上似乎还找不到答案，也许几年后我们能发现其中的道理。可确信的是，脚底反射区按摩能使心脏的肌肉及血管放松，促进心脏的血液循环，恢复受伤害的心肌功能。

有一点要特别强调的是，心脏大部分是由肌肉组成，当心脏有毛病时，心肌的收缩功能会降低。如果不给它一段适应、恢复的时间，反而一下子加重工作负担，那心脏就会麻痹。好比一个在病床上躺了几个月的人，突然起身跑跑跳跳，肯定手脚会出现抽筋的现象。因此，在接受脚底反射区按摩治疗后，不论你觉得精神多好，都不可以一下子就做剧烈运动，或做需要花很大力气的工作。应该慢慢来，逐渐增加心脏的负荷量才是。

按摩心脏反射区，对于治疗心肌梗死、心绞痛、心脏血管阻塞、心室肥大及心律不齐等疾病，都有很好的效果。要注意的是，接受脚底按摩的同时，不可以自行停止服药，应与医师讨论，视病情酌减药量。此外，很多心脏病是因其他器官的疾病造成心脏负荷太大而引起的。例如，因抽烟或空气污染，使肺脏变硬，因而引起心脏衰竭；或是因血中胆固醇过高、贫血等，都会造成心脏病发作。所以，当你觉得心脏有毛病时，最好先找医生检查，找出造成心脏病的原因，对症下药，再加上脚底反射区按摩的治疗，相信很快就会恢复健康。

（2）血管系统反射区。

血管遍布全身，分成动脉、静脉及微血管三种。正常的血液循环是维持身体各部位器官、腺体的功能与活力的主要因素，任何疾病的成因，直接、间接都与血液循环有关。

大部分的血管方面的毛病，都是因身体某器官、腺体的功能不正常而引起的；或因血液中的电解质浓度失调；或因高胆固醇及高脂肪引起血管壁硬化、弹性降低等。所以，有血管方面的疾病时，按摩引起病变的地方才是根治之道。另外，血管也与神经的作用有关系，因此，按摩脊椎反射区与腹腔神经丛反射区也是必要的。

实例

心绞痛

B 先生是一位成功的商人，经常奔波于各大城市处理生意。49 岁时开始有高血压、心跳加快及心绞痛等症状，服降血压药已有 3 年的时间，而每次心绞痛发作时，即含硝酸甘油（一种能在几秒钟内紧急解除心脏血管收缩的药物）。数月来，曾几次住进医院治疗心绞痛，但因担心生意及家庭问题，导致心情低落，睡不安稳，没有食欲，病情恶化。

当他去做脚底反射区按摩时，医师在他的脚底找到很多结晶痛点，这表明他全身是病。由于他的健康状况非常糟糕，医师不敢太用力，也没有按摩很久，只告诉他要循序渐进。

几次以后，渐渐显现出效果，血液循环改善，全身器官逐渐恢复功能，睡眠较好，食欲也增加了。在他的心脏反射区，医师花了较多的时间，那里有好几个大的结晶。4 个月后，他的心脏功能恢复了，可以毫不困难地做他想做的事，血压也恢复正常。现在，他又是一位忙碌的生意人了，闲暇时则做些户外运动。

靠着脚底按摩，激发阻滞的血液循环，恢复体内的自然治愈力，就能找回健康，享受健康，这的确是很奇妙的事。

心肌梗死

某一天，一位心脏科医师谈到脚底反射区按摩，他说，有一位病人曾跟他提过，令他印象深刻。那位病人患有心肌梗死，一直以药物治疗。有一段时间，这病人的情形很糟，必须住在加护病房，虽然后来出院了，但是心脏病却常发作。如果这个病人不接受心脏冠状动脉绕道手术的话，随时可能失去生命。

可是，有一阵子病人的病情却好转不少，似乎心脏病已好了。这位心脏科医师不明原因，后来才知道是脚底反射区按摩的疗效。这位病人又重回工作岗位，做比平常更剧烈的运动，结果，不到2个月心脏病又发作了，而且这次情况更糟。这位医师因而觉得，脚底反射区按摩似乎不太可靠。

原来病人的心脏病复发是因为他太急了，本来应该给心脏一段恢复力量的时间，可是他却一下子就做剧烈的运动，心脏当然会因负荷不了而再度罢工。后来，这位病人继续做脚底反射区按摩，并定期做心电图追踪心脏的状况。不到半年，他已完全康复，能做一般人所做的运动了。在此要特别提出的是，每位心脏病患者都该慢慢地增加运动量，而非一下子给心脏太多的工作。每位脚底按摩工作者都该提醒患者这一点。

高血压

N先生是一位成功的电脑工程师，今年40多岁，事业有成，家庭美满，身体一向硬朗。不过，近来却觉得心跳加快、头昏眼花，这令他非常不安。他到附近诊所看病，发现他的血压的舒张压竟高达105毫米汞柱。在检查他的身体及询问症状后，确定他患有高血压。抽血检查显示血中胆固醇值过高，X线摄像也发现心脏有点肿大。医生开给他降血压的药，但他并没有按时吃药。1年以后，他的情况时好时坏，如果他能合作，按时服药，相信血压值会在正常的范围内，而且没有副作用。

有一天，他外出应酬，喝酒到半夜才回家，隔天早上，他太太发现他右脸歪斜，走路不稳，竟然中风了。幸好及时发现，及时治疗，终于恢复正常。但是，他的血压仍然要靠药物控制。不过，他愿意试试脚底按摩。

对于高血压患者而言，没有特定的高血压反射区。高血压可以说是不同器官的功能不正常所引起的，只要找出脚底的结晶，然后将这些沉积结晶按摩掉，高血压自然就痊愈了。后来在他脚底的四个反射区找到结晶，然后在两个月内把这些结晶完全按摩掉，他的血压在逐渐减少药量的情况下，逐步恢复正常。现在，他的血压值已恢复正常，也不必再担心中风的危险。

呼吸系统

呼吸系统是维持生命最重要的系统，一个人可以几天不吃饭、不喝水，却不能几分钟不呼吸。呼吸器官有两大功能，一是将氧气运送到血液循环系统，供给全身各细胞；一是将新陈代谢作用产生的二氧化碳，排出体外，使全身细胞维持正常的循环功能。

呼吸器官包括鼻、咽喉、气管、支气管及肺。医学上将之区分为上呼吸道及下呼吸道，统称为呼吸系统。上呼吸道是指胸腔以外的呼吸器官——鼻及咽喉；下呼吸道则是指胸腔内的呼吸器官——气管、支气管及肺。

当呼吸系统的功能失常时，轻者会感到疲倦、精神不佳；重者导致心、肾功能降低，危及生命。

（1）肺反射区。

肺是由成千上万的囊状肺泡细胞所组成的，形成如海绵体的组织。当我们呼吸时，它会随横膈膜的收缩与放松而增大、缩小。这些肺泡细胞借着呼、吸作用，完成氧气与二氧化碳的交换作用。

肺位于胸腔内心脏的两侧，右肺有三叶，左肺有二叶。肺反射区的面积很大，脚底、脚背均有。脚底的反射区位于脚趾头基部与横膈膜线间，两脚皆有。因脚底长有厚茧，所以按摩时要用较大的力量。而脚背反射区则在各中足骨间缝，用稳定手把脚趾头稍微分开，如此才能正确地按摩到反射区。

按摩该部位，有人习惯将脚趾头往后推，以稳定手将脚趾微微分开来按摩。

正确的按摩技巧，是以基本按摩法从横膈膜线沿着各中骨间缝，往脚趾基部方向按压，再换手自反方向按压，直至双脚都按摩到为止。脚背较敏感，用示指或中指按摩即可。

（2）气管与支气管反射区。

气管与支气管是空气进入肺泡与二氧化碳排出肺的通道。气管是两条大管子，分别通往两边的肺叶，在进入肺之前，分支成许多小支气管，最后与肺泡结合。当这些通道因感染或受刺激而使管内黏膜肿大，黏液分泌增加，便会造成咳嗽、呼吸困难等现象。

其反射区在左、右两脚的大拇指及第二趾间，呈弧形状。以大拇指按摩法自大拇指基部按摩起，沿着大拇指与第二趾间缝向下按压到脚内侧的横膈膜线位置。

（3）横膈膜反射区。

吸气时，横膈膜会收缩，往腹腔的方向移动，使胸腔扩大、肺膨胀，让空气进入肺部；而呼气时，横膈膜会放松，往胸腔的方向移动，使胸腔缩小，废气乃由肺的收缩而排出体外。它受神经所管制，因此，当分布于横膈膜的神经受到伤害，则其收缩、放松也受影响，肺的呼、吸功能便被伤害而引发疾病。

横膈膜反射区在横膈膜线上，中央有腹腔神经丛反射区。按摩时，必须全区都按摩到，由左至右后再由右至左。除大拇指用力外，还须用稳定手把脚往按摩手指的方向微拉，才能增加按摩的压力。此外，对高血压及紧张压力的缓解，也有辅助的功能。

（4）咽喉与声带反射区。

咽喉与声带在气管正上方，是发出声音的地方，空气在此因振动频率而产生声音。这个部位非常敏感而脆弱，所以感冒时，声音就哑了。话说多了，歌唱久了，喉头肌肉就会失去张力而失声，很多声乐家都有这种经验。

该反射区在大拇指基部，及脚背大拇指与第二趾接触的地方。小心地按摩这些部位，可以很快恢复声音。

实例

肺炎

王先生患有慢性阻塞性肺病，常常得肺炎，肺功能差到只能做一些简单的日常工作，不然就喘得很厉害，呼吸困难。有一次，他又因感染肺炎而住进加护病房，嘴唇发紫，很显然，血中的氧气浓度不足。医生们使用三种不同的抗生素，加上最先进的呼吸疾病治疗法来医治他。但是，病情仍渐渐恶化，终致肺积水、肺泡肿大。医院发出病危通知给他的家人。

有一天，李医生刚好在加护病房值班，详细地了解他的病历及到目前的治疗过程后，李医生想应先按按他的脚，看看有什么反应。于是，李医生坐在床尾，按起他的脚来。他不时地把脚缩回去，这表示反射区有痛点，找到结晶点后，李医生为他一一按摩这些有结晶反应的反射区，大约20分钟后，他睡着了。往后的几天，李医生教导他的家人帮他按摩，有空时也亲自帮他。当然，他仍住在加护病房，继续接受药物及呼吸治疗。

1周后，他竟然不再需要使用氧气罩，热度已退，精神也好多了。照了X线，显示肺水肿及肺炎已好了大半，医生们都大吃一惊，觉得难以置信。但是，李医生一点也不意外，因为他知道，这是病人体内的肺发挥再生力量而产生的结果。经由脚底的刺激，肺自行调整并恢复功能。后来，他高高兴兴地出院了，李医生也为他庆幸。

气管炎

黄太太，66岁，身体一向健康，但是，过去两年来一直有持续的干咳现象。尤其是晚上时，一躺下来就不停咳嗽。看过呼吸内科医师，也照了X线片及做支气管镜检查，证实没有支气管扩张或肿瘤的毛病。结论是气管不好，对空气过敏，医师建议她换环境及吃止咳药。

一段时间后，仍无进展，换吃中药，也没改善多少。为此，她儿子要她到美国住，但因美国空气干燥，情况反而更糟。后来，她在偶然的机会中听说脚底按摩神奇的疗效，遂抱着试试看的心理。王医生在她的支气管反射区及回肠瓣膜反射区找到许多结晶点，就为她按摩一次，并要她记住疼痛的反射区的位置，在家里自己做。

两个月后，她再到按摩中心，表示按摩两周后，咳嗽的现象好多了。现在不用再吃药，脚底的结晶大部分已不存在了，只剩一些较深处的结晶点，王医生帮她又按摩两周后，她的气管炎已完全痊愈。

气喘

每年冬天，医院的急诊室里总是挤满了气喘病人，尤其是小孩子，远远的就可以听到他们哮喘的声音。气喘病患者大都从小就有气喘的毛病，一遇感冒流行，支气管受病毒的刺激就会收缩，引起呼吸困难。气喘病人有的是对空气中的尘埃或花粉过敏，有的是对食物过敏，都会引起支气管收缩。

这几年来，治疗的方法已进步很多，以前常用的肾上腺素皮下治疗法，目前美国已较少使用；大多数病人都随身携带一种支气管扩张喷雾剂，当气喘发作时，马上往嘴里喷两次，可有效解除气喘的痛苦，减少病人上医院的次数。

有人在几年前做了一项临床试验。征求40名已尝试过各种治疗法而仍无法有效改善病情的气喘病人，免费做为期3个月，每周1次的脚底按摩治疗。有趣的是，几乎所有病人的肾上腺反射区都有结晶痛点，这和目前医学上认为气喘是因肾上腺素分泌不足而引起的理论不谋而合。此外，很多病人的内分泌腺反射区，如甲状腺、垂体等，也有结晶反应。经过 1 年的治疗、追踪，除了一位病情较严重的人，仍有几次到急诊室治疗的记录外，其他病人的气喘病发作次数都明显地减少。以前会引起气喘发作的花粉或病毒感染等，现在已不足为惧，肺功能测试也显示他们的肺呼出量有显著的进步。

这项研究再次以科学的方法，在临床上以实际的病例证明了脚底反射区按摩的效果。这样的临床证明，实不容忽视或否认。

声带长瘤

R 小姐在某地是一位有名的歌手，曾出过好几张唱片，在歌坛上占有一席之地。2 年前，发觉喉咙怪怪的，讲话吃力、声音沙哑，刚开始以为是感冒引起的，但是 2 个月后，喉咙开始痛了起来，这才发觉不对劲。

去看耳鼻喉科医师，并经咽喉镜检查，发觉喉咙的声带长瘤，须开刀切除。这对一个歌手而言，实在是青天霹雳。她不能接受这个事实，转而赴美求医，结果答案一样。她试喝中药 1 个多月，情况不但没有改善，反而更糟。最后，终于开刀切除肿瘤。手术后，病理报告显示这是良性瘤，她很庆幸不是癌症，可是，她却无法再像以前一样引吭高歌，这令她难过不已。

有一次，在偶然的机会里经朋友介绍去做脚底按摩，她什么也没说，但医生在她的声带反射区找到很大的结晶。2 个月后，她的脚底反射区的结晶都按摩掉了，尤其是声带反射区的结晶，也消失不见了。于是，她便束装回去。1 周后，医生收到她的谢函，她很感谢医生帮她恢复声音，让她得以再站上舞台。医生也祝福她的歌唱事业越来越好。

消化系统

消化系统包括消化道及与吸收有关的所有器官、腺体，如肝脏、胆囊、胰腺等。一个成人的消化道，由口腔到肛门，计约 900 厘米长，像一条中空的管子，负责将食物逐步分解，让消化道沿途所经的器官、腺体逐一吸收养分，以维持体内营养的均衡。消化道包括食道、胃、十二指肠、空肠、回肠、大肠、肛门等器官。当食物经过消化道时，有很多分泌不同消化液的腺体，会把食物分解成肠壁黏膜能吸收的小分子物质。而消化道最主要的工作是，维持蠕动功能的正常，使食物顺利通过消化道，并完全地吸收，最后将残渣由肛门排出体外。

（1）食道反射区。

食物由口腔进入，经食道的蠕动而自然地运送到胃里。食道大部分由肌肉组成，位于胸腔的左后方。常见的毛病是因胃酸分泌过多而引起食道炎，较少见的有食道癌及肝硬化引起的食道静脉曲张。

食道与胃接合的地方叫胃贲门，食物即由此进入胃里。正常状况下，食物、胃液不会倒流入食道，但是，如果饮酒过度、胃酸过多或呕吐时，胃液便会倒流至食道，造成食道内膜受伤，引起胸口疼痛。

食道的反射区在左脚，由大拇指基部，沿着脊椎反射区的外侧至横膈膜。按摩时，以大拇指基本的按摩技巧操作即可。

（2）胃反射区。

胃的形状像个水囊，约有30厘米长。位于腹腔上部，顶着横膈膜，有肋骨保护着。其体积大小随食物多少而弹性伸缩，将由食道运来的食物部分消化后送往小肠。

从解剖学上来看，胃大部分位于腹部左边，因此，它的反射区也分布在左脚。

按摩时，注意要让脚底微微地弯曲，使韧带不会太突出而影响到按摩。使用基本技巧，由腰线往横膈膜线的方向斜斜地按压，先由内侧到外侧，再由外侧到内侧，整个部位交替按摩。也可用食指第二关节来操作。

胃疾不仅受饮食习惯的影响，与情绪及精神的稳定与否也有很大的关系。胃的神经与血管似乎特别敏感，当一个人沮丧或情绪不稳时，胃往往是第一个受影响的。有的人变得食欲不振，有的人有肚子胀痛或出现胃痉挛的现象，而这些都与胃内分布的来自中枢神经的神经有关。

在按摩胃反射区的同时，也要按摩中枢神经系统（脑与脊椎）反射区，如此才能收到良好的效果。因为按摩脚底反射区，具有松弛神经的功效，所以，胃的肌肉便能借着这种刺激，缓解紧张感，使胃液分泌正常、情绪稳定，那么，胃溃疡、胃胀气、胃酸过多等病症，自然而然就痊愈了。

（3）肝脏反射区。

肝脏是人体内最大的器官，位于腹部右上方，顶着右边的横膈膜。肝脏有多种功能，在人体中占着非常重要的地位。它能过滤体内新陈代谢所产生的废物；抗拒入侵的细菌、病毒；分泌胆汁消化食物，供体内吸收；

制造血凝因子；同时还是糖类及胆固醇代谢的主要场所。当其功能失常，便有疲劳、食欲不振、皮肤瘙痒、睡不好等病症出现。肝脏是人体内少数有再生能力的器官之一，因此，能在急性感染后很快地恢复功能。但是，一旦病毒不断地侵犯，如乙型肝炎患者，则容易变成肝硬化或肝癌。

肝脏反射区横跨右脚内侧到外侧，介于腰线及横膈膜线中间的地区。肝脏有疾，或功能不正常时，反射区会有结晶痛点，呈钝痛感。当你把结晶按摩掉时，肝的血液循环即会恢复正常，肝的细胞再度活跃起来，肝功能也就恢复正常。按摩时，以大拇指基本按摩法，在腰线与横膈膜线间斜斜地按压，内、外侧交互按摩，也可以示指第二关节来按摩。如果肝脏反射区结晶很多，一开始先不要按压太久，让肝脏有时间来排除多余的毒素，慢慢地恢复。在前几次按摩后，有的人会觉得很疲倦与不舒服，这是病人的自然反应，因为肝脏在排除聚集其中的毒素；有的人排出的粪便呈绿色黏液状，也是正常的现象，不必惊恐，几次以后感觉就会不同。

有人问，脚底反射区按摩能不能使乙型肝炎病毒由血中消失？我们的回答是：脚底按摩并不能根除乙型肝炎病毒，但是它能使肝细胞不因肝炎病毒的破坏而引起肝硬化、肝癌等疾病。这也是要乙型肝炎带菌者，在按摩治疗后，必须每个月定期做临床追踪，继续按摩的原因。因为只有如此，肝细胞才能维持恒久的正常活力。

（4）胆囊反射区。

胆囊是由肌肉组成的梨状器官，位于肝右叶的下方。接收肝脏所制造的胆汁，经由胆管进入十二指肠。胆汁最重要的功能是乳化脂肪，使其分解成能被小肠吸收的成分。当胆囊或胆管长结石或肿瘤，阻碍胆汁的流通时，胆汁便会被血液吸收而造成黄疸症。其反射区位于肝反射区的下部中央。由于胆囊反射区的面积较小，且在肝反射区中央的较深处，故须由不同的角度来按摩，才能正确地找到反射区结晶。根据我们的临床经验，有些人的脚较薄，在脚底找不到胆囊反射区时，在其相对的脚背，可能可以找到。以大黄蜂按摩法给予按摩，可收实效。若反射区在脚背，则以大拇指（或其他手指）基本按摩法来按摩。

很多患有胆结石的病人，经由脚底反射区按摩，得以免于开刀。这些结石就好像定时炸弹一样，随时可能发作而引起令人难以忍受的疼痛、发炎症状。但是，胆结石病人经由脚底按摩，再做超声波检查时，发现结石都溶解排出了。这些病人的反射区都异常疼痛，在接受治疗之初，不可太用力及按压太久，不过，必须在结晶完全消失后才可停止按摩，否则将功亏一篑。当结晶完全消失时，胆结石便彻底痊愈而不必开刀了。

（5）十二指肠反射区。

十二指肠呈"C"字形，连接胃与小肠，是胆管与胰腺外分泌腺管所分泌的消化液的出口，大部分位于身体中线右边，小部分在左边。反射区在左右脚内侧的腰线附近，小部分在左脚内侧，但与部分胰腺反射区重叠。以大拇指基本按摩法均匀地施予压力，以一定的方向按摩反射区的结晶。就学理上而言，十二指肠与胃、垂体和肾上腺功能相互关联，因此，按摩它的反射区的同时，也要按摩上述各部位反射区，才有良好的效果。

（6）小肠反射区。

小肠包括空肠与回肠，上接十二指肠，下连大肠，是体内惟一可自由移动的器官。乃由负责蠕动的外围肌肉层，和负责分泌与吸收的内围黏膜组成，其三大功能是消化、吸收和产生免疫抗体细胞，以中和有害身体的病菌。

反射区位于两脚底的腰线与脚跟线之间。以斜角的方向，由脚跟线向腰线，或由腰线向脚跟线做全区按摩。经常肚子痛、腹泻、食物过敏的病人，按摩后会有"大便次数增多"的反应，不必担心，持续二三天后便恢复正常。

（7）盲肠与回肠瓣膜反射区。

回肠瓣膜是在回肠与大肠的交界处，防止大肠排泄物回流的一个瓣膜，位于回肠与升结肠连接处。盲肠就在这连接处下方一点儿的地方，与上结肠连接。医学上认为盲肠易因粪便堵塞而造成发炎，引起人体不适，却无其他功能，所以被列为可有可无的器官，对身体健康毫无益处。

一般人很少注意盲肠及回肠瓣膜，然而，经我们研究发现该部位失调，则容易患过敏性疾病。因为它的失常，影响大、小肠的排泄，导致废物在小肠内逗留，引起小肠的不正常吸收，形成过敏性疾病。

盲肠与回肠瓣膜位于腹部右下方，其反射区便位于右脚的相对应部位，在小趾头侧，靠近脚跟线的脚底，以大黄蜂按摩法来按摩。由于它的反射区很小，在脚底不是很容易摸到。

盲肠炎患者，一定要开刀切除盲肠，以免延误治疗时机，引起破裂，造成腹膜炎。在医学的临床检查上，对肠胃炎和盲肠炎这两种症状相似的疾病，很难立即做出正确的判断。需要观察到盲肠炎后期症状明显时，才能肯定是某病而采取适当的治疗措施。

但是，只要在右脚的相关区位按摩一下，就能很准确地诊断出是否为盲肠炎，虽然有些病人会因按摩而好转，但我们仍建议他们开刀切除，以绝后患。

（8）大肠反射区。

大肠包含升结肠、横结肠、降结肠、乙状结肠及直肠五大主要部分，具有吸收水分及排泄废物两大功能。其管径约是小肠的两倍，可帮助体内养分的消化与吸收；但也因管径大，可以聚集很多废物，易使大肠细胞产生变性而造成良性或恶性肿瘤。

升结肠、横结肠及降结肠的反射区，分别在两脚的腰线与脚跟线之间；乙状结肠反射区则在左脚的韧带线内侧，与脚跟线成45°。按摩时，以大拇指按摩法来做。要特别提出的是，直肠、肛门的反射区在脚跟内侧、尾椎骨反射区下方，按摩此部位也有助于痔疮患者。

实例

十二指肠溃疡

K先生是位忙碌的公司主管，罹患十二指肠溃疡已有12年之久。工作忙、紧张或饮食不定时，胃痛就发作，须马上吃药才能止痛。由于工作繁忙，常常忽略要去好好地治疗、保护它。有一天，十二指肠壁破裂，引起上消化道出血，脸色苍白，粪便变黑，腹痛难挨，只好住进医院接受输血及药物治疗。病情是稳定了，但因公事太忙，无法一直住院治病，所以很快就出院了。

临出院时，任医生开了一些药给他，并叮咛他工作不要过度，心情要放松。此外，又送他一本"脚底反射区按摩手册"，要他平日多注意，并在疼痛发作时自行按摩。3个月后，他很高兴地告诉任医生，好几次在胃痛难过时（其实是十二指肠溃疡引起的），他就把脚放在桌角按压一下，很快就能解除疼痛。因而决定去做脚底按摩治疗。

医生在他的十二指肠反射区及相关部位给予按摩，他也继续服药。又经过 3 个月左右，他的长年痼疾竟然痊愈了，也不用再吃药。

慢性肝炎、肝硬化

D 先生是一位有名的外科医师，由于长期工作忙碌，觉得体力大不如前。不久，发现自己食欲不振、精神很差，于是通过医疗设备做全身健康检查。在超声波等科学仪器的详细检查下，结果发现自己原来是乙型肝炎患者，且为时已久，已导致肝硬化，肝功能也非常脆弱。D 先生自己也是个医生，知道这种病的严重性，在西医学理上无法有效控制病情，因而尝试服用中药，但是经过好一段时间，依然无效。

在一次家庭聚会中，他跟朋友提起这件事，朋友建议他除了多休息和少操劳外，不妨接受脚底按摩治疗。于是他立刻就找了一个房间，由专业医生来为他做脚底按摩。医生在他的脚底反射区找到许多大大小小的结晶，他觉得疼痛不已。于是，医生便在他的右脚部位，开始按摩。当晚，他便觉得舒服多了，也因而对此种疗法产生莫大的兴趣和信心。

就这样定期、持续地按摩 3 个月后，他变得很有精神，体力较好。当他再做一次电子仪器的扫描检查时，发现病变的情形大部分已经改善了，肝功能与血液循环也恢复正常。虽然，脚底按摩不能使他体内的乙型肝炎病毒消失，但是，定期的按摩能使肝细胞保持正常的活力，让他有精神迎接工作上的挑战。

痔疮

某次，李医师应妇女会之邀，做有关小孩子保健常识的演讲。有位妇女提出有关"脚底按摩"的疑问，并请李医师当场示范，作为印证。于是便征得一位自告奋勇的女士，充当示范病人。这位女士看来很健康，李医师怀疑她是否有疾病。李医师从她的大拇指开始往下按摩，都没有结晶反应。但是，当到了脚踝边的直肠肛门与慢性生殖器官疾病反射区时，她有了痛的反应。经仔细再确认，发现是直肠肛门部位有毛病，应是痔疮患者。当李医师把这项发现告诉她时，她承认已经做过两次痔疮开刀手术，至今仍然有出血的状况，非常烦恼。

李医师教她在家里自己学着按摩，2 个月后，她告诉李医师经直肠镜检查，显示她的痔疮已痊愈了。自此，她便热心地推荐这种按摩疗法，希望让更多人分享它的疗效。

便秘

L先生罹患便秘已有多年的时间，经常 2 ~ 3 周才排便 1 次，非常痛苦。虽遍访名医，始终无法改善，给他带来莫大的苦恼。一天，他又因排便不通而腹痛难当，到急诊室请求灌肠，之后，领了些软便药回去。

当时，同事就劝他试一试脚底按摩，并说了一些相关理论给他听。他满脸狐疑地接受试验，同事便在他两脚的脚底稍做按摩，结果在肠反射区找到了结晶痛点。同事告诉他回家后就往刚才觉得痛的地方，自己加强按摩，要每天持续地按揉才有效。2 周后，他兴奋地告诉同事，排便次数已进步到每周 1 次了。同事叫他要继续按摩，不可中断。2 个月后，他多年的宿疾便秘已经完全好了，现在和正常人一样可以每天排便了。